脾胃学传承集

胡不群　著
杨丽　何栋　整理

学苑出版社

图书在版编目（CIP）数据

脾胃学传承集/胡不群编著. —北京：学苑出版社，2016. 11
（2020. 4 重印）

ISBN 978 – 7 – 5077 – 5083 – 6

Ⅰ. ①脾…　Ⅱ. ①胡…　Ⅲ. ①脾胃学说　Ⅳ. ①R223. 1

中国版本图书馆 CIP 数据核字（2016）第 200542 号

出 版 人：孟　白
责任编辑：黄小龙
出版发行：学苑出版社
社　　　址：北京市丰台区南方庄 2 号院 1 号楼
邮政编码：100079
网　　　址：www. book001. com
电子邮箱：xueyuanpress@ 163. com
销售电话：010 – 67601101（销售部）、010 – 67603091（总编室）
印 刷 厂：北京兰星球彩色印刷有限公司
开本尺寸：880 × 1230　1/32
印　　　张：10. 5
字　　　数：254 千字
版　　　次：2016 年 11 月第 1 版
印　　　次：2020 年 4 月第 2 次印刷
定　　　价：38. 00 元

自 序

刘炳凡老中医对中医脾胃学术的研究与实践都非常深入，对自《五十二病方》、《黄帝内经》以来直至民国两千余年有关中医脾胃学说的著作，都有深入的研究，出版了《黄帝内经临证指要》、《脾胃学真诠》、《脾胃论注释》（执笔卷下）、《养生颐年古今鉴》、《刘炳凡医论医案》、《刘炳凡医案精华》等专著，对我国古代脾胃学的继承与现代脾胃学的创建做出了不可磨灭的贡献。刘老所创建的以脾胃为核心的病、证、症相结合的中医诊疗新范式，被中医学术界普遍接受，国医大师邓铁涛老誉之为"中医泰斗"，诚不诬也。

我 1978 年首次写信向刘老请教一例胃癌的治疗时，即被刘老渊博而深厚的理论素养、丰富的临床经验与"精诚"的医德所吸引。他在给我的回信中首先鼓励我，说我的病机分析与处方用药都有理有据，又告诉我"医为司命之工，虽明知病入膏肓，不可救药，但仍应千方百计，为之救疗"。然后刘老又根据我所述的临床病征拟了一方，其方以健脾益气、和胃化积为主，以化痰理气、软坚散结为法，与我的处方完全不同。由此可见刘老并不同意我的处方思路，但刘老并没有否定一位求教的初学者。这种胸怀，这种包容，这种对晚生后辈的提携，令我至今不能忘怀，对我现在带徒都有深远的影响。

1985 年，刘老兼任光明中医函授大学湖南分校校长，经其子湖南省中医药研究院刘光宪研究员推荐，我先后担任光明中医函授大学湖南分校干事、专职副教务长，才得以借此机会拜刘老为师并签订师徒合同，随刘老侍诊抄方。刘老对我耳提面命，使我收获颇丰。后来我参与刘光宪研究员主持的《刘炳凡学术思想与临床经验研究》之湖南省科委所属的科研课题，得以全面深入地学习研究刘老的医学思想与临床经验，对刘老治病必须治人，治人首重脾胃，病、证、症相结合，整体调节的中医临床治疗学的学术新范式有了一些深入的体会。此后一直践履刘老的学术思想与学术经验，因而也就有了些收获。那个时候的我还很年轻，趁着那股子朝气，自 1982 年 1月在《上海中医药杂志》发表《半夏泻心汤治痰饮咳喘》以来，至 1992 年止，10 年间发表了 30 多篇中医论文。后参与湖南省老中医经验整理研究，在刘老的指导下，与刘光宪研究员合作完成并出版了《奇效验案》一书，并参与其他著作的编写，撰写并发表了 10 多万字的文稿。

1993 年以后，我开始妄自菲薄起来，从此封笔，不再写东西。10 多年后经刘光宪研究员劝导，加以临床时运用刘老的学术经验确实得心应手，疗效确切，又先后有几位 20 多年前的学生、高年资中医师、一些在读或已毕业的中医硕、博士拜师学习中医临床技能，因而也就再次拿起了手中的笔，陆陆续续写了一些东西。我在中国中医药论坛（后改名为全球中医药论坛）、铁杆中医论坛、民间中医等网络论坛上交流，在网上所发内容被一些论坛或个人博客多次转载，甚至被更改作者姓名加以转载。2006 年开始我在湖南长沙开福古寺国学班开讲《黄帝内经》、《论语》、《观无量寿佛经疏》和《老子》等传统经典，其中讲《黄帝内经》的教案被中国中医药出版社编辑出版，名之曰《黄帝内经理法秘要》，颇受中医界欢迎，一度荣登当当网中医药类图书畅销书榜前十之中。2014年中南大学国学研究中心成立，我先被聘为中南大学国学研究资深专家，后又被聘为中南大学国学研究中心副主任，客座教授。

2013年刘炳凡脾胃学工作室成立，我有幸忝列其中。于是我趁着这个机会，将我历年已发表和未发表的有关介绍刘老学术思想、学术经验的文稿收集起来加以整理，作为本书的上篇——刘炳凡脾胃学发微。将我个人所写和在第二届、第三届天台山道医会上所讲授的刘老脾胃学临床运用新经验收集起来，作为本书的中篇——胡不群脾胃学续貂。我的徒弟湖南中医药大学博士生杨丽同学按照我的思路从我近10年来的门诊病历中选录出41则门诊记录，交由我整理而成杂病治脾临证效验录，做为下篇，其中有6个病案是由杨丽同学帮助整理的，虽经我修改，但其草创之功不可没。最后将我10年前所写的发表于民间中医、中国中医药论坛、铁杆中医等中医药论坛上的三篇文稿一并收入作为本书的附篇，前两篇是关于中医学术继承发展的大问题，后一篇则是从天人一体的整体观谈中医整体论的理论基石问题。这个问题不搞清楚，则中医的立学基础不能明确，这是中医能不能被世人普遍接受的大是大非的问题。虽然我的观点可能错误，论述也很肤浅，但问题既已提出，则终有解决的一天。

文非一时之成，自1989年《诸病不愈宜从中治》一文发表至今已有27年，故本书体例、文风未能全部统一，阐释的角度也不一致，有些地方还有重复，但为了保留原貌，收入本书时，未做太多的改动。存在的问题虽多，但我对中医学术的忠诚却是始终不二的。

我将此书首先献给我的恩师刘炳凡先师，愿刘炳凡先师学术常存，中医学术不老！

其次是献给将我引入中医之门的叔父，他老人家不仅手把手地教我如何学习中医理法，如何临证治病，还教我学习中国优秀的传统文化，尤其是儒释道的文化传统，这些都对我产生了重要而有益的影响！

再次则是献给我的父母，他们不仅养育了我的身躯，还养育了我的心灵，教我为人以诚，待人以诚，只有无私地成就他人，才能真正地成就自己。是非自己审辨，不要人云亦云，毁誉听由他人，只要事莫亏心，成败得失安于命，尽心尽责就安心，君子忧道不忧贫，等等！这些虽是老生常谈，但却成了我一生都要去践履的格言！

最后要感谢我出生在一个中医世家，是家庭的中医氛围熏染了我，使我从小就热爱中医！

本书蒙湖南中医药研究院刘光宪研究员审阅指导，在此致以深深的敬意，并表示由衷的感谢！

目　录

上篇　刘炳凡脾胃学发微

一、刘炳凡学术思想形成之研究

从文化进化论的观点来看，不管哪一位学者，其学术思想的形成，无一不是批判吸收前人的学术成就，结合自己的实践探索，并将其和同代同仁的学术成就进行高度综合的结晶。美国当代著名文化人类学家莱斯利·A. 怀特说："每一次发明和发现都是以往文化的积累与现在经验的一种综合。"（怀特《文化科学——人类和文明的研究》）怀特在这里讲的虽是指发明和发现的规律，但每一位学者学术思想的形成，基本上都没有也不可能超出这一规律。

不过，这种综合能力的产生，是有条件的，那就是：直接与他们的文化素养和专业知识相联系，与他们所处的社会文化环境和历史环境相联系。任何人不可能超越其文化积累，也不可能超越其社会历史的文化进程。此外，他们将全部精力与心血投注于所从事的事业，对事业的满腔热情，对学术的忠贞不二，"不忮不求"、"无莫无适"的高尚品德，也是获取非凡成就的基本条件。

刘炳凡研究员学术思想的形成，正是这些"基本规律"生动而深刻的体现。其具体的形成因素，概括起来，包括社会历史、文化、医学、道德品格等几个方面，现就我们掌握的材料做些初步的尝试性地分析研究。

（一）社会历史因素

人们的生活水平、精神面貌、卫生条件等决定于一定的社会政治经济环境，而疾病的发生、流行及其特点与人们的生活水平、精神面貌及其卫生条件也密切相关。因而，作为以疾病防治为研究对象的医生，其实践的内容如何，又是形成一个医生学术思想的主要或决定因素。因此，研究一位医家学术思想的形成，就必须研究其所处时代的社会政治情况及经济生活水平。刘老 70 余年的医事活动，经历了两种不同的社会政治制度，如果再结合经济条件、生活水平及其个人行医的经历，则大体可划分为三个阶段。

第一阶段为 1933 年至 1949 年。这一阶段，刘老始设诊所于长沙。1938 年长沙文夕大火后，又行医于汨罗桃花洞一带。这一时期，国家政治乱象丛生，军政人员多有腐败，加以日寇入侵、连年自然灾害，兵荒马乱，人们躲兵逃荒，流离失所，不仅食不充饥，衣难裹体，而且居无宁日。翻开刘老的《影珠吟草》就生动地记载了当时的背景："去岁闹饥荒，今春无现粮。儿僵成鹄面，母哭断猿肠。野菜皆搜尽，山蔬已采光，寻亲亲不语，只是叩穹苍。"这样的生存环境，形体劳役伤气，饥饱失调伤脾，是以内伤脾胃者恒多。加以愁衣求食，恐兵惧灾，惶惶不可终日，气机郁滞，津液不行，为湿为痰者亦复不少。这种虚弱夹实的体质，其治疗是不可不时时顾护正气的。然则，虽有实邪，亦不可大攻大伐，即使不夹实的纯虚病患，也因为太过虚弱难以受药而不可纯补纯填。

兵荒灾荒，疾疫流行（如 1933 年霍乱、痢疾、疟疾，1944 年肠伤寒、痢疾、疟疾、疥疮等病大流行），加以医生奇缺，以刘老行医的家乡为例，4 万多人口的一个区域，除刘老外，仅一名护士出身的西医。当时，西医治疗效果尚差，且药价昂贵，因此，四万多人的诊治任务，几乎由刘老一个人承担。这种环境条件，客观上使刘老能广泛深入地投入到临床实践中去，在实践中，反复验证前人学说，积累临床经验，奠定学术基础。

这一时期，人们能以粗粮野菜填满饥腹即为侥幸，菜中能有一点盐调味都算有福。蛋白脂肪一类食品，一年之中，仅可偶见，有时连年节都难以见到。这样的饮食，不仅难以化生精血，强壮体质，相反，却损害脾胃、戕残生命。加以形体劳役，内耗元气。刘老在数万例次的诊治中，通过客观、仔细的临床观察，系统深入的综合分析，终于找到了"脾胃内伤，阴精不足"这一带有普遍性的体质特征，因而用李东垣、朱丹溪的学术观点，指导临床也就势在必行。因此，逐渐获得了"调理脾胃、滋阴补肾"的临床经验。尤其注重滋阴补肾，喜用熟地，时人有"刘熟地"之美称。

第二阶段为 1950 年至 1976 年。这一时期，虽然政治昌明，人民心情舒畅，精神焕发，但终因底子太差，加以连年自然灾害，人们温饱问题仍未解决，"阴精不足，脾胃内伤"的体质特征，仍具有普遍性。学术方面，随着人民保健事业的需要，逐渐成立了卫生所（院）、医院，办起了卫生培训班、卫生学校。既注重卫生人才的培养，又重视流行病、常见病、多发病的防治。在这样的社会环境中，刘老精神上受到了极大的鼓舞，他以饱满的工作热情，主动进取，积极投入到人民的卫生事业之中。他服从组织安排，或从事流行病、常见病的防治，或从事中医学徒班、中专班、进修班的教学。临证，巩固并坚定了注重调理脾胃、滋阴补肾的学术见解；教学，系统、全面、充实、提高了自己的理论水平。因此，刘老在理论与临床方面，均获得了提高。

第三阶段为 1977 年至今。这一时期，经济发展较快，生活水平普遍提高，特别是十一届三中全会以来，政通人和，经济腾飞，以膏粱厚味为主要饮食者日渐增多，"以酒为浆，以妄为常"者日渐增多，"以欲竭其精，以好散其真"者日渐为多。膏粱厚味，壅滞脾胃，脾机不振，运化失常，生湿生痰，脾胃内伤；恣情纵欲，耗气伤精，肾命不足。生活水平、致病因素虽不相同，治疗方药也有区别，但注重脾（胃）、肾的治疗原则仍不变。刘老一生，坚持脾胃学说，注重滋阴补肾，其原因虽有多个方面，但与他实践的环境，有不可分割的关系，则是无可非议的。

学术方面，党和政府高度重视中医工作，把中医与西医摆在同等重要的地位写入宪法，中医科研、教学、临床均得到了迅速的发展。尤其是重视继承整理与人才培养的工作，注重历代医家学术思想的研究、当代名老中医学术经验的整理研究，着手培养高级中医人才，开展中医研究生教育。在这种重视中医学术研究的大好形势下，刘老老当益壮，一马当先，与聪甫老（李聪甫）一道整理研究金元四大医家的学术经验，并合著《脾胃论注释》、《金元四大医家学术思想之研究》，主编了《湖南省老中医医案一·二集》、《高等中医函授教材·中医儿科学》、《奇效验案》、《湖湘名医典籍精华》，著《黄帝内经临证指要》、《养生颐年古今鉴》、《刘炳凡医论医案》等医书。培养伤寒、内科专业硕士研究生，编著研究生教材《内经讲义》、《伤寒论类方辨证》、《理论探讨与临证研究》、《疑难病验案选集》等讲义，并在此基础上，将前人、同仁及自己数十年的临床经验，进行高度的综合、提炼、升华，著成《脾胃学真诠》，揭示脾胃学说之真谛，法古创新，将脾胃学理论贯彻于临证治疗之中，对如何具体运用脾胃学思想以指导临床实践，做出了不可磨灭的贡献。

（二）文化因素

唐代医学大宗师孙思邈提倡医生"涉猎群书"、"读五经"、"读三史"、"读诸子"、"读老庄"及"五行休王，七耀天文"（《备急千金要方·大医习业第一》）。当代著名中医学家任应秋教授主张"文史哲为中医学的基础"（《任应秋论医集》），民间有"秀才学医，笼中捉鸡"、"文是基础、医是楼"之说，这些无一不可以反映一般文化素养与医学人才的关系。

从方法论的角度看，一般文化与专业人才成长的关系主要是影响、规范或指导其治学方法和实践，质言之，即支配和被支配的关系，也就是恩格斯所说的"不管自然科学家们采取什么样的态度，他们都离不开哲学的支配"。当然，也有直接渗透到专业知识中并与之结合而融会一体的。影响、规范或指导刘老治学方法与实践和直接渗透、参与刘老学术思想中的一般文化因素主要有儒家思想、道家思想、军事思想和唯物辩证法。

1. 儒家思想

儒家思想对刘老学术思想的形成，具有广泛而深刻的影响，其地位是十分重要的，完全可以说是刘老治学的根基。刘老自幼熟读朱熹的《四书集注》及《五经》，对孔子、孟子、朱熹等巨儒尤为崇敬。因而影响刘老最深的也就是孔、孟等先圣，尤其是孔子。具体说来，是他们"知其不可为而为之"的知难而进的进取精神、崇高的道德思想和科学的治学方法。

方法好比人们过河的桥或船，方法的正确与否，是通向成功之路的关键。孔子的一生，经过艰苦卓绝的奋斗，获得了巨

大的成功，成为享誉古今中外的伟大的思想家，这与他在长期
的实践探索中形成的合乎科学的治学方法是密切相关的。孔子
的治学方法，虽仅是从他个人的治学实践中抽象出来的，但符
合列宁所说的"科学的抽象"，故能体现治学的一般规律而具
有普遍的指导意义。孔子治学的方法，归纳起来，约有四个方
面：好古敏求、广搜博采；深入调查、实事求是；学思结合、
亦学亦思；敏而好学，不耻下问。刘老治学，也基本上是从这
四个方面着手的。

（1）好古敏求，广搜博采

孔子治学，强调好古敏求，广搜博采，他说："我非生而
知之者，好古敏以求之者也。"（《论语·述而》）刘老数十年，
鸡鸣即起，子夜始卧，精读历代中医名著，泛阅经史百家，紧
要处，录之以备忘，仅读书笔记就做了近三千万字，是以博闻
强记，在湖南中医界被誉为"活字典"。如某中医学院从事天
麻抗衰延寿之研究，欲查古人是否有这方面的用药经验，遍查
文献均未找到。请教刘老，刘老不假思索地说："天麻抗衰延
寿，《抱朴子·内篇》'赤箭'条下，有明确的记载。"随即从
书柜中抽出《抱朴子·内篇》一检即得。又如某副研究员讲
授"阳明主信"，忘其出处，遍查未果，请教刘老，刘老当即
回答在《古今医案按·泄泻门》，一查果得。刘老无论开会、
旅差、出诊，还是在工作中，笔记本长期带在身上，只要是与
医药内容有关的，必广为搜采，仅民间妙法验方一项，就做了
数本笔记。

（2）深入调查，实事求是

孔子治学，一是重视调查分析，力求对事物的认识符合事
物的客观实际，他说："视其所以，观其所由，察其所安，人
焉廋哉。"（《论语·为政》）二是强调实事求是，摒绝空想、
武断、执拗、主观，即"毋意、毋必、毋固、毋我"（《论

语·子罕》）、"知之为知之，不知为不知，是知（智）也"
（《论语·为政》）。刘老临证 70 余年，询问必周详，诊察必细
心，凡与病证相关，靡不精究，必无遗漏而后可。无他，务使
诊断能符合客观，达到"无"的境界。如日本侵略者侵入湖
南期间，百姓躲兵，逃入山洞，多数染上目疾，"闭目垂首，
乌珠堆翳"，多数医生以为肝经风热，治疗无效。刘老经过实
地调查分析，认为系饮食失节，饥饱失调，久居湿地，湿浊上
蒙于目所致。以燥湿健脾、善治目盲的苍术为君，配合夜明
砂、晚蚕砂、苋菜籽等药，无不应手而愈。又如 1962 年岳阳
黄沙街乡一个村发病 324 人，刘老带领医疗队深入调查，发现
均为吃过从岳阳医院拖回的人粪浸过的种花生而发病，结合具
体脉症，确诊为湿温（西医诊为肠伤寒），中医组治 167 人，
结合主症、舌脉、体质的差异，按《温热经纬》卫气营血辨
证，分别处方，全部治愈。刘老攻《内经》、《伤寒》学，只
就理会深切，裨于实用者，条而述之，于不可解者割爱，绝不
强为曲解，《黄帝内经临证指要》、《伤寒论类方辨证》均是这
一方法指导治学的结晶。

（3）学思结合，亦学亦思

孔子治学，特别注重学习与思考相结合，他说："学而不
思则罔，思而不学则殆。"（《论语·为政》）学习不思考，就
会食古不化，人云亦云，或偏执、教条，以致脱离实际，只思
考不学习，就不能继承古人，借鉴同代人正确的东西，流于空
想，而出现主观、片面、武断以致错误的论断。刘老治中医
学，结合社会文化、心理、自然气候、地理环境及疾病谱演变
的实际，师古而不泥古，借鉴而不生搬。"学"以拓宽眼界，
"思"而启迪性灵。因而，在学术上提出了符合临床实际的新
见解："治病必须治人，治人注重调理脾胃、滋阴补肾"，"小
病调气血，大病燮阴阳"的学术思想。刘老 1974 年去云南参

观学习时，向老专家请教获得五种秘传白药配方，通过对这五种白药配方的反复推演穷究，获得启示，创制三藤汤（常春藤、鸡矢藤、鸡血藤），对肿瘤之气滞血瘀疼痛和风湿阻滞经脉的关节剧痛，均有较好的疗效；从一位老草医那里学到的治白喉的经验中，推演出用蛞蝓、地虱婆治疗上颚混合瘤及唇癌，疗效可靠；受《金匮要略方论》治诸黄的猪膏发煎的启迪，用头发熬膏入阿胶、救治蚕豆黄病人 18 例（急性溶血性黄疸），皆效。

（4）敏而好学，不耻下问

孔子治学，强调不耻下问，他说："敏而好学，不耻下问。"（《论语·公冶长》）"敏而好学"，是勤敏而兴趣很浓地发奋学习；"不耻下问"是不仅要听老师、长辈的教导，而且还求教于看来知识不如自己多的一切人，且不以这样做为耻。正如唐儒韩愈发挥的那样："生乎吾前，其闻道也，固先乎吾，吾从而师之。吾师道也，庸知其年之所存也。是故无贵贱，无少无长，道之所存，师之所存也。"（《韩愈文集·师说》）刘老数十年来，手不停批、精勤不倦，且虚心好学。不仅向老一辈学，也向后辈学；不仅向同行学，也向群众学。凡是有一技之长的，刘老就向其虚心求教，直至学会为止。这样学到的知识，多为他人的直接经验，有些经验或方法甚至是医典未载、师道难传的宝贵知识，如"泥疗法"速退小儿高热，针挑法速治羊毛疔，九头狮子草配合辨证论治治疗晚期血吸虫病肝硬化腹水，"三藤汤"治晚期癌症之气滞血瘀引起的疼痛及痹症之关节疼痛。像这样通过问而学来的经济简便而又行之有效的秘验单方妙法，就记满了十几个笔记本，后来还编成了《民间单验方选辑》一书。

此外，孔子认为事物的发展变化（或问题的产生）有本有末，有先有后，只有了解了事物发生发展变化及其转归的全过程，才能找到推动事物前进（或解决问题）的办法。因此，孔子说："物有本末，事有终始，知所先后，则近道矣。"（《大学》）孔子还认为"致知在格物，物格而后知致"（《大学》）。这就是说，要彻底认识事物发展变化的规律，就必须深入到事物之中去，了解事物发生、发展、运动、转化及其联系的全部过程或情况，才有可能找出规律或认识其本质。刘老穷其一生，刻意探求《黄帝内经》广义的治本思想，从疾病的发生、发展及其转化与正邪斗争的本末始终等多个方面，在前人探索的基础上，结合临床实践，反复推究，终于创造性地提出了"治病必须治人"，治人注重"调理脾胃"、"滋阴补肾"的学术见解，这不正是"格病"、"格人"而获得的"致知"吗？

孔子的治学方法，归结到一点，就是"博学之、审问之、慎思之、明辨之、笃行之"。刘老早年刻"学、问、思、辨"印章一枚，盖在书上，以勉励自己"笃行不懈"，其孜孜于孔子治学的方法，于此可见其精诚。宋朱熹注《楚辞》，不孜孜于训诂，注重上下相承，前后相承，沉潜反复，寻求旨意。刘老治医经，也是遵循这一方法的。如《伤寒论类方辨证》（待出）、《黄帝内经临证指要》等书，无一不是以略于考注而详于思想内容之内在联系的。

以上只是影响、规范或指导刘老治学方法与实践的部分内容，其他如以儒家文化为主体的传统文化，刘老特别崇尚土地，认为土地长养万物以养万民。刘老临床"以保护脾胃（土脏）为第一要着"，不能不认为与崇土的传统文化一脉相承。孔子说"致中和，天地位焉，万物育焉"（《中庸》），孟子力反"霸道"，倡行"王道"。刘老遣方用药中正平和，力反峻伐、猛攻、大破、蛮补，即使气味雄烈、药性刚燥等品，也在慎用或禁用之列。这些则又是直接渗透到刘老医学思想中，而与专业知识融为一体的典型例证。

2. 道家思想

从医学史的角度看，道家与中医学结下了不解之缘。在医学史上，卓有建树的名家，多与道家有密切的关系。如孙思邈称孙真人，王冰号启玄子，张景岳名会通子，孙一奎谓通一子等等，葛洪、陶弘景则更是对医学卓有建树的道学名家。尤其是葛洪，其道学之名还超过了医学之名，道家思想与中医学的关系，于此可见一斑。刘老早年通读《周易》、《老子》、《庄子》、《抱朴子》等道学典籍，潜移默化，自然受到道家思想的影响，下面结合《易系辞》、《老子》的相关内容，分析一下道家思想对刘老学术思想形成的影响。

（1）阴阳学说

"一阴一阳之谓道"（《周易·系辞》），这是说阴阳的矛盾运动，是天地万物变化的根本。"反者，道之动"（《老子·四十章》），这说明相反者，可以相成，对立者，可以互根。明确这一原理，就可以更深刻地理解中医的阴阳学说。因为天地万物的变化，可以用阴阳来加以概括，予以说明。"万物负阴而抱阳，冲气以为和"（《老子·四十二章》），这等于说万物都包含着阴和阳两个方面，阴阳二气，互相交流（冲气），互根互助，协调平衡，就是正常（和）。刘老在长期的临床实践中，从阴阳不平则病的观点出发，守"谨察阴阳所在而调之，以平为期"的原则，而提出了"小病调气血，大病燮阴阳"的学术见解。这一学术观点的提出，就是将"万物负阴而抱阳，冲气以为和"的原理，结合长期的临床实践，引入中医学术领域的结晶。此外，刘老还认为对"上病下取、下病上取"、"从阴引阳、从阳引阴"等具体治则，如果从"万物负阴而抱阳，冲气以为和"的角度来理解，则理解更加深刻，运用更加自如。

（2）预测学说

《周易》可以说是一部以占筮为主要内容的古代百科全书，因而，预测学历来被认为是其主要内容。《周易》预测，重在察机，如"知几其神乎……几者，动之微，吉之先见者也"（《周易·系辞》），这是说要注意从极其微小的变化，去把握事物的转化征兆。如何去把握呢？举例来说，当我们看到深秋的"霜冻"，就会想到严冬的"坚冰"期即将到来，即"履霜坚冰至"（《周易·坤卦》）。刘老临证，详参四诊，注意从微小的症征变化来判断疾病的转归与预后，持重察机、防患于未然。就是将这一方法，贯彻于临床实践之中。如刘老治急症，倡导"察临界证，掌握病机发展趋势"的观点，就是将预测思想应用于医学的体现。兹举一例，聂某，女，25岁，阴虚伏热，遇梅雨季节而发病，西医诊为"肠伤寒"，治以氯霉素，后因白细胞下降而停药。40余日但饮不食，20余日聋哑不言，四肢微厥，头摇目圆手动，与水则咽，不与不需，人事昏沉，便尿遗矢，针跗阳、涌泉无痛感，脉细软无神，舌微红光淡，苔剥去（苔光煤黑枯厚，曾剥落3次，皆系极坚韧之壳）。细审之，目虽圆而神光未全失，脉虽无神，但尚未至乱，因知一线之胃气尚存，犹可救治。以"气液两补、育阴潜阳、和肝熄风、兼以助化"为治，服之果愈。本例虽一派死证，但目虽圆，而"神光未全失"，脉虽无神，但"尚未至乱"。这两个微小的症征，就是"一线之胃气尚存"之"机"的征兆，据"有一分胃气，便有一分生机"的原理而许以可治。若不能娴熟地运用察"机"的方法于临床实践，是不可能达到这般境界的，这就是从"动之微"而"察机"的实例。

（3）守中思想

守中是道家思想的一个重要方面，如"谷神不死（胃气），是谓玄牝（母也），玄牝之门，是谓天地（阴阳）根，绵绵若存，用之不勤（劳也）"（《老子·六章》）、"多言数穷，不如守中"（《老子·五章》）。"谷神"之谷，实为空谷之谷。但刘老认为，如果从医学的角度来理解的话，也可以将"谷神"理解为胃气。那么，就可以这样理解：胃气是化生气血的源泉，滋养阴阳之气的根本，胃气氤氲，存于人体，则日日资用而不衰弱。治病的方法再多，也是有限的，不如保护中焦胃气。刘老临床以"保持脾胃的健运为第一要着"的学术经验，除了医学方面的因素外，与《老子》这一思想的启发，是极为相关的。

（4）贵柔思想

道家贵柔，举世公认。如"水善利万物而不争"（《老子·八章》）、"天下莫柔弱如水，而攻坚强者，莫之能先，以其无以易之也。故柔之胜刚，弱之胜强，天下莫弗知，莫能行"（《老子·七十八章》）。刘老临床注重"滋阴（肝肾肺胃）补肾（水脏）"学术思想的形成，除医学等方面的因素外，与《老子》贵柔思想启发不无关系。刘老治疗肿瘤，注重滋养阴津，即使阴未伤，亦先养阴以防其变。注重养阴，即是以"天下莫柔弱于水，而攻坚强者，莫之能先"为依据的。刘老创三参首乌汤，用于多种慢性疑难痼疾，每收卓效，创"柔剂养阳"法，以治疗虚火上浮诸症等，无一不贯穿着道家"贵柔"的思想。

（5）欲夺先予法

道家善于机变，如"将欲歙之，必固张之；将欲弱之，必固强之；将欲废之，必固兴之；将欲夺之，必固与之"（《老子·三十六章》）。刘老认为这就是反治法之原理所在，掌握了这一基本原理，那么运用反治法，就必无疑虑。至于"高者抑之，下者举之，有馀者损之，不足者补之"、"天之道，损有余，补不足"（《老子·七十七章》），则又是可以直接用以指导临床的治疗原则。

（6）慎终如始法

道家处理事情的方法，特别强调始终如一，如："慎终如始，则无败事"（《老子·六十四章》）。刘老在临床中，无论二诊，三诊及至数诊之诊察，均如初诊之周详。如一例患者原患哮喘，一日忽胸闷气短、脉律不齐，刘老诊为心脏性喘息，与参、芪、远志、枣仁，三剂心脏宁而喘咳平。临证评察不仅体现了刘老高尚的医德，同时也表明他是遵循老子"慎终如始"的治学方法的。刘老临床是这样，办其他一切事情无不是这样，"慎终如始"，坚持一生。

总之，影响刘老最深刻的道家思想，概括起来，有阴阳辨证法则，"贵柔"、"守中"的哲学思想，"见微知著"的认识方法，"欲夺先予"的治疗思想和"慎终如始"的治学方法。

3. 军事思想

军事思想与中医学的关系，十分密切，因此，明代医学大师张景岳有《古方八阵》、《新方八阵》的方剂分类法，清代医学大师徐灵胎有"用药如用兵"的治法用药之专论。古代名医教授学生，一般都兼授兵法。刘老亦受这一传统的对中医人才知识结构要求的影响，自修兵法有年，对古代军事思想探索颇深。对刘老影响最深的，首推战国兵书《孙子·十三篇》。因此，我们将以《孙子·十三篇》为例，对影响刘老最深的军事思想，进行分析研究。

（1）注重天时地利

孙子说"故经之以五事，校之以计而索其情。一曰道，二曰天，三曰地，四曰将，五曰法……天者，阴阳、寒暑、时制也；地者，远近、险易、广狭、死生也……"（《孙子·始计第一》），又说"知天知地，胜乃可全"（《孙子·地形第十》）。这说明能明天时、地利的各个方面的情况，在决战时，就具备了一些取胜的条件。刘老临证，注意结合四时气候、地理环境等因素综合考虑，并认为《黄帝内经》人与天地相应的思想与《孙子》"知天、知地，胜乃可全"的思想一脉相承，是中医临证思维中，具有重要指导意义的原则性理论，是十分宝贵的，应予充分的重视。

（2）注意保存自己

孙子说："夫用兵之法，全国为上，破国次之；全军为上，破军次之……"（《孙子·谋攻第二》）这就是说善于用兵的人，以保存自己实力，不受损耗为上。能领会这一原则的精神实质，并以之指导临床实践，那么，就应该以保护人体正气不受损耗为主。刘老治病必须治人，以人为主的学术思想的形成，可以说是将"全"为上，"破"次之的原则与医疗实践结合后的创见。

（3）知己知彼观

孙子说："知彼知己，百战不殆；不知彼，而知己，一胜一负；不知彼，不知己，每战必败。"（《孙子·谋攻第三》）刘老皓首穷经，手不释卷，反复精研古今百家，深入研究人、病、证、症之标本主次，深入掌握人体的生理和疾病的病理，掌握疾病发生发展及其转归与人体生理的关系，达到"知己"明生理，"知彼"悉病情的上乘境界。临证认真、负责、深入、细微、一丝不苟，毫末变化，都不放过，以确保系统、完整、如实地反映疾病的整体，目的只有一个，就是"知彼"，正因为做到了"知彼、知己"，因此，投剂辄中。

（4）粮草为本，因利制权观

孙子说"是故，军……无粮食则亡"（《孙子·军事第七》），又说："因利而制权。"（《孙子·始计第一》）刘老临证，注意健胃助化，他说："胃气复、饮食进，则病易向愈，胃气败，饮食绝，则走向死亡。""军无粮食则亡"，故健胃助化为一定不移之法。这是基本原则，违背了这一原则，就有可能导致：胃气一败，百药难施的局面，产生"无粮食则亡"的不良后果。健胃助化的论治原则，虽为一定不移之法，必须遵从，但又要在原则中体现论治的灵活性，注意"随证治之"、"因利而制权"的另一个方面，把两者有机地结合起来，贯穿于临床实践之中，就能使痼疾易瘳，疑难复杂病证易治。如治一麻疹并发白喉患者，疹出 2 日后突然隐伏，喉痛声嘶，高热神呆，喘促痰鸣，咽后壁及扁桃体有灰白色假膜成片，边缘清楚，拭之不去，诊为麻疹并发白喉。药入呛咳反从鼻窍出，突发口噤，两手握固、目上视、肢厥、色苍、唇紫……予三物白散（桔梗、贝母、巴豆霜），吐出稠痰稀水，惊厥即解。随予宣肺透疹、清热解毒之剂，合甘草、芦根养胃气，喉部外涂药糊，继予养胃而愈。三物白散涌泻伤胃而不忌，是因为出现了痰厥危候，当"因利制权"，虽违背护胃之旨，仍大胆采用。当危候解除后，即在辨证论治的方药中，贯彻养胃的基本原则，这是在原则性中体现灵活性（因利制权）的典范。

总之，刘老注重从自然气候、地理环境、社会心理、个人体质等多个方面综合探讨疾病形成的根本矛盾，经过长期的临床实践而逐步形成了"治病必须治人"、"治人注重调理脾胃、滋阴补肾"的治疗原则，酌情攻补，既有一定不移的原则性，又时时体现其知常达变的灵活性。总以治人为本的学术思想的形成，虽然有各种不同的因素，但刘老遵循"用药如用兵"的传统思想，主动将兵法思想，尤其是《孙子·十三篇》中明"天时、地利、人和"之理及"全师、攻守"之势的基本精神，贯彻于其医疗实践活动中，是分不开的。

4. 唯物辩证法

辩证法思想是人类认识思想的积极成果，人们无论是从事社会生产实践，还是从事科学研究工作，都要受辩证法思想的支配，只是有唯心主义辩证法、朴素唯物主义辩证法和辩证唯物主义辩证法的区别。不管人们是否意识到辩证法的运用是必然的，但他在实际生活中、工作中还是在自觉或不自觉地运用辩证法。

在这里，我们仅就唯物主义辩证法对刘老学术思想的影响做些初步的研究介绍。

新中国成立后，全国人民掀起了一股学习马列主义、毛泽东思想的高潮。刘老在这种社会环境中，以饱满的革命热情，积极认真地学习马列主义、毛泽东思想，并自觉地用以指导医疗实践与学术活动。尤其是 1970 年，刘老进入湖南省委党校学习哲学一年，马列主义理论水平得到了进一步的提高，不仅能自觉而且能自由地运用唯物主义辩证法指导医疗实践与学术研究。刘老领会最深刻、运用最自由、最充分、最广泛的并与其医疗活动与学术研究融为一个整体的莫过于毛泽东同志的《实践论》、《矛盾论》。下面以《实践论》、《矛盾论》为依据，从实践是检验真理的标准、具体问题具体分析、矛盾的普遍性与特殊性、注意事物发展的阶段性、注意抓主要矛盾和矛盾的主要方面等五个方面，进行分析研究。

（1）实践是检验真理的标准

毛泽东说："理论的基础是实践，又转过来为实践服务。判定认识或理论之是否真实，不是依主观上觉得如何而定，而是依客观上社会实践的结果而定。真理的标准只能是实践"（李达《〈实践论〉〈矛盾论〉解说》第 25 页，下同），"通过实践而发现真理，又通过实践而证实真理和发展真理"（第 98 页）。"人不能事事直接经验，事实上多数的知识都是间接经验的东西，这就是一切古代的和外域的知识。这些知识在古人、在外人是直接经验的东西，如果在古人外人直接经验时是符合于列宁所说的条件：'科学的抽象'，是科学地反映了客观事物，那么，这些知识是可靠的，否则，就是不可靠的"
（第 39 页），刘老自 50 年代以来，尤其是 70 年代以后，在对
待中医理论与其他学术活动时，处处以这一基本原则为指导。
如 50 年代末期，关于阴阳五行学说的讨论，刘老认为：阴阳
五行的理论，基本符合"科学的抽象"，尤其是阴阳学说。阴
阳五行理论来自生活与医疗实践及人们对自然现象的观察，且
能有效地指导临床实践。当然，其中必不可避免地会混杂一些
机械唯物主义或主观臆测的成分，因而不十分科学乃至伪科学
的东西，也可能掺杂其中，对此，则应以唯物主义辩证法为指
导，以实践为依据，进行批判性的分析研究。刘老认为：凡是
有实践依据，符合"科学的抽象"，能指导医疗实践的内容，
则应率先整理，以资应用。即使不出自医书，亦应予以重视，
如"一阴一阳之谓道"（《周易》）、"独阴不生，独阳不长"
（《吕氏春秋》、"天地合而万物生，阴阳接而变化起"（《荀
子》）。"反者，道之动"、"万物负阴而抱阳，冲气以为和"
（《老子》）等内容，刘老以之作为阴阳学说的重要内容，联系
临床，予以发挥（参阅刘炳凡《内经讲义》）。或虽出自医书，
但与《内经》之旨相悖或有出入的内容，刘老认为只要来自
实践且又能指导实践者，则亦应给予充分的肯定。如近代医家
恽铁樵氏解释《内经》"阳虚则寒"等句，就属这方面的内
容，所以刘老给予了充分的肯定。他说："恽铁樵氏认为热病
虽千变万化，不外《内经》'阳虚则寒'、'阳盛则热'、'阴
虚则热'、'阴盛则寒'四句。此四句一步深一步，其理甚精，
可以概括一般热病的全局。恽氏原意，虽与《内经》之旨稍
有出入，但发明一般热病的病理演变过程，这是符合临床实际
的。"

　　然而，如果暂时找不到实践依据，看不到临床指导意义的
内容，则虽出自《内经》，亦应暂存不论，但又不是一概否

定。因人们的认识是逐步深入的，"今是而昨非"、"今是而明非"是客观存在的。因此，应特别谨慎，留待今后研究。如刘老编著的研究生教材《内经讲义》一书，释阴阳五行篇，仅以"对立依存"、"消长转化"、"升降出入"、"比类取象"、"生克制化"为题，阐述仅 52 条原文 2400 字的内容。其余的皆存而不论，如"肝病者，愈在丙丁（火），丙丁不愈，加于庚辛（金），庚辛不死，持于壬癸（水），起于甲乙（木）"（《素问·脏气法时论》）之类，看似有实践依据，来自临床观察，但终不免有主观臆测或机械循环之嫌，似难合"科学的抽象"这一原则。因此，暂存不论，留待日后进行研究，或继承或修正或扬弃，对待阴阳五行理论如此，对待中医其他理论，莫不如此。

总之，判断中医理论之是否科学，不能以"主观上觉得如何而定"，而应以"客观上社会实践的结果"而确定，即坚持用"实践检验"的原则。

（2）具体问题具体分析

毛泽东说"马克思主义的活的灵魂，就在于具体地分析具体的情况"（第 186 页）、"研究问题，忌带主观性、片面性和表面性"（第 192 页）。这里所讲的是方法的问题，既是研究的方法，也是工作的方法。所谓主观性、就是不知道从客观的实际出发去看问题，而是从自己的主观愿望出发；所谓片面性，就是不知道把问题作全面的考察，而是从某一局部、某一方面、某一个过程……去考察；所谓表面性，是指研究问题时，常是漂浮于问题的外表，不肯深入地探求问题的根源，常是拘泥于现象，不肯深入地暴露问题的本质。这三种方法中，尤以"主观随意性"危害最大。因此，正确的方法应该是一切从实际出发，尽可能多地、全面地占有一切与之相关的材料，并进行深入细致、全面、系统的分析，以揭示出事物

（问题）的本质（真相）。简单地说，就是具体问题具体分析，还原事物的本来面貌。刘老无论是从事中医学术研究，还是在临床实践中，无不以这一科学方法为指南。如前述刘老临证，询问必周详，诊察必仔细，凡与病证相关靡不精究，以求达到"无"的境界。从认识论的角度看，早年虽是以孔子"毋意、毋必、毋固、毋我"的方法为指导的，但后期实质上以将客观、全面、深入的研究方法融进了原有的研究方法之中，并自觉地运用于临床实践，因而，更认真、更细微、更深入、更负责，所以诊断更精确，疗效更高。又如刘老的"治病必须治人"的学术主张的提出，就是在充分考察人、病、证、症的区别及其相互关系的各个方面的本质特征的基础上，经过广泛的临证观察和反复的系统、全面、深入、细微的综合、分析，抽象出来的，而不是孤立地只从病或证或人等一个单的方面进行分析研究的结果，也不是只抓住病证的某些现象做些分析、综合的结果，更不是按照自己的主观愿望、凭空想象出来的结论。因此，这一理论不仅经受了他自己数十年的临证检验，也经受了门人的实践检验。相信推广运用，必将能经受广大临床医务工作者的实践检验。

刘老对客观、全面、深入的研究方法运用之娴熟自由，已炉火纯青。如《湖南医药》1978 年 1 期，载喉科专家言庚孚老教授的《白喉证治》一文，中有达原解毒汤治疗白喉的经验。言氏虽言之确凿，然则，槟榔、草果之类，白喉患者，何堪运用如此辛温燥烈之品，令人顿生疑窦，致使这一宝贵的经验，仍难继承。对此，刘老认为：具体情况，应具体分析，发表《〈白喉证治〉读后》一文，既论证了达原解毒汤治疗白喉的科学性，又指出了达原解毒汤的适应范围：山岚瘴气重叠的山区感受的湿疫秽毒口不渴、舌质淡而苔腻浊的白喉患者，如果误用于口干舌红的阴虚白喉，则有害无益（参阅《湖南医药》1978 年第 6 期），令人信服。此文不仅指出了达原解毒汤的适应范围及其禁忌，又使名老中医的宝贵经验得以流传。设不能自觉而又自由的运用"具体地分析具体的情况"的原则，坚持客观、全面、深入的研究方法，是不可能达到如此境界的。

（3）普遍性寓于特殊性之中

毛泽东说："由于特殊的事物是和普遍的事物联结的，由于每一个事物内部，不但包含了矛盾的特殊性，而且包含了矛盾的普遍性，普遍性即存在于特殊性之中。所以，当我们研究一定事物的时候，就应当去发现这两个方面，及其互相联结。"（第 224—225 页）刘老的整体脾胃观的形成，虽然有一个极为复杂的过程，因素也是多方面的，但最直接、最主要的还是在用枳术丸治疗小儿积滞病案中推衍出来的，其中白术演变为四君子汤，枳实易为陈皮、法夏，荷叶裹饭烧，发挥为鸡内金、麦芽。

这一方法，虽是从个案（特殊事例）中抽象出来的，但因它"更深刻、更正确、更完全地反映着"脾胃机能与其他脏腑与整个人体和疾病发生发展及其转归的本质，符合列宁所说的"科学的抽象"，因此，具有十分重要的理论意义和临床价值。脾胃整体观的形成如此，其他临证见解亦多有从个案中提出的。刘老不仅在自己的个案中"抽象"，也从前人的个案中进行"抽象"，如用辛凉甘润法治外感咳嗽久不止、喉痒难支、痰少不易咯出、舌红少津者，用丸剂摄纳下焦法治疗多年哮咳，即分别从叶天士《临证指南医案》咳嗽门宋案、丁案中抽象出来的。凡此之类，不胜枚举。正因其如此，所以刘老对《古今医案按》、《寓意草》、《临证指南医案》等医案名著，几乎成诵。时至今天，刘老仍重视对个案的整理研究，不仅重视古代医案，而且尤重当代医案，其主编的《湖南省老中医

医案一、二集》、《奇效验案》等医案专著，就是对我省当代
医家医案整理研究的丰硕成果。这些，无疑是注重从特殊事例
中认识普遍性的具体体现。

　　（4）注重抓主要矛盾和矛盾的主要方面

　　毛泽东说："在复杂的事物的发展过程中，有许多的矛盾
存在，其中必有一种是主要的矛盾，由于他的存在和发展，规
定或影响着其他矛盾的存在和发展。"（第 233 页）这说明一
个复杂的事物，在其发展过程中，不管矛盾多么复杂，必有一
种矛盾成为主要的矛盾，并规定或影响着其他许多矛盾的存在
和发展。刘老在长期的学术生涯中，自觉而又自由地运用
"抓主要矛盾和矛盾的主要方面"的原则，指导学术研究和临
床实践。学术方面：刻意探寻人、病、证、症等矛盾的运动规
律，结合历代医家的学术见解和同辈医家的学术经验，以实践
为依据，用客观的眼光，进行广泛深入细致的观察分析研究，
最后抓住了正气不足这一个发病的主要矛盾，提出了"治病
必须治人"的学术见解。在正气不足这个发病的主要矛盾中，
又提出了"脾胃内伤"是这个矛盾的主要方面，因此，"治
人"之法虽繁，但"注重脾胃"则是最主要、最核心的问题，
临床必须遵从。但是，在具体的病证演变过程中，居于次要矛
盾的证候，有时候又可以转化为主要矛盾或矛盾的主要方面。
因此，又当活看。当证候转化为主要矛盾或矛盾的主要方面
时，如不采取措施，解决这一由次要矛盾或矛盾的次要方面转
化而上升成的主要矛盾或矛盾的主要方面，就有可能危及生
命。因此，必须具体情况具体分析，采取临危制变的原则，解
除危急状态，使暂时转化而成的主要矛盾或矛盾的主要方面退
居次要的地位。然后，再从根本入手，解决主要矛盾。理论上
如此，临床上更是如此。如治一例 3 岁男孩，忽感外寒遂发热
咳嗽，他医用九味羌活汤、柴葛解肌汤、钩藤饮之类，敷法自

头至足十余次，其热不但不减反而增高，咳喘愈甚，腹胀便溏，肌热灼手，口渴，时时饮水而不多，脉数无力，舌润无苔，眼珠青色，无闪烁意。刘老用理中合四君加怀山、山楂、砂仁、鸡内金、麦芽一剂势定，二剂热退，再5剂而愈。本案寒热咳喘，虽为忽感外寒所致，但外感寒邪并不是矛盾的主要方面。因此，表散寒邪无效。刘老从"腹胀便溏、时时饮水而不多、眼珠青乌无闪烁意、脉数无力、舌润无苔"的症征，认为主要矛盾是"脾胃内伤"。"脾胃内伤"发热，多认为"中气下陷、阴火上冲"，是矛盾的主要方面，用参芪等药，补中升陷，但刘老认为本案"咳喘气升"，因此，"中气下陷"不是矛盾的主要方面。如此层层深入分析，最后认为"脾胃虚寒"才是矛盾的主要方面。因此，采"温之，则浮焰自熄"法，以理中汤、四君子汤加健胃助化之品。由于抓住了"寒热咳喘"的主要矛盾及矛盾的主要方面，所以应手取效。

（5）注意事物发展的阶段性

毛泽东说"事物发展过程的根本矛盾及为此根本矛盾所规定的过程的本质，非到过程完结之日，是不会消灭的；但是事物发展的长过程中的各个发展的阶段，情形又往往互相区别。这是因为事物发展过程的根本矛盾的性质和过程的本质虽然没有变化，但是根本矛盾在长过程的各个发展阶段上采取了逐渐激化的形式。并且，在根本矛盾所规定或影响的许多大小矛盾中，有些是激化了，有些是暂时地或局部地解决了，或者缓和了，又有些是发生了。因此，过程就显出阶段性来。""如果人们不去注意事物发展过程中的阶段性，人们就不能适当的处理事物的矛盾"（第199—200页），刘老认为这是中医辨证论治的活的灵魂。因此，刘老对当今临床研究中违背这一原则的一病一方，一竿子插到底的临床研究方法，持保留态度。因为疾病在其发生、发展及其转归的过程中，虽然有一个根本矛盾在规定着疾病的根本性质，这一根本矛盾，虽然不到疾病痊愈，不会消失，但在其发展的全过程中，必将出现各个不同的阶段。而各个不同的阶段，其特性又各不相同，且患病的时、地不同，患者个体的素质千差万别，因此，一病一方，一竿子插到底的方法，虽能抓住疾病的根本矛盾，但不能将矛盾中各阶段的特殊性及其发病的时、地因素与患者的个体差异等情况综合考虑进去。因而，其针对性就不会很强，临床疗效也就必然不会很高。刘老在临床中，特别注意疾病发展的阶段性，并遵循"在其联结上，在其总体上"研究的方法。考察各阶段中矛盾的各个方面，找出各阶段的矛盾的特性。从而采取有效的措施，既针对引起疾病的根本矛盾，也针对疾病各阶段中矛盾的特性进行治疗，因而常收事半功倍之效。如治尿路结石，在针对"肾主水，水结则化为石……胃虚为热所乘"（《诸病源候论》）、"热在脬中，下焦为之约，结成砂石，如汤瓶煎炼日久，熬成汤碱"（《儒门事亲》）的根本矛盾，以"偏主石淋"的益元散、"促进存于碱性条件下的泌尿系结石溶解"的金钱草、"能化七十二种石"的火硝、能"下石淋"的桃胶组成的基本方的基础上，再结合尿路结石，在其发生、发展及其转归的全过程中，各个不同时期的特殊性及个体素质的不同，分别结合养血清热、益气养血、养阴清热、益气养阴、益气活血等方法治疗 30 余例，收到了事半功倍的疗效。肾功能失调，湿热煎熬，水结为石是尿路结石的根本矛盾，血虚郁热、血虚气陷、阴虚有热、气阴两虚、气虚血瘀等则是尿路结石全过程中，各阶段显出的特殊性。这种既着眼于引起疾病的总的矛盾，又着眼疾病发展过程中各阶段的特殊性的方法，是辨证论治的原则性与灵活性的体现。刘老的层次组方法，就是注意了在抓住引起疾病的根本矛盾的同时，还综合考虑了各病及各病的不同阶段与发病的时、地及个体差异的多种因素而确立的组方法则，因而随证遣方，投剂辄中。

（三）医学因素

中医学自《黄帝内经》奠定理论基础以来，垂两千余年，学术理论代有发展，实践经验不断丰富，名家辈出。刘老既潜心于《黄帝内经》、《伤寒杂病论》，扎下了坚实的理论根基，又旁搜博采于百家，继承了丰富的学术经验。在深刻领会其精神实质或全面掌握其学术经验的基础上，进行客观、全面、深入的分析研究，比较鉴别、综合推理，以实践为依据，择善而从，也就是做到了"博学"、"审问"、"慎思"、"明辨"，并坚持"笃行"。学思结合，且学、且思、且行，日积月累，终于在批判吸收前人学术经验的基础上，使认识获得了质的升华，从而，逐渐形成了自己的、颇具特色的"治病必须治人"、"治人注重从整体着眼，注重调理脾胃、滋阴补肾，疏达气血，燮理阴阳"的新见解。这种认识上的升华，除了前述历史与文化方面的两种因素外，最直接最主要是医学方面的因素，综合起来，约有以下四个方面。

1. 医学师传的影响

清代卓越的医学教育家陈修园说"医学始基，在于入门，入门正，则始终皆正，入门错，则始终皆错"（《时方歌括·凡例》），这是针对启蒙的重要性而说的。虽未必这样绝对，但启蒙教育对一个人的影响很大，则是毫无疑义的。刘老少年师事名满长沙的长桥柳名医柳缙庭先生。柳先生家学渊源，家中名医辈出，当时，人们有"长桥柳、出名医……"的民谚传诵，可见柳氏一家，名重当时。柳缙庭先生究心于《内经》、《难经》、张仲景、张景岳、陈修园、叶天士等名家之学，以《内经》、《难经》为根本，《伤寒论》为旨归。他曾经对刘老说："一部《伤寒论》，上承《内经》、下启百家，乃辨证论治之准绳，临证应用之基础，准绳不握则章法紊乱，基础不固，则学无根底。"柳师临终还嘱咐刘老说：要着意研究《内经》，领会其精神实质，扎下坚实的理论根基；要熟读《伤寒论》，掌握"散温（麻、桂）、造温（姜附）、清温（白虎）、泻温（承气）、保胃气、存津液"，为刘老治学指明了一条正确而光明的成才大道。

此外，柳缙庭先生与长沙另两位医学大家郑筱琼、彭韵伯友善。郑为肾命学派，精于张景岳、赵献可、薛立斋之学，长于温补，善治杂病。彭为温病学派，精于叶天士、薛生白、吴鞠通、王孟英之学，善治温热病。柳先生游刃于张仲景、张景岳、吴谦、陈修园、叶天士著述之间，既善治外感，又善治内伤。柳、郑、彭三位名师，经常一起探讨学术问题，因学派不同，郑、彭二位经常争至面红耳赤，最后质于柳缙庭老师，柳师每次都为他们详细剖析，使他们二人都认可而后止。刘老当时奉茶侍坐，站在局外观阵，认真谛听，仔细揣摸，久而久之，渐渐发现各家学说各有短长，作为一个医生，应该博采众长，取长补短，因而奠定了他以《黄帝内经》为基础，以《伤寒论》、《温病学》为主体，兼采百家精华的治学方向。并恪遵师训将孙思邈格言"胆欲大而心欲小，智欲圆而行欲方"，作为刻骨铭心的座右铭。

2. 经典著作的启迪

中医经典著作是中医理论体系的奠基之作，它的理论模型是中医理论的核心。因此，凡治学于中医者，都必须研习中医经典著作，掌握经典著作所阐发或应用的认识论、方法论原则和方法，否则就成了无源之水、无本之木，而欲窥中医堂奥或有所建树是绝不可能的。刘老寝馈医林 70 余年，《黄帝内经》、《伤寒论》、《金匮要略》等经典著作，均能成诵。在学以致用方面，着力犹多，著有《黄帝内经临证指要》、《伤寒论类方辨证》等。经全国中医内科提高班、数届研究生班试用，深受教与学两个方面的欢迎。这种深厚的学术根基是刘老赖以成为一代名医，也是古今所有卓有建树的名医赖以成材的基石。对经典著作的研读，刘老重在其中的方法论思想。临床上，刘老很少用经方原方治病，但刘老往往将经典著作的精华融汇在自己的学术思想体系中。正像一些看过刘老临证遣方用药的情况，熟悉刘老而又未研究过刘老的同行们所感觉的那样：真是奇怪，刘老一辈子研究《伤寒论》，却很少看到他用经方，有些甚至当面向刘老咨询。刘老的回答是：《伤寒论》是辨证论治的典范，具有普遍的指导意义。因而，学习《伤寒论》，重在学习《伤寒论》的理、法，吃透《伤寒论》的精神，以《伤寒论》的方法论原则为指导，则临证处方皆《伤寒论》法度。从这里，我们可以看到《伤寒论》给刘老最大的启迪，是《伤寒论》的方法论原则。《伤寒论》对刘老的启迪如此，其他经典著作对刘老的启迪亦莫不如此。因此，我们以从方法论的角度进行分析，借以研究经典著作在刘老学术思想形成中具有特殊意义的一些因素。

（1）《黄帝内经》的启迪

刘老结合临床，精研《内经》，奠定了他深厚的理论基础。刘老将《内经》分门别类，分摄生、阴阳、五行、脏象、经络、诊法、病因、病机、病证、治则、预防11类，精选约取，立题127个项次，揭示《内经》的理论体系，学以致用。后又将《内经》涉及病证的内容，结合临床，逐条剖析，"博采众长，约其注释，取其屡验，系以名方"（古今名方及刘老经验方287首），著成《黄帝内经临证指要》。此书是刘老运用《内经》理论于临床的结晶，处处体现着《内经》对刘老学术思想的深刻影响。然而，我们联系刘老的学术思想，并从其学术思想形成的角度进行分析，认为影响刘老最深刻、最主要的还是《内经》的哲学方法论和医学方法论。由于张仲景结合临床实际对《内经》的医学方法论，给予了充分的发挥，使之更加系统丰富，因此，在这里我们只分析《内经》的哲学方法论对刘老的影响和某些曾起过特殊启迪作用的内容，至于医学方法论对刘老的影响，将在分析《伤寒论》学术思想对刘老学术思想形成的影响时，再予讨论。

这里所讲的哲学方法论，是指与《内经》的哲学世界观相统一的方法论。《内经》的世界观，是古代朴素的唯物论和辩证法的世界观。如《内经》认为"气合而有形"、"清阳为天，浊阴为地，地气上为云，天气下为雨"（《素问·阴阳应象大论》）、"人以天地之气生，四时之法成"（《素问·宝命全形论》），说明天、地、人以至于万物都是由气所构成，是物质的，气是万物的本原。在形神关系上，《内经》认为精神是由物质决定的，如"心者，君主之官也，神明出焉……"（《素问·灵兰秘典论》）、"心者，五脏六腑之大主也，精神之所舍也，其脏坚固，邪弗能容也，容之则心伤，心伤则神去，神去则死矣"（《灵枢·邪客篇》），这是唯物主义的原则。《内经》的世界观，不仅是朴素唯物主义的，而且是朴素辩证法的。如以阴阳五行学说作为指导思想和演绎推理的工具，以建立在阴阳五行学说基础上的包含朴素系统方法和控制方法的脏象学说为理论核心的中医学基本理论体系，就处处闪耀着朴素辩证法的光辉。这种朴素的唯物论和辩证法的世界观，对刘老后来自觉学习马克思主义哲学，坚持用科学唯物主义与自然辩证法思想指导学术研究与临证实践，产生了积极而深刻的影响。再则，《内经》强调人体与外界环境的整体统一、脏腑之间的内在平衡协调，把疾病的发生放在人与周围环境的相互关系中加以考察，在发病学上既注意外部环境对人体的影响，又注意内、外因的辩证关系，对疾病的发展和转归，不仅着眼于局部病变，同时把局部病变同机体状况联系起来，从机体内部脏腑经络之间的相互联系和制约关系中进行考察。因而，在治则方面，强调从整体观念出发，因人、因地、因时制宜，以审因辨证为前提，提出了"治病必求于本"的基本原则和"急则治标"、"缓则治本"、"标本兼治"、"先标后本"、"先本后标"的权变方法。在具体治疗中，既重视攻邪，"邪之所凑，其气必虚"，又重视扶正，"正气存内，邪不可干"。尤其重视整体调治，"上病下取"、"下病上取"、"中病旁取"等。这种强调整体联系的辩证法思想，对刘老的影响尤为深刻。如刘老的以整体观为指导的以脾胃学说为核心的学术思想，就是在充分考察研究人、病、证、症、治的方方面面的各种复杂的联系与区别的基础上逐渐形成的，而这种考察研究无疑是与《内经》强调的整体联系的辩证法思想有着千丝万缕、密不可分的联系的。

以上是《内经》对刘老学术思想形成，有深刻影响哲学方法论之一例。对刘老学术思想形成有特殊启迪作用的经论则更多，兹举二例，以说明刘老学术思想形成之渊源所在。

例一："苍天之气清静，则志意治。顺之则阳气固，虽有贼邪，弗能害也，此因时之序。故圣人传精神，服天气而通神明；失之则内闭九窍，外壅肌肉，卫气散解，此谓自伤，气之削也"（《素问·生气通天论》）。

"故风者，百病之始也，清静则肉腠闭拒，虽有大风苛毒，弗之能害，此因时之序也"（《素问·生气通天论》）。

刘老说："这两节经文，上节强调内因，下节强调外因。"这里面蕴藏着"治病必须治人"的精深微妙的秘旨。《内经》的作者，是否要从这两节文字里，"说明治病必须治人之旨"。刘老受这两节经文启迪，从"人"、"病"、"证"、"症"、"治"等纷繁复杂的联系中，悟出"治病必须治人"的道理，却是客观存在的事实。

例二："人以水谷为本，故人绝水谷则死，脉无胃气亦死"（《素问·平人气象论》）。"胃者，五脏六腑之海也，水谷皆入于胃，五脏六腑皆禀气于胃"（《灵枢·五味论》）。"谷入于胃，脉道以通，血气乃行"（《素问·经脉》）。

"脾气虚，则四肢不用，五脏不安"（《灵枢·本神》）。"四支皆禀气于胃，而不得至经，必因于脾，乃得禀也"（《素问·太阴阳明论》）。"脉弱以滑，是有胃气，命曰易治"（《素问·玉机真藏论》）。

刘老常谓：饮食不进，生命都不能维持，还谈什么治病。五脏六腑，肢体百骸九窍无不靠胃气滋养，脾胃一虚，五脏六腑，肢体百骸九窍失去了胃气的供养，就失去了相互间的平衡协调，脉道不利，血气不行，百病变化而生。脾胃机能一改善，就会食欲增加，气血充盛，脉道通利，脏腑安定，平衡协调，机体抗病能力倍增，充分地发挥自然疗能，疾病就会走向痊愈。所以说："有胃气，命曰易治。"从刘老对我们的教诲中，可以清楚地看到，他老以脾胃为核心的学术思想的渊源所在。注重脾胃的医家颇多，但刘老独具特色，与众不同。仅以刘老用药的思路为例，分析其与《内经》的联系。在调理脾胃的方药中，常以六君子汤加黄芪、丹参、鸡内金、麦芽为基本方随病、证、症、人的不同而加减变通。从选药方面来分析：陈皮、半夏、丹参，是以"脉道以通，血气乃行"、"气血平正，长有天命"、"疏其血气，令其条达，而致和平"为用药依据的；六君子汤、鸡内金、麦芽之类，健胃助化、增进食欲的药，则是以"人以水谷为本，故人绝水谷则死"、"脾气虚……五脏不安"、"有胃气者生"为依据的。

《内经》理论对刘老学术思想形成的影响是既深刻又广泛的。以上的分析，仅是举例而已。

（2）《伤寒论》的影响

汉代医学大宗师张仲景继承和发展了《黄帝内经》的临床医学思想，明确提出了辨证论治的概念，使之成为比较完整的临床医学方法论体系，具有普遍的指导意义。因此，刘老认为：对《伤寒论》一书，不能仅作一部外感热病专著看，而应把它作为以临床实践为依据，从病例谈辨证论治方法的专著看，既为辨证论治之典范，亦为临床应用之指南。刘老对清代医家徐灵胎"能明伤寒之理，则万病可医"的观点，极为赞赏。这里所讲的伤寒之理，按照刘老的理解，就是辨证论治的思路和方法。《伤寒论》一书，始终着重从整体与局部、人体内外之间的相互联系、相互作用、相互制约的关系中，根据人体抗病能力的强弱、病势的进退、缓急等各个方面的因素，对疾病发生发展过程中的各种证候进行分析、归纳、综合，借以判断疾病的部位、寒热性质、邪正盛衰以及治疗的顺逆宜忌等作为论治的依据。全书虽以六经辨证为纲，实则贯穿着八纲辨证而联系于脏腑经络。以脏腑经络生理病理变化作为物质基础，使辨证言之有物。对大量误治、变证的辨证，非常灵活机动，常不受六经病和传经的约束，示人以辨证论治的多样性和复杂性。大匠能谕人以规矩，不能谕人以巧，而《伤寒论》既谕人以规矩（常），又谕人以巧（变），示人以辨证论治的原则性与灵活性。兹就我们理解所及，对《伤寒论》在刘老学术思想形成过程中，影响最为主要、最为深刻的一些因素，进行分析。刘老常说：《伤寒论》并不是诊治一切外感疾病的唯一书籍，而是其所运用的恒动整体观与有机辨证论治的典范，具有普遍的指导意义。据此，我们认为《伤寒论》对刘老影响最深刻的还是恒动整体观与辨证论治。

①恒动整体观

现代最卓越的科学家爱因斯坦说："如果人体的某一部分

出了毛病，那么，只有很好地了解整个复杂机体的人，才能医好他；在更复杂的情况下，才能正确地理解病因。"（《爱因斯坦文集》第一卷，第518页）在这里，爱因斯坦从科学方法论的角度指出了人体不管是哪一个单独的部分出了毛病，都应注重从整体的角度去研究分析。只有这样，才能正确地理解病因，准确地予以治疗。爱因斯坦不是医生，但他以一个卓越自然科学的睿智，所提出的见解，是不同凡响的。他根本就不懂中医，但他的主张，正好符合中医学的基本观点。可以说是对中医整体察病与治病方法的科学价值的间接证明。刘老认为：《伤寒论》之所以历千百年而不朽，是因为《伤寒论》始终贯彻《黄帝内经》从整体以察病的方法，着重从整体与局部，人体内外环境之间相互联系、相互作用、相互制约的关系中，综合地、精确地考察病候，以达到最佳地治疗疾病的目的。刘老说：伤寒，下利清谷，"急当救里"，后身疼痛，"急当救表"（第91条），先后缓急，必从整体考虑、"水入则吐，名曰水逆"（第74条）、"哕而腹满，视其前后，知何部不利，利之则愈"（第380条），这些经论，都是示人从整体进行辨证论治的原则。《伤寒论》既重视整体，又不忽略局部，如"喘家作，桂枝加厚朴、杏子汤"（第43条）；"汗出而喘，无大热者，可与麻杏甘石汤"（第63条）等等，则是示人将整体和局部结合起来进行辨证论治的范例，并反复强调"外证未解，当先解外"这一普遍性原则，常可收到"表解里自和"的效果。《伤寒论》还强调"本发汗，而复下之，此为逆也；若先发汗，治不为逆，本先下之，而反汗之，为逆，若先下之，治不为逆"（第90条），这是示人应恒动地运用整体辨治观。《伤寒论》还载述了局部症状可以影响整个病理变化的情况。如桂枝加葛根汤用于桂枝汤证增见项背强（第14条），"伤寒，脉浮紧，不发汗，因致衄者，麻黄汤主之"等等，则又是示人从整体调治以改善局部的治法。刘老通过对《伤寒论》运用整体观指导临床实践的思路、方法的整体分析研究，自觉地运用到自己的医疗实践中，因而，形成了以整体观为指导的临证特色。如用"从阴引阳"、"上病下取"法，以育阴潜阳的三甲复脉汤治疗阴虚阳亢之"甲亢"病，以柔剂养阳的金匮肾气丸治疗肾虚火浮之慢性咽炎、口疮等；用"从阳引阴"、"下病上取"法，以补中益气汤治疗气虚下陷之功能性子宫出血；用七味白术散治疗气虚下陷之婴幼儿腹泻；用苏叶、蝉衣、桔梗等治疗寒郁便秘等，无一不是以整体观为指导的临床经验的结晶。

②注重体质观

《伤寒论》的辨证论治，以"六经"为纲，贯穿于"八纲"，联系于"脏腑经络"，包罗万象，活活泼泼，深刻领会其精神实质，自会融会贯通。虽不能通神通圣，尽愈诸疾，但入"微"入"细"，或从内外以察机，或综合全局以考核，或抓主证对比以互勘，从而"活用原则"，达到"有无求责"的目的。以之治常病，无不获效；以之理纷繁复杂之疑难重危诸疾，亦可得手应心。辨证论治乃中医临证之津梁，救人之宝筏，大家名医无不精此。《伤寒论》辨证论治的一般原则、一般方法即或灵通变异之处，皆名家深入研究、融入骨髓，自由指导临床者，故略而不谈。仅就他医忽略而刘老独赏的临床须注重体质一法，对刘老深刻的影响作些分析，以明《伤寒论》学术思想对刘老学术思想形成之影响的一斑。

伤寒初起，始于太阳，"病有发热恶寒者发于阳也；无热恶寒者发于阴也"。外因同而人体反应不同者以人的体质不同也。为什么有的却直中三阴？伤寒邪入少阴、为什么有的从寒化表现为四逆汤证、有的热化表现为黄连阿胶汤证的种种不同情况？可见在疾病的传变过程中，虽有许多因素，但机体的体质是重要的。如"脉浮紧者，法当身疼痛、宜以汗解之，假令尺中迟者，不可发汗"、"凡用栀子汤，病人旧微溏者，不可与也"。"尺中脉迟"为营血不足而血虚之体质，血汗同源，故应慎汗。素有大便"微溏"，是脾胃虚寒之体，故不可用苦寒之栀子汤以损伤脾胃。《伤寒论》中，凡此之类，不可枚举。刘老在这些材料的基础上，综合《内经》、历代医学名家及其个人数十年的研究实践而悟出"治病必须治人，治人必须注重体质"的道理。

③层次组方法

刘老在长期的理论研究与实践探索中，形成了一种独特的遣方用药思路—层次组方法。这种组方法，是在充分研究人、病、证、症的主次关系及其相互联系与区别的基础上，通过对《伤寒论》麻黄升麻汤的组方用药思路的分析研究，而逐渐形成的。麻黄升麻汤中，以越婢汤（麻膏草）发越内郁之阳，以桂枝汤（桂芍草）调和营卫，以黄芩、知母、天冬、升麻升清解毒，清上热，以苍术、干姜补脾利水温下寒，当归、玉竹滋养营血，且防发越之弊。麻黄升麻汤症，病机复杂，证候繁纷，一般医家均未能理解其秘意。许多伤寒注家，或随文敷衍或存疑不论。即如当代医学巨匠程门雪老教授，早年读《伤寒论》，亦以为支离驳杂疑非仲景方而弃之，直至晚年，学验俱富时，再读《伤寒论》，始识该方精意。刘老认为麻黄升麻汤症，病机复杂，症状繁多，属疑难复杂病证，故组方用药突破了具有典型证候特征的病证组方用药思路—药简、效宏、力专，而采用层次组方法则，层层深入，环环紧扣。有复杂之证，即有复杂之方。如刘老调治慢性疑难痼疾，遣方用药时，首先抓住后天之本，以六君子汤为主方调理脾胃，改善人体生理机能，充分发挥自身的抵抗能力—自然疗能。其次以调节脏腑功能、疏达血气、燮理阴阳的药组或针对病证症有特异治疗作用的药组为臣佐，直接调理或治疗病证症。最后以健胃助化为使，既化食又化药，始终以治病治人为旨归。由于层次清楚，主次分明，调治全面，因而投剂辄中。这虽是刘老长期学习研究与临证实践的结晶，但究其渊源，则是在《伤寒论》的启迪下而形成的。《伤寒论》学术思想对刘老的影响十分深刻广泛，以上所举，仅是刘老学术思想中十分独特的理论或经验与《伤寒论》的密切关系之一斑。

3. 脾肾学说的渗透

刘老行医之初，正值国难之时，战争频仍，灾害连年。与李东垣所处的时代略似，因而病谱亦多相类。由是而醉心于脾胃学说之研究。受李东垣脾胃学说影响最深者，有以下三个方面：

（1）元气赖脾胃之气以充养

《难经》倡元气学说，认为：元气是维系人体生命的根本，后世宗之。东垣则认为元气非胃气不能滋之，他说："真气又名元气，乃先生身之精气也，非胃气不能滋之。胃气者，谷气也……营气也……卫气也……分而言之则异，其实一也。"（《脾胃虚则九窍不通论》）"元气之充足，皆由脾胃之气无所伤，而后能滋养元气，若胃气之本弱，饮食自倍，则脾胃之气既伤而元气亦不能充，而诸病之所由生也。"（《脾胃虚实传变论》）提出"欲实元气，当调脾胃"的治则。刘老临床治肾气不足证，常与调理脾胃法合用，常谓之曰："只有资助后天，才能更好地滋养先天。"

（2）百病皆由脾胃衰而生

如李东垣所说"饮食不节则胃病，胃病则气短，精神少而生大热……胃既病，则脾无所禀受……则亦从而病焉"（《脾胃盛衰论》），"形体劳役则脾病，脾病则怠惰嗜卧，四肢不收，大便泄泻……"（同上），"喜怒忧恐，损耗元气，资助心火，火与元气不两立，火盛则乘其土位，此所以病也"（《脾胃虚实传变论》），"脾胃为市，无物不受、无物不入。若风、寒、暑、湿、燥一气偏胜，亦能伤害脾胃"。总之，"胃虚则五脏、六腑、十二经、十五络，四肢皆不得营运之气，而百病生焉"（《大肠小肠五脏皆属于胃，胃虚则俱病论》），"内伤脾胃，百病由生"，李中梓"后天之本在脾"（《医宗必读》），周慎斋"万病不已，宜从中取"，叶天士胃阴虚说等历代医家对脾胃的学术见解，均是刘老形成以调理脾胃为核心的整体辨证观的学术基石。刘老在此基础上，结合个人临床实践与当代部分医家的临床经验，提出了"治病必须治人，治人须重视调理脾胃"的新见解。刘老认为：脾胃既是供给人体生命活动所需能量的"内燃机"—热能动力的源泉，也是维持生命活动的重要条件，而且还是提高治疗效果，增强抗病能力，发挥自然疗能，促进机体康复的重要因素。从而确立了以调理脾胃为核心结合患者体质和证症，滋阴补肾、养血、安神、活血、通络、温阳、除湿、散结……及对某一病或证、症有特异性治疗作用或针对性较强的药组以应临床的层次组方法，并广泛应用于临床各科。如消化系统、心脑血管病、肾病、老慢支、结石、类风湿性关节炎、功能性子宫出血、不孕症、疳积、肿瘤等临床各科常见病、多发病、疑难病等，均取得了较好的临床效果，并经受住了门人的重复验证。总之，皆受以李东垣为主的脾胃学说各家的影响而有所发挥，具有自己独特的个性者。

刘老临床重视"滋阴补肾"的学术经验，是既有其社会历史原因，又有其师传授受的影响的。影响刘老最深的因素除《内经》"肾者，作强之官，伎巧出焉"、"封藏之本，精之处也"、"主水，受五脏六腑之精而藏之"、"主骨，生髓，脑为髓海"、"五脏者，主藏精者也，不可伤，伤则失守而阴虚，

阴虚则无气，无气则死矣"，《难经》"精神之所舍、元气之所
系"、"五脏六腑之本，十二经脉之根，呼吸之门，三焦之源，
一名守邪之神"等经典论述外，首推明代医家张景岳。张景
岳认为："五脏之伤，穷必及肾。"（《景岳全书·虚损》）肾藏
精，寓元阴元阳，而元阴元阳（又称元精、元气、或真阴、
真阳）又为生命的根本，故称命门。张景岳说："命门之火，
谓之元气，命门之水，谓之元精。"这元气、元精的作用，则
是"五液充，则形体赖而强壮；五气治，则营卫赖以和调，
此命门之水火，即十二脏之化源。"（《类经附翼·真阴论》）
故又有"命门者，为水火之府，为阴阳之宅，为精血之海，
为生死之窦。若命门亏损，则五脏六腑，皆失所恃，而阴阳病
无所不至"（《类经附翼·三焦包络命门辨》）。此外，张景岳
又将真阳比作六合之内的太阳，他说："天之大宝，只此一丸
红日，人之大宝，只此一息真阳。"（《类经附翼·大宝论》）
故养生治疗，必须刻刻顾护阳气。张景岳既贵阳，又重阴，还
举例说明了重阴之所以然。他说："寒邪中人，本为表证，为
汗液之化，必由乎阴也；中风为病，身多偏枯，而筋脉之败，
必由乎阴也；虚劳生火，非壮水何以救其燎原？泻泄亡阴，非
补肾何以固其门户？臌胀由乎水邪，治水者，须求水脏；关格
本乎阴虚，欲强阴舍阴不可。"（《类经附翼·真阴论》）总起
来，他认为"肾穷则死"（《小儿补肾论》）。此外，薛己、赵
养葵之善用六味丸、八味丸，李中梓"肾为先天之本论"
（《医宗必读·肾为先天之本·脾为后天之本论》）等学说，无
不给刘老以深刻的影响。刘老在长期的临床实践中，刻意对这
些学说进行了深刻的研究。因此，他除注重调补脾胃外，还常
用六味地黄丸、八味肾气丸、三甲复脉汤、左右二归丸
（饮）、三五七散等方，治疗脑肿瘤、眩晕、头痛、偏头痛、
复发性口疮、老年病、甲亢、慢性咽喉炎、脱发、目疾、失

音、声带息肉、虚火舌炎、久喘久咳、反胃、水肿、遗精、阳痿等疑难杂病，形成了以"调补脾胃"、"滋阴补肾"（含柔剂养阳）为主体的治疗风格。早年尤其常用熟地，曾有刘熟地之称。刘老常说："治病治人，也就是七分治人，三分治病，小病调气血、大病燮阴阳，总以脾胃为指归。"就是这一思想的深刻体现。

（四）道德品质因素

湖南中医界，把刘老誉为"活字典"，视刘老为博学的典范。刘老确实有惊人的记忆，大脑中储藏着极为渊博的知识。但是，我们如果仅从知识的角度去理解、去把握、去研究探讨刘老成功的因素，显然是十分肤浅和片面的。爱因斯坦在居里夫人的追悼会上说："第一流人物对于时代和历史进程的意义，在其道德品格方面，也许比单纯的才智成就方面还要大。即使是后者，他们取决于品格的程度，也远远超过通常所认为的那样。"爱因斯坦对居里夫人的理解与评价，可以说是我们今天探讨刘老获取成功的一把金钥匙。

刘老从医70余年的经历，向我们雄辩地说明：除了丰厚的科学文化知识与惊人的才智因素外，高尚的道德品质也是一个有卓越贡献的科学家获取成功的不可或缺的重要因素，甚至可以说是最主要的因素，是决定性的因素，是根本的因素。促使刘老获得成功的道德品质因素，我们认为高尚的品德其内涵十分丰富，不是能够简单地加以说明的，即使进行专题研究，也不可能完整准确地予以反映，因为品格因素在人才成长中的地位和作用远非我们的理解所能掌握。因此，我们不准备也不可能作全面系统的分析研究。这里仅从全心全意为病人服务的崇高医德、不图名利的超越精神两个方面，进行分析研究，以点带面、以资隅反。

1. 全心全意为病人服务的崇高医德

刘老全心全意为病人服务的崇高医德早已在人民群众中流传，是有口皆碑的，深受广大患者的景仰。中央人民广播电台曾以《医高德勋的老中医刘炳凡》，《光明日报》以《在五光十色的礼品面前》，《中国中医报》以《白纸书方不为钱》、《水乡纪实白衣天使刘炳凡》等为题，予以报道。湖南省卫生厅科教处，则把刘老作为"医德楷模"收编在《医德风范》一书中，作为教材，推荐给湖南省医学生和广大医务人员作为医德学习的读本（详参《医德风范·丹心仁术奉苍生—著名中医学家刘炳凡崇德敬业事迹记》）。那么，刘老崇高的医德体现在哪些方面呢？尤其是在他学术成就的取得中，有什么地位和作用呢？我们认为：刘老的医德思想是传统医德与现代医德相结合的典范。质言之，就是"安神定志，无欲无求，先发大慈恻隐之心，誓愿普救含灵之苦，若有病厄来求救者，不得问其贵贱贫富，长幼妍媸；怨亲善友，华夷愚智，普同一等；皆如至亲之想，亦不得瞻前顾后，自虑吉凶，护惜身命，见彼苦恼，若己有之，深心凄怆，勿避险恶，昼夜寒暑，饥渴疲劳，一心赴救"（孙思邈·《千金要方·习大医精诚》），"毫不利己，专门利人"，"对技术精益求精，对同志对人民，极端的热忱"（毛泽东《纪念白求恩》），"全心全意为人民服务"（毛泽东《为人民服务》）的具体体现。刘老的这种崇高的医德，使他在临证中，做到了无论病人地位之高低、性别之男女、年岁之长幼、外貌之妍媸、家境之寒裕、关系之亲疏等等均耐心地倾听主诉，详细地询问病史，专心地进行四诊，精心地求出诊断，细心地组方用药，详尽地交代服药宜忌，因而能广泛地接触病人，详尽地掌握病情，全面地进行治疗而获得最大限度的治疗效果。如1933年，滨湖大水，成千上万的灾民壅聚长沙，伤寒、霍乱、痢疾、疟疾等传染病流行。刘老不避污秽、疫毒，一连三个月，义务巡诊于长沙郊外、韭菜园、流水沟子一带的贫民窟中，日诊量近百人次。1944 年，疫疬再次大流行，刘老翻山越岭，巡诊于汨罗家乡桃花洞一带，肩负 4 万余众之诊治任务，自早至晚，几无暇时……设无崇高医德，何以能如此广泛地救治病人，设不广泛地救治病人，医术何以能克臻炉火纯青之境界。刘老至 90 高龄，仍手不释卷，各种医学期刊，古今医著，无不广泛阅读，并将其要点、疑点、难点简明标记，重要者随时笔录，仅读书笔记就做了近3000 万字。此外，刘老随身带着笔记本，随时随地向同行学，向后辈学，不耻下问，设不是有"对技术精益求精"的高尚品德，何以能克臻"焚膏油以继晷，恒兀兀以穷年"的无上境界。

刘老全心全意为病人服务的崇高医德，使他在攀登中医科学的崎岖险道的 70 余载中，能不惧艰难险阻，克服重重困难，坚持读书不忘临证，临证不忘读书，刻苦钻研，勇于探索，终于成为一位衷于脾胃，注重肾命而又有所专攻，有所创获的博学渊深的中医临床大师。墨子说："士虽有学，行（品行）为本焉。"（《墨子》）刘老的成功，正是这一治学规律的深刻体现。

2. 不图名利的超越精神

刘老不管在默默无闻的求学时代，还是在名满华夏的成功岁月，他都始终如一地弃绝名利，彻底献身于中医事业。如20 世纪 70 年代，某出版社同时约请他与另一位著名的中医学家撰写医论、医案的书稿，而他却坚决表示"那位老专家可以说是我来省中医研究所工作的引路人，且学识宏深，经验丰富，应该让他老的著作先出版，不要两家医论、医案并驾齐驱"。这种对一般人都是求之不得的事，而刘老却主动放弃。他放弃的理由，当时，即对出版社的同志做了说明。他说：

"中医事业要振兴，要有各省、各专业的学术带头人，那位医家在学术思想上与我既相近相通又各有专攻，那位医家是我们的学术带头人。首次出版中医专家个人的医案医论，正是那位医家率领我们发展中医学术的良机，应该尽力打响这第一炮！如果同时出版两家医案医论，则既加重了出版部门的担子，延长了出版周期，又分散了读者的注意力，只能徒增些热烈的气氛，于事业无补。"因此，刘老不仅放弃出版自己医案、医论的机会，而且还在那位医家的书刚出版时，就发表了他精心撰写的书评，向广大读者竭力推介那位医家的经验。刘老这种彻底献身中医事业、弃绝名利的超越精神，使他在艰难的探索中，保持了内心的平静与心理的平衡，能卸掉一切心灵的包袱，轻装上阵，专心致志于中医学术，即使是在"文化大革命"那样的灾难时期，刘老也能保持内心的平静与心理的平衡，在病房中，从事晚期血吸虫病肝硬化腹水的临床研究工作。只有这种弃绝名利的超脱精神，才能在中医科学的探索中，不避艰难，知难而进，不怕挫折，不顾成败，勇往直前，而取得一个又一个的丰硕成果。如 1961 年醴陵地区发生蚕豆黄病，18 小儿，已死 5 人，刘老闻讯，请命赴救，用猪膏发煎（阿胶易猪脂）配合辨证论治，把未死的人全部救活；1960 年，岳阳黄沙街一个村暴发肠伤寒，刘老亲自带队，与西医同道一起赴救，不仅全部治愈了随机分给中医组的病人，还救活了两名西医组治疗无效转过来的病人。1989 年 10 月，刘老应衡阳市卫生局约请，驱车 300 多公里，救治一位已经中西医专家会诊多次，输血 7 次、输血浆蛋白多次，生命垂危的患者，像这样不"瞻前顾后，自虑吉凶"，一心赴救的事迹，举不胜举。假如没有弃绝名利的超脱精神，能不考虑万一治不好时，对一个已经成了名的医生的影响吗？能不推三阻四，找出种种理由而不去赴救吗？尤其是去衡阳会诊时，他已近 80

高龄了。但如果不临大症、绝症、疑难复杂症，又怎么能提高学术，增长见识而有所创获呢？此外，弃绝名利的超脱精神，能消除因急功近利引起的焦虑情绪，而长期潜心于自己的研究课题，这也可以说是刘老谢绝出版社约稿的另一因素吧。正是这种只问耕耘，不问收获，探索之外，别无他求的超越精神，把刘老的学术思想引向更加深邃的境界，而成为一代名医（本文蒙刘老生前亲自审定，特写出以示无限怀念之情）。

二、《刘炳凡医论医案》浅析

近读科学出版社出版之由其学术继承人、哲嗣湖南省中医药研究院研究员刘光宪先生主编的《刘炳凡医论医案》（以下简称本书），耳目为之一新。是书分"典籍发微"、"脾胃研究"、"学术探讨"、"诊余小议"、"读评序识"、"养生发微"、"诊治我见"、"医案纪实"八个部分，全面系统地精选了刘炳凡老各个时期已发表或未发表的医论医案。《医论》部分计文109篇，《医案》部分精选疑难病案325例，精准而全方位地反映了刘炳凡老的学术思想、临床经验，尤为难能可贵的是还从侧面反映了刘炳凡老为学（治学方法）为人（品德修养）的安身立命之道。下面从"学术思想"、"临床经验"、"为学为人"等三个方面，对本书做一粗浅的分析介绍，冀能引起对刘炳凡老学术思想与临床经验的重视，若能因此而起到对振兴中医学术事业起到一定的促进作用，则是笔者的奢望了。

（一）学术思想

刘炳凡老在其70余年的读书临证、临证读书的求索过程中，逐步形成了治病必须治人，治人注重整体调节、平衡阴阳，首重脾胃的学术思想。如本书第二部分《脾胃学的历史渊源》、《脾胃学的理论基础》、《脾胃学的应用原则》、《历代医家对脾胃学的研究》、《脾胃论研究》共五个部分，51 页，近 10 万字的篇幅，重点阐释"四时百病脾胃为本"、"诸病不愈治从脾胃"，充分反映了刘炳凡老"治病必须治人，治人首重脾胃"的学术思想。其《历代医家论对脾胃学的研究》一节中，从"张仲景论脾胃证治"到"清代医家综论脾胃之阴"共 20 个标题，以明治病首重脾胃之所本，其《脾胃与养生防病的关系》一节中，从脾胃与十二脏腑、精神、气血、津液的关系进行了系统的阐述，足见刘炳凡老首重脾胃的治疗学思想的整体性、系统性，非道听途说，万病皆只知蛮补脾胃之比！具体而言，如《医案》部分所选疑难病案 325 例，治宗脾胃者，足有 270 余案之多，其对刘炳凡老治病必须治人，治人首重脾胃的学术思想之反映，于此可见一斑。如某 10 岁之痫症、多动症，即以健脾益肾，壮脑安神，活血化瘀之法，方用明党 10 克，白术 10 克，茯苓 12 克，炙甘草 5 克，法半夏 4 克，陈皮 4 克，怀山药 15 克，远志 3 克，枣仁 12 克，丹参 12 克，建菖蒲 4 克，牛角 30 克（先煎），田三七 2 克（磨兑），首乌 12 克，黄精 12 克，枸杞 10 克，砂仁 3 克，鸡内金 5 克，面诊 4 次，原方加减服药 101 剂，获完全治愈是其例。

又如本书第三部分之《内经脏腑功能与临床应用的系统思维》、《从祖国医学的整体观谈辨证论治》等文，即是治病必须治人，治人必须注重整体调节、阴阳平衡的思想的具体体现，以《从祖国医学的整体观谈辨证论治》为例，该文从"异病同治"、"同病异治"、"上病下取"、"下病上取"等几个方面结合临床实践，系统阐释了治病必须治人，治人注重整体调节、平衡阴阳的学术思想。具体而言，关于异病同治，刘老谓《金匮要略》云"脚气上入少腹不仁，肾气丸主之"；"虚劳腰痛，少腹拘急，小便不利，肾气丸主之"；"男子消渴，小便反多，以饮一斗，小便亦一斗，肾气丸主之"；"妇人转胞，不得尿，肾气丸主之"。虽然"少腹不仁"、"腰痛"、"消渴"、"不得尿"……都是疾病的现象，事物的外部联系，而"小便不利"或"小便反多"则均属于肾机能减退，调节失职，这是病的本质，是事物的内部联系。在辨证上必须透过现象，抓住本质，把表象看似不同的东西统一起来，在治疗上都主用肾气丸，这就是治病求本的道理，也就是"异病同治"。并举脑瘤、脑外伤后遗症、冠状缝开裂新生物等不同的三种疾病，因同具阵发性头部剧痛，晕眩视糊，烦躁失眠。舌质红，苔薄而干，脉象弦数的肝肾阴虚，肝阳上亢之特征，故同用滋阴降火、平肝潜阳之法。同选三甲复脉汤加减，再针对各病的不同，脑瘤加天葵子、紫草、蛇蜕，恶心呕吐加锈铁、黄连，脑外伤后遗症加田三七、红花，神志模糊，言语失常加远志、建菖，"冠状缝开裂新生物"上重下轻，行动受限加骨碎补、牛膝，裂缝不能合拢加生鹿角、核桃肉。这3例"异病同治"既体现了中医治病的"整体观"，又在共性中注意了病症的个性，以符合辨证论治原则。因而均获得了临床治愈。又如上病下取，刘老谓《伤寒论》云"中风发热，六七日不解而烦，有表里症，渴欲饮水，水入则吐，名曰水逆，五苓散主之"（《伤寒论·太阳篇》），这说明中风（伤风感冒）是诱因，发热不解而烦，渴欲饮水，水入则吐是现象，中焦饮停，水与热结，代谢受阻才是病的本质，不用二陈汤和胃降逆，而用五苓散化气利水，则"水逆"自平，而吐水自止，这就是属于"上病下取"的整体治疗法则。并举头昏、心悸、眼突，咽喉、口舌疼痛等病灶反应在上部的疾病，综合分析病灶反应虽在上，但病的根本却是下虚。一例据其阴虚阳亢而采用滋阴潜阳的方法，另二例属肾虚火浮而采用柔剂养阳的方法，"上病下取"（即"从阴引阳"），均获治愈。

（二）临证经验

上述学术思想，皆从临床经验而升华也，称之为学术思想可，称之为学术经验亦可，而此处所称之临床经验，其实皆统之于学术思想。本书系统反映刘炳凡老临床经验的部分，除上述反映刘炳凡老学术思想的内容外，集中反映在《学术探讨》部分之《通络法在临床上的运用》、《肾病的辨证论治》等篇和《诊治我见》、《医案纪实》之全部内容及《诊余小议》的部分文稿。如刘老在《通络法在临床上的运用》中，针对络病的治疗，提出注意虚实寒热，气血阴阳。络实治以"辛香通络"或"虫类缓攻"，络虚治以辛润通络，络虚寒治以辛温或温润通络，络虚热治以清润通络。并举脑损伤后遗症（癫痫样发作）、毒性甲状腺功能亢进、颈淋巴结肿块、脑炎后遗症、寒痹（雷诺氏病）、风湿热、类风湿性关节炎、慢性风湿性关节炎、再生障碍性贫血、过敏性紫癜、血小板减少性紫癜、慢性结肠炎及肠系膜肿块、右上颌窦圆柱瘤、乳腺增生皮肤病（顽癣）、再生障碍性贫血等16种不同的疾病，因都具有络脉不通之证征，故在整体调节，重视脾胃的基础上，因证制方，佐以通络之法而均获治愈。如治某12岁之男，因低烧，面㿠白，卧床不起，病情日益加重。经湖医附二院检查：全血细胞减少，骨髓象呈增生抑制。诊为再生障碍性贫血：以西药治疗，每隔20日输血300毫升，但两星期后又逐渐下降，共输血10次，病无起色。刘老诊时，面白浮肿，神疲乏力，头晕耳鸣，心悸气短，四肢清冷，末梢乌紫，眼睑、唇、舌俱淡、巩膜青暗、爪甲失华、口渴喜热饮，眠食俱差，脉细弱无力，认为新血不生与血瘀络阻有关，在双补气血的基础上活血通络10剂即面肿消退，手足转温，能起床行动，停止输血观察，原方增损再30剂。血色素上升到7.5克，饮食睡眠均好，体温正常。又20剂，身体恢复而复学。

又如治64岁男，因天暑畏热，喜用冷水淋浴，取快一时，逆其生理蒸发，入秋受凉发为重感冒夹感染。打针仍高烧不退，服中药辛温、辛凉及板蓝根之属，虽出汗而热减，旋即郁闭而温升。刘炳凡老诊时，面色淡黄，眼胞微浮，头重昏瞀，四肢酸痛。近1周来，每日体温，早晨38℃，下午39.3℃，晚上40℃，夜半汗稠温减而入睡，不饮不食，口干不引饮，胸闷有恶心感，大便微溏，小便黄短而气臊；舌质淡红，苔白腻如糊，脉弦小，乃诊为"湿遏热伏"之湿温症而偏于湿重者。刘炳凡老认为服辛温则增其热伏，服辛凉则增其湿遏，针对病毒而用板蓝根，则治病未能治人，徒以苦寒伤胃。宜从吴鞠通、王孟英之说，湿遏热伏之湿温症治。清宣温化，方取三仁汤与甘露消毒丹加减。用陈半六君子汤（明党参12克，苍术12克，茯苓12克，炙甘草3克，法半夏5克，广陈皮5克），健脾和胃，以安受病之本；去白术嫌其壅滞，加苍术利其宣发；取杏仁10克，白蔻5克，苡仁15克，化气以宣三焦之湿；重用藿香12克，茵陈20克，清宣化湿，以撤除上下内外湿遏之热，使邪从汗、尿而解；稍佐防风10克，协同苍术、苡仁渗肌肉之湿以止酸痛；更用鸡内金5克助化，甘草和中，使邪去而人不伤，津留而气不馁。服1剂，汗出稠黏而馊臭，体温下降到38℃。服第2剂，汗不黏手，体温正常，肌肉酸痛除而身体轻快。再予六君子汤加黄芪18克，桑叶12克，荜澄茄5克，鸡内金5克，固表止汗，健脾助化而愈。此例感冒是其复合诱因，感染是其复合依附。"湿遏热伏"，即是病理生理变化的主要因素，亦是临床证候的病机反应，必"伏其所主而先其所因"，是指"诱因"而更重要的是"素因"。故治此病，要不为感冒、感染的现象所惑，而抓住"湿遏热伏"的病机本质，从内外环境整体观察，辨证施方。

又再如《诊治我见》章之《脏腑辨证论治举隅》篇，所总结的"治肺宜温、宣、清、润，治心宜开、通、化、养，治脾宜升、降、健、运，治肝宜疏、达、平、调，治肾宜滋、填、温、纳。"即是刘炳凡老治疗从脏腑生理、病理的角度治疗内科疾病的典型经验，其所举治疗方法与方药，我们临床验证累累，皆极为成熟、万举万当、累经验证之方与法也。

（三）为学为人

本书除《医案纪实》外，基本上都是刘炳凡老为学经验的具体体现，而最能充分反映刘炳凡老为学经验的部分，则非《典籍发微》、《脾胃研究》莫属，而集中体现刘炳凡老为学经验的篇章，则又以《诊余小议》之《治学浅谈》与《我们的任务是传帮带》、《积学、求实、反馈》等篇为冠。刘炳凡老为学与为人大致上可归纳为以下几个方面。

1. 为学以勤

爱迪生说"所谓天才，就是百分之九十九的血汗和百分之一的灵感"，刘炳凡老对此，深以为然，且一辈子躬亲实践，未尝稍懈，如其在《积学、求实、反馈》一文中所说：学须铢积寸累，早起一点，晚睡一点，中午少休息一点，而且重在手勤，读书百遍，不如钩玄提要手抄一遍，所谓"心记不如墨记"是也。尤为重要者，须"临证不忘读书，读书不忘临证"，方能识透玄机。唐代杜少陵云："读书破万卷，下笔如有神。"重在一个"破"字，而非囫囵吞枣。诗文如此，性命之学，更是如此"。

2. 先约后博

博之与约，两相对待，诚分而不分，不分而分者也。博，渊博，约，简约，自是不同，然则：不博，无以至简约之精深，不约，则博亦无所施其作用，是以博约一体，分而不分，但治学入门，毕竟不能既博又约，须先分后，是以有的学者主张先博后约，亦有主张先约后博者。刘炳凡老，秉承师意，主张先约后博，所谓先约，是指对中医的基本经典，精深透彻，运用自如；所谓博，则是指医学各家及文史哲之深厚修养。如刘炳凡老在《师门回忆》一文中所说："郑为肾命学派，对《薛立斋医案》、《张景岳全书》手不停披，以长于温补以渊博见称；彭为温病学派，对叶、薛、吴、王之学研习颇深，以善治温热病而名噪。先师钻研《内经》、《伤寒论》，究心于《医宗金鉴》及陈修园、叶天士之学，不仅善治外感，且长于内伤杂病。郑、彭二老因学派不同，常争至面红耳赤而后质于先师，师一一剖析之。尝曰：'不平则病，谨察阴阳所在而调之，以平为期。且时有常位，气无必然，况乎人之素质不同'。'业医者当如操舟之工，临敌之将，岂宜先存成见'？两公虽首肯其说，但互不相让，自矜如故。然而，其情深谊笃，十数年如一日，约会则争为东道主，晚年过从尤密。郑老曾笑谓我曰：'你常在此观战，各家巧拙，当悉罗胸中矣！'当仁不让于师'，亦可各抒己见'！从此，我更以执经问难，承三老不吝指教，遂奠定了博采众长之治学方向。日久，因受韩文《进学解》的影响，自忖专习《伤寒论》不如博览各家学说之有益，先师谆谆诫之曰：'《伤寒论》上承《内经》，下启百家，乃辨证论治之准绳，临证应用之基础，准绳不握则章法紊乱，基础不固则学无根柢！'且曰：'清代何书田云：文是基础医是楼，文史哲是基础中的基础，为必修课，医学《灵素》、《难经》、《伤寒》、《金匮》、《神农本经》是主修课。先约后博可矣'。"

3. 文是基础

中医药学，植根于中国文化，尤其是先秦文化，如儒家、道家、兵家思想，无一不是中医学术扎根的土壤。所以唐代医学大宗师孙思邈提倡医生"涉猎群书"、"读五经"、"读三史"、"读诸子""读庄老"及"五行休王，七耀天文"（《备急千金要方·大医习业第一》），清代医家何民书田说："文是基础医是楼"，当代中医学家任应秋主张"文史哲为中医学的基础"（《任应秋论医集》），民间有"秀才学医，笼中捉鸡"，这些无一不可以反映一般文化素养与医学人才的关系。刘炳凡老对此，拳拳服膺，既有继承，也有发展。所谓继承，我们从《典籍发微》、《养生发微》看，刘炳凡老那深厚的文史哲修养，真可谓无处不见，如《读帛书五十二病方后》、《周易与内经阴阳学说的渊源》、《读难经小识》等篇皆是其例。又如刘炳凡老在《我们的历史任务是传帮带》中说："中国医学的特点，如四部经典著作与中国哲学交织在一起，与天文、气象历数等多学科错综在一起，与经史子集的古文词学涵泳在一起。我们要学懂它必先打好古汉语基础，它是一把钥匙。例如我在教学中，有个同学读《医门法律》提出'怀山襄陵'四字来问我。我说这是我国古代《书经·尧典》上讲的'洪水荡荡，怀山襄陵'。后人引用它以比喻水肿病的危险情况。有一次我问同学，你们对《内经》原文读得怎么样？并写出'松吟高山，虎啸岩岫，云奔雨府，霞拥朝阳'十六个字，同学们，看了目瞪口呆张，我对他们说：可在《内经·素问》中，找出处。这十六字中有气象学，有文字学……他们从中得到启发。"都是明显的例证。

4. 临证不忘读书，读书不忘临证

"临证不忘读书，读书不忘临证"，为清代医家陈修园所倡导，刘炳凡老拳拳服膺此法，70余年行之不辍，且处处倡导，即如本书，阐发亦多。如《诊余小议》之《治学浅谈》、《师门回忆》皆有所及，兹不复赘。

5. 医以德为先

刘炳凡老为医70余年，秉持孙真人《大医精诚》、《大医习业》所传承的儒家仁为核心价值的医德精神，在其几十余年的医疗实践，不仅不折不扣地践履着医以德为先的医德精神，在今日市场经济的冲击下，医德医风滑坡而引起的医患信任危机中，奉献了他一生中最为宝贵的精神财富，成了湖南医药界的医德楷模，道德丰碑，精神象征，而且还言传身教，不断地传承着中医的核心价值——医以德为先的立学精神。如本书《治学浅谈》、《师门回忆》、《我们的历史任务是传帮带》等文中，有最为集中的体现。

总之，本书不仅集中体现了刘炳凡老经过 70 余年的读书、临证、教学、科研所逐渐形成的深邃的学术思想、积累的丰富的临床经验，而且还体现了刘炳凡老的为学（治学方法）与为人（品德修养）精神，是一部不可多得的老中医学术经验的整理之作，激赏之余，特为此文，供同道参考。

三、《刘炳凡医论医案》之医案选析

湖南省中医药研究院研究员刘光宪先生主编的《刘炳凡医论医案》之《医案》部分，精选刘炳凡老所治疑难病案 325 例，治宗脾胃者，足有 270 余案之多，其对刘炳凡老治病必须治人，治人首重脾胃的学术思想之反映，可谓精准而周全。上文从《学术思想》、《临证经验》、《为学为人》三个部分，简要分析了《刘炳凡医论医案》之基本特色。在上文之《学术思想》一节中，简要阐释了刘炳凡老治病首重脾胃的学术思想，本文拟从《刘炳凡医论医案》之《医案》部分，精选出 47 案分为内科疑难急证与内科疑难杂病两个部分进行评析，作为介绍刘炳凡老在中医内科领域运用脾胃学于临床的丰富经验之助，证明上文所提出的"治病必须治人，治人注重整体调节、平衡阴阳，首重脾胃的学术思想"的科学性与实用性。

（一）内科疑难急症医案选析

1. 肝风痉厥（乙型脑炎）

【病者】袁某某，男，3 岁，郴州地区安仁县平上公社竹塘大队。

【病名】肝风痉厥。

【病因】患儿两个月前因感冒高烧不退，抽搐不止，后昏迷五天。

【诊疗经过】经当地医院诊为"乙型脑炎"抢救治疗，小儿苏醒但神志不清，二便失禁，两个月来不间断地抽搐，日数十次，经中西药治疗，抽搐如故。转来长沙，湖医附一院最后诊断"乙型脑炎后遗症"，要求服中药。

【证候】就诊时，患儿抽搐不止，日数十次，角弓反张，夜间哭啼不止，烦躁不安，尚能进流汁少量，小便可，大便干结，舌淡红，苔薄白，脉弦细带数。

【诊断】此乃高热伤津，引动肝风，肝风萌动故抽搐不止，高热灼伤脑络，故神志不清。

【治法】宜养阴清热，通络熄风。

【方药】太子参 10 克，沙参 10 克，丹参 10 克，制首乌 12 克，水牛角 30 克，生地 12 克，白芍 12 克，炙甘草 5 克，地龙 10 克，蜈蚣 1 条，全蝎 1 只，怀山药 12 克，夜交藤 12 克，银花藤 12 克，桑枝 15 克，牛膝 6 克。

另锈铁一块烧红入黄连 1 克，淬水兑药以平肝熄风。

二诊：选进上方 16 剂，抽搐发作次数明显减少，夜已不啼不吵，能安静入睡，口不干，但仍神志不清，大便干结，三日未解，舌质红，苔润白，脉弦细数，仍以上方加火麻仁 10 克，草决明 10 克，女贞子 15 克，旱莲草 10 克，养阴通便。

三诊：服上方 7 剂，抽搐偶发，一闪而过，日 2 ~ 3 次，大便润通，两脚能站立，喜哈欠，舌淡红，苔润白，脉弦细带数，上方去夜交藤、银花藤、桑枝、牛膝，加党参 10 克，茯苓 10 克，远志 3 克，建菖蒲 2 克。另取淡竹沥兑药。

四诊：迭进上方 20 剂，抽搐未发，神志稍清，眼球活动灵活，面见笑容，能听懂大人说话，能挽扶而行，但脚冷盗汗，精神疲乏，舌淡红，苔薄白，脉弦小。易方：党参 10 克，白术 6 克，茯苓 6 克，炙甘草 5 克，附片 3 克，怀山药 12 克，山茱萸 5 克，远志 3 克，酸枣仁 5 克，建菖蒲 2 克，桑枝 10 克，麦芽 6 克，鸡内金 3 克。

五诊：服上方 14 剂，饮食增进，四肢有力，盗汗已止，神志清楚，舌脉正常，仍上方加杜仲 6 克，牛膝 6 克，巴戟天 6 克，丹参 10 克，骨碎补 6 克，另用猪脚骨（即猪脚去皮肉），红枣适量炖汤佐餐，补肾健脾强筋壮骨，继续服用两个月。

【效果】小儿能独立行走，能叫出"爸"、"妈"等简单词语，继续坚持治疗，疗效巩固。

评析：此例"乙脑后遗症"，以抽搐为主，兼神志不清。属中医之"肝风痉厥"。据《临证指南医案》记载："肝为风木之脏，因有相火内寄，体阴用阳，其性刚、主动、主升，全赖肾水以涵之，血液以濡之。"则本例之痉厥乃高热时间太久，损耗津血太过，使津血亏耗，不能濡养筋脉，故使肢体痉厥也。刘老临证时急以益气生津养阴为治，采用其自创的三参首乌汤结合"缓肝之急以熄风，滋肾之液以清热"的原则而成益气生津，养阴清热，柔润熄风，通筋活络之方，肝得为柔和之体则肝风自熄，抽搐自止。津复风熄抽止之后，继之以健脾助运，培中宫以资化源。化源足，则心脑得养而语言自出；脾胃气血充盈，则手足轻劲多力而足能自行。此病与肝肾心脾相关，辨证准确，治疗掌握先后次序，此治病必治人，治人重在恢复患者机体之功能重在调理脾胃令生化之机畅茂以启动人体之自然疗能而非针对病毒以治致病之原因也。中医与西医范式不同，故治疗多异也。

2. 湿温症（肺炎）

【病者】舒某，女，60岁，省委宿舍。

【病名】湿温证。

【病因】感冒夹湿。

【诊疗经过】经湖医附二院检查：诊为肺炎。血常规：白细胞 18.0×10^9/L，中性75%，体温39.6℃，已一星期，输液用抗生素、庆大霉素等热降而复升，下午晚上高烧到39.8℃。因而就诊中医。

【证候】下午低热，晚上高热，汗出热退而复起，胸闷气喘，语不成声，恶心作呕，水入即吐，全身酸痛，大便微溏，小便黄短，舌质淡红，苔白腻浊。脉濡滑而数。

【诊断】湿遏热伏的上焦湿温证。

【治法】清宣温化，渗利分消。

【方药】明党12克，苍术12克，土茯苓15克，法半夏6克，陈皮6克，藿香10克，白蔻4克，苡仁15克，杏仁12克，茵陈15克，防己10克，晚蚕砂12克，鸡内金5克，黄连1克，锈铁一块烧红（入黄连勿焦）用开水同淬，待冷，每取一小酒杯兑药服。

外用面粉50克，鸡蛋白一枚，调入加白酒适量做成圆球，顺揉胸部，拔出白毛如丝（俗称羊毛痧），药宜呷服。

复诊：按法内外兼治，服药2剂呕吐即止，饮水不吐，汗出黏手，体温降至38.5℃，服完4剂后，胸闷而喘及全身酸痛消失。体温降至正常，能知饥进食，但气乏无力，大便仍溏，小便淡黄而长。舌质淡红苔腻浊已去，原方去防己、藿香、茵陈，苍术易白术，土茯苓易茯苓，加白参5克，北黄芪15克。10剂。

【效果】热退汗止后，精神恢复，三周后复查胸片，肺部炎症消失而疗效巩固。

评析：此例为"湿遏热伏"全身病变在局部的反应，故见胸闷而喘（肺），恶心呕吐（胃），湿温多汗（其汗黏手），汗虽出而热退不尽且反复。知其病仍在气分，故重用苍术、藿香，宣湿于皮毛，茵陈、土茯苓渗湿于热下，再用三仁、黄连、锈铁和其肺胃，则汗出尿利而病解，但气乏无力，大便仍溏，此素质表现，故善后方健脾益气，此治病必须治人，治人首重调理脾胃之旨，临证者，又不可不知。

又热退而不尽且反复而又伴剧烈呕吐者，民间谓之羊毛疔，本例所用之外治法，即属民间疗法之揉法，揉之不应，则继之以挑刺，所谓挑法，即在揉过之后的胸部皮肤上，寻找黑头，再用绣花针在黑头处以挑之，挑出细于丝线的白色筋膜。

再者，黄连 1 克，锈铁一块烧红（入黄连勿焦）用开水同淬，待冷，每取一小酒杯兑药，此刘老自创之经验方，既能平肝熄风，如例 1，又能和胃降逆止呕，如本例。此方我们临床用之，疗效累累，故表而出之，供读者临床择用。

3. 湿温证（亚急性败血症）

【病者】姚某，男，70 岁，离休干部。

【病名】湿温证。

【病因】体弱感冒感染。

【诊疗经过】有震颤麻痹、冠心病史。近因前列腺炎，小便有时癃闭，住入某院；又因褥疮感染，高烧 39.6℃ ~40℃，下午晚上更甚，讲胡话，神志昏沉，用药体温稍降而复升；根据血象检查诊为"亚急性败血症"，已下病危通知。

【证候】邀中医治疗时（1992 年 8 月 17 日），病人在输氧、输液。诊其面色烟浮，瞳孔大小对等，运转不灵活。按其心前区做皱眉痛苦状，家人代诉：已一星期未进食，大便不能自控，近3天大便未行，小便靠导尿管排出。常诉心痛。尾骶近肛部有褥疮。醒则手足震颤，入睡则宁。给水则咽，不给不索。

【诊断】按其腹有灼热感；察其舌质淡红带紫而尖部破碎，苔白微黄而腻；其脉弦小（80次/分）。认为素体阴虚，湿遏热伏所引起的高热。不能排除与空调失控，有时室温过低，郁闭汗腺，阻碍皮肤蒸发有关；几度反复则汗水形成湿气，与外因之湿是相同的。其特点是，面色淡黄而烟浮，其首如裹而昏沉，表情淡漠，午后发热至夜加剧，状若阴虚，胸闷不饥，渴而不饮，有时恶心作呕。其病机是湿遏热伏。

【治法】宜清宣温化。但具体分析，本例舌干而破碎属气阴两虚而兼血热，心前区作痛必有瘀阻，便秘腹热"地道"不通，其治疗的关键在于宣其气机，从上下分消其湿遏。

【方药】藿香10克，茵陈20克，苡仁15克，杏仁10克，白蔻5克，芳香淡渗，以化其湿，湿化则热自解；太子参15克，沙参12克，丹参15克，以养其气阴；远志3克，枣仁12克，灵脂12克，蒲黄12克，以定志宁心，通其瘀阻；生地15克，白芍15克，水牛角30克（先煎），清血以凉营，分治合击，共奏疗效。

【效果】上药煎成鼻饲，1剂而出黏汗，热降至39℃，再剂汗不黏手而热降至37.8℃，3剂体温正常，人清醒而大小便已畅通，知饮索食。复诊易方调理，用黄芪18克，桔梗5克，土茯苓15克，炙甘草5克，托毒生肌以治其褥疮，解除特护而安。

评析：此例不是一般急证，而是疑难急证，既具有湿遏热伏的症征，又具有阴虚血热的表现，既有冠心病心前区痛的旧病，又有前列腺炎引起的排尿困难的新疾，其多年的震颤麻痹因不影响当前的治疗，故存而不论。因而首先针对主要矛盾——"湿遏热伏"的高热不通。治疗湿遏热伏，必须化湿、清热而又不关门（即以藿香茵陈芳香化湿而又能微汗）。此方重用藿香、茵陈，即王孟英甘露消毒丹之要药也。芳香淡渗，以化其湿，湿化则热自解；三参首乌汤以养其气阴；远志、枣仁、丹参、灵脂、蒲黄以定志宁心，通其瘀阻；生地、白芍、水牛角以清血凉营，全方多角度多层次分治合击，令邪无藏身之处，故而取效甚速。本方实师《伤寒论》麻黄升麻汤原理，多角度，多层次，即注重体质，整体调节以治人，又不忘病邪，而采迎头痛击之势，不仅令疾病的主要矛盾迎刃而解，而且使与本证有相关因素的次要矛盾亦相继而解。因而疗效巩固，此刘老在处理疑难疾病之既注意抓主要矛盾和矛盾的主要方面，又不忽略次要矛盾和矛盾的次要方面，盖有时次要矛盾和矛盾的次要方面在一定的条件下又有可能转化为主要矛盾和矛盾的主要方面。

4. 热霍乱（虎疫）

【病者】杨某某，男，28 岁。住长沙市原宝南街。

【病名】热霍乱。

【病因】烈日下作业，渴饮生水。

【证候】吐泻交作，吐出如射，泻出臭秽如洗肉水，壮热昏谵，烦渴引饮，目赤足冷，转筋了戾，小便赤涩，头汗如蒸，舌质深红，苔黄糙，脉洪数。

【诊断】根据当时的流行情况，此属热霍乱。

【治法】宜苦辛甘寒直清里热而祛暑邪。

【方药】粉葛 15 克，黄芩 15 克，黄连 6 克，炙甘草 4 克，生石膏 30 克，滑石 15 克，白术 12 克，茯苓 15 克，猪苓 15 克，泽泻 15 克，上桂 2 克（同煎）。日夜连服 2 剂。

【效果】次晨人事已清，热降而吐泻大减，原方去生石膏、上桂，加西洋参 5 克，广陈皮 6 克，厚朴 6 克，藿香 10

克，日服一剂，二剂吐泻止。易方以参苓白术散加白芍、石斛、乌梅健脾养胃而安。

评析：患者素体强健，但因在烈日直射下连续作业而大汗伤津，津伤则饮水自救，野外无开水，唯饮生冷之生水以救之，遂至既伤其暑热，又伤其暑湿，湿热交蒸，乱于中焦，至脾失升清之能胃失降浊之用。故以《伤寒论》葛根芩连汤泻热升清以止泻，用《医学启源》桂苓甘露饮却暑利尿以降浊。湿化热清而升降之机自复，此"邪去正即安"之效也。观此案，刘老治病必须治人，治人首重脾胃之重非一般所谓之补也，脾胃升降失常者，调其升降，寒热失和者，和其寒热，此皆重脾胃之重，非补脾胃方为重也。

5. 寒霍乱（虎疫）

【病者】周某某，58岁，住汨罗南苍。

【病名】寒霍乱。

【病因】患者于夏月过食生冷，突然上呕下泻。

【证候】出现四肢厥逆，手足转筋，声嘶目陷，口渴引饮，喜饮盐汤，舌苔白滑，脉沉微欲绝。

【诊断】此系虚寒呕泻，因当时有霍乱流行，亦称此病为霍乱。

【治法】宜先回阳救急。

【方药】党参30克，附片24克，炮北姜10克，云茯苓15克，酒白芍15克，炙甘草5克。

【效果】当晚煎服一剂，夜半，阳回肢温，呕泻势定，易方用连理汤加乌梅、酒白芍、宣木瓜，津液渐回，转筋即止，继续调理半月痊安。

评析：本例当与上例对勘，虽同是吐泻霍乱，但一寒一热，若冰炭之相对相反，故处方用药，完全不同，此中医辨证之妙也，不可不知，悟得此两案理法方药之不同，始可言中医之辨证论治矣。又本例日夜饮盐开水约 2000 毫升（含食盐约 60 克），似与注射生理盐水治霍乱脱水，法异而效同。

6. 噤口痢（1）

痢疾危证（细菌痢）

【病者】彭某某，男，37 岁，住汨罗毛家坊。

【病名】痢疾危证。

【病因】患者劳累受寒，新秋患痢。

【诊疗经过】某医与泻药治两星期，下愈多而完谷不化，噤口不食，其人身热烦躁，欲卧水中。

【证候】口渴欲饮，得不能饮，目睛红赤，肛门如烙，舌苔厚起刺，但舌质淡白而滑，脉洪大无力，重按则空。

【诊断】脐腹轻抚则热，重按则冷，察其上虽热而两足如冰，此乃虚寒痢疾阳欲脱亡之候。

【治法】宜温中回阳。

【方药】党参 15 克，白术 12 克，附片 6 克，炮姜 5 克，炙甘草 5 克，加怀山药 15 克，益智仁 3 克。

冷服一剂，热退身安，反引被自盖，口饮沸汤，痢下稀而肛门不烙，服两剂，能稍进稀食，但目不能交睫，日夜无眠。拟原方去附术加地炭、酒芍炭。服一剂，能稍卧片时，痢虽止而洞泄不止。

原方仍用术，加云茯苓、补骨脂、肉蔻霜，泄下渐稀。又一身大肿，更于原方仍用附片 5 克再加黄芪 20 克，苡仁 15 克，茯苓 12 克。守服 10 剂。

【效果】泻止，遂转疟疾，每发一次，汗出如膏，稠浊黏手，三发而身肿尽消，饮食大进，改服香砂六君调理而愈。

评析：本案证征为阴证似阳。阴证似阳，伤寒如此，痢疾亦是如此，但伤寒易辨，痢疾难窥。刘老如老吏断狱，一眼觑破，急急以附子理中汤温脾肾之阳，始才挽浮阳之即散，挽生命之将亡。待阳回痢止而后又患洞泻，此其常也，泻渐稀而又发肿则其变也，转寒热如疟汗出而肿消，则又变中之变也。寒热如疟乃气机通达病机向外的表现，是为佳兆。叶天士说"此战汗之门户，转疟之机括"，可谓本例转寒热如疟之变化的病机阐释。刘老有如操舟之工，应敌之将，审证求因，察于机先，"药随病变"，因而达到了"病随药愈"的佳效。此种境界，非学验俱丰者，实不能也，读此案，当知医者所应追求的境界之所在。

7. 噤口痢（2）

【病者】彭某某，男，32 岁，汨罗毛家坊。

【病名】噤口痢。

【病因】当时当地有传染因素。

【诊疗经过】前医针对恶寒发热，腹痛、里急后重，日夜下红白黏冻十余次，用河间芍药汤加荆芥、防风、银花炭等，汗出而寒热解，里急后重，下利次数亦减少。此后出现口噤不食，且恶闻食气已五日未进餐。

【证候】眶陷脱水，声嘶口干，烦躁不眠，下痢次多量少，虚坐努责，舌质红而无苔干光，脉象细数无力。

【诊断】此气阴两虚，胃气将绝。

【治法】宜益气养阴，保胃气存津液。

【方药】西洋参 5 克（蒸兑），细生地 15 克，麦冬 15 克，沙参 15 克，玉竹 15 克，怀山药 15 克，石莲（去壳）15 克，白芍 12 克，炙甘草 5 克，霍石斛 15 克，乌梅 3 粒、谷芽 10 克，鸡内金 5 克。药宜小量呷服。

在服药同时，先用活鲫鱼 7 只（去肠杂），加入黄醋、香豉、姜末（少许），香葱适量，装于大碗内上封薄纸刺孔透气，隔汤于病人床头蒸之，使香气溢于室内，第一日无反应，服药二剂，并使用鲫鱼方，病人始闻香思食，先令喝鱼汤，感到有味，乃进米粥并以鲫鱼佐餐。

【效果】用鲫鱼三天，服益气养阴7剂，舌质转为淡红有薄苔，脉弦细不数，神安能眠，每餐食粥2两，便红不见，仍有虚坐努责感，原方加黄芪15克，桔梗5克，再服7剂。里急后重缓解，以归芍六君子汤善后。

评析：本例噤口痢，属胃阴将竭，故用大剂叶氏养胃汤，不杂一味治痢药，盖胃阴一竭，生气即离，急当救护胃阴，胃阴一复，则诸证悉除。此刘老治病必须治人之理也。本案胃阴将竭，养胃阴既是治人亦是治病，一味养阴即达人病同治目的，其辨证论治之妙，可见一斑。

又本例与上例，虽同属噤口痢，同属虚证，但上例属阳虚欲脱，本例为胃阴将竭，一阴一阳，势同冰炭，故治法亦完全不同，一以回阳救脱，一以养阴救竭，回阳用仲景法，救阴用天士法，一采伤寒，一用温病，总以病情需要为原则。若只知温阳而不知养阴，或只知养阴而不知温阳，皆属于偏，皆不利于治，比观此二例，那此言伤寒古方与今病不相能，或曰温病之学不废则中医之学不昌之言论，皆属"异端"，皆可以休矣。

先用活鲫鱼7只（去肠杂），加入陈醋、香豉、姜末（少许），香葱适量，装于大碗内上封薄纸刺孔透气，隔水于病人床头蒸之之法，为民间有效的开胃方法，特表而出之，供临床者参考采用。

（二）内科疑难杂病医案选析

1. 哮喘（支气管哮喘）

【病者】易某某，男，49岁，省委机关干部。

【病名】哮喘。

【病因】患者素无哮喘病史，去年七月因感冒诱发哮喘。

【诊疗经过】住院治疗4个月，服消炎抗菌及麻黄素、氨茶碱；中药苏陈九宝、定喘白果汤，止而复发。上午稍轻，下午加重，晚上更甚，哮喘发作时，语言不能出声，喉中痰鸣，两肩上抬，汗出形寒。

【证候】就诊时，病症同上述，食纳甚少，因发作夜剧影响睡眠，口虽干，喜热饮，大便带结而夜尿多，舌质淡红有齿印，苔薄白而润，脉弦小而手有冷感。

【诊断】此属肺气不肃，肾气不纳，脾失健运而升降失调。

【治法】宜润肺、健脾、温肾，以复其升降之常。

【方药】明党 12 克，白术 10 克，茯苓 10 克，炙甘草 5 克，法半夏 5 克，陈皮 5 克，炙远志 3 克，杏仁 10 克，冬花 6 克，怀山药 15 克，白芍 12 克，附片 5 克，杜仲 12 克，补骨脂 3 克，肉苁蓉 12 克。

连服 7 剂，喘平汗减，四肢转温，眠食安而夜尿减。复诊，察其形虽肥而气不足，哮喘虽平而动则有汗，且易感冒，原方附片减为 3 克，加北黄芪 15 克，继服 14 剂，汗止而语言清亮，再拟原方 4 剂加蛤蚧（酥炙）1 对，研细末炼蜜为丸梧桐子大，每服 30 丸，日夜 4 次，连服一个月，症状消失，恢复工作。

【效果】历时 1 年疗效巩固，未复发。

评析：本例形虽肥而气却弱，属外强中干之质，因连续感冒诱发哮喘，医者见其形盛，屡用宣表治肺之剂，致汗多肢冷，而病势转增。再据食纳甚少，口虽干却喜热饮，大便带结而夜尿多，舌质淡红有齿印，苔薄白而润，脉弦小而手有冷，而断为脾肾阳气两虚。

故改真武汤合六君温暖中、下两焦，辅以杏仁、冬花、远志，润肺以祛痰，怀山、肉苁蓉、杜仲、补骨脂，补肾以纳气。从整体调节以改善局部，不治哮喘而哮喘自平，此中医辨证论治之要妙也，与现代医学见病治病完全不同。

2. 咯血（左下肺支气管扩张）

【病者】沈某某，女，47 岁，住长沙市。

【病名】咯血。

【病因】患者劳累激动肺出血间歇性发作，每次咯出 100～300 毫升，反复发作已三年。

【诊疗经过】经湖医附二院 X 线检查，为左下肺支气管扩张，收入内科治疗，住院号 213203。准备手术，患者不愿，出院就诊我院。

【证候】面色苍黄，仍在咯血不止。少气懒言，语言断续，口干，舌质淡而润，脉细弱。

【诊断】肺络损伤出血。

【治法】宜益气养阴、补络补管。

【方药】给以参须 3 克，怀山药 18 克，白及 15 克，田三七 3 克。煎成呷服，每次 20 毫升，连服 3 日夜，咯血已止，神色渐回，嘱进流汁，病者问根治之法，乃采用程杏轩的止血断根丹加减：怀山药 30 克，熟地炭 30 克，白及 50 克，田三七 15 克，鱼鳔 60 克（切成小块蛤粉炒珠），丝绵 30 克（用鲜猪血浸透晒干或烘干）为一料，共研极细末过 100 目筛，炼蜜为丸如豌豆大，密封贮藏。每用一丸入口嚼化，每日夜嚼服 20 丸，患者按法配制，遵嘱使用。

【效果】服完丸药两料，咯血未再出现，东垣云："治血证，当以四君子汤收功。"遵而用之，纳化改善。体重增加，面色转红，健康恢复。

评析：本病咯血，常因劳累、受寒，情绪激动而诱发，久治不愈而成损，根治十分困难，中西医皆曰不可根治。刘老从辨证入手，遵《难经》治损之法，先辨证论治和其营卫，调其阴阳，令气血平和而不吐不咯，再遵李东垣、程杏轩法，可使本病获得根治，刘老曾以此法治疗多人，屡用均效。司马迁说："言不可治者，未得其术也。"证诸本案，司马氏之言，是信而有征的。

3. 胸痹（冠心病供血不足）

【病者】张某某，男，46岁，湘潭市。

【病名】胸痹。

【病因】劳累受寒。

【诊疗经过】经地区人民医院检诊为冠心病心脑供血不足。

【证候】胸闷气短不足以息，头晕已5年，行坐都提气不上，心慌、心忡，稍劳累病即加剧。睡眠差，食纳可，形寒，大便不成形，小便夜多，舌质淡胖而润，脉微细无力。

【诊断】脾肾两虚，心阳不振。

【治法】健脾温肾，提振心阳。

【方药】党参15克，白术12克，茯苓12克，炙甘草5克，法半夏5克，陈皮5克，黄芪20克，丹参12克，炙远志3克，枣仁15克，怀山药15克，附片5克，炮姜5克，杜仲15克，补骨脂4克，菟丝子15克，益智仁4克，肉桂1克（同煎），鸡内金5克。每日一剂，煎三次分服。

复诊，此方先后共服28剂，气短改善，头晕稳定，形寒肢冷好些，坐则呼吸正常，行动仍气不够用，眠食尚可，大便成形，夜尿由6次减至2次，舌质淡红，苔薄白，脉弦小。以原方去丹参，黄芪加成50克，加山茱萸10克（合三五七散之意），明麻12克（合半夏天麻白术汤之药）。20剂研细末，炼蜜为丸梧桐子大，每服30丸，日夜4次。

【效果】3个月后复查，心脑供血正常，心不慌，头不晕，疗效巩固。

评析：本例脉微细，心阳损耗之征也，脉微细而形寒，则是肾阳不足之故，而形寒便溏，则又是脾肾阳虚之候，心阳亏耗不能鼓动血行，而至心脑供血不足。其治疗，若但益心阳而不顾及脾肾之阳，则心阳无根，诚无益而有害之治也。故当脾肾阳气同顾，令阳气振奋，血行有力，则不化其瘀而瘀自化，不通其脉而脉自通，较之今日之新中医，一遇心脑血管梗阻不通之疾，即一味化瘀通脉，相去不知几万里也。生化之用，阳气为本，阳气之中，则脾肾阳气又为本中之中也。以肾为阳气之根，土为覆火之器故也。

4. 厥心痛（冠心病心绞痛）

【病者】毛某某，男，65 岁，住江西省委。

【病名】厥心痛。

【病因】劳累焦急。

【诊疗经过】1995 年 6 月 26 日冠心病发作住入江西省人民医院，连续三晚病情加剧，成立了专家诊疗小组，用心电图日夜监护，不能平卧，胸闷气塞，左右胸部胀痛，以心前区明显反射到肩背部，气提不上，吐不出，不自觉地冲逆作呃，呃时荧屏心电图相应跳跃，连呃不止则语不成声，水饮难下，腹胀如鼓，大便不通，医给开塞露暂通而复闭，晚上加剧，几乎势不可逆，余和湖南医科大学心血管专家孙明教授应邀往诊。

【证候】6 月 29 日上午会诊：患者以手护心，面色晦暗，呃声频作，自诉胸窒闷痛，气上冲心，便闭呃逆最为所苦，舌质紫暗胖润，苔白腻滑，脉象"阳微阴弦"，60 次/分而节律不齐。

【诊断】属心血管和消化系疾病。

【治法】专家小组汇报其抢救经过后，孙明教授既肯定其成绩，又指出，要用的药你们都用了，这些专治心脏病的药宜暂停，治宜"整体调节"，这就要以中药为主。因此义不容辞，余以中医的观点论病定方，认为"二阳之病发心脾

（痹）"，证见胸痹心痛，气冲作呃连续不断，据脉象乃阳虚阴盛之诊，据舌象乃气滞血瘀、痰凝、寒结之征。脾阳虚影响到心肾之阳，"中气不足，则溲便为之变"，故升降失调，上呃下闭，并产生循环性腹胀，治宜调其营卫，温其脾胃之阳。

【方药】红参6克，白术12克，茯苓12克，炙甘草5克，法半夏5克，陈皮5克，北黄芪20克，丹参12克，远志4克，枣仁15克，白芍12克，上桂2克（兑服），附片5克，炮姜3克，杜仲12克，补骨脂3克，锁阳12克，肉苁蓉12克，西砂仁4克，鸡内金5克。当日下午开始服药，晚上矢气下行，呃少入睡，次日继服原方，不用开塞露而大便已行，日2次不成形，呃止心痛缓而腹胀舒，已能起床行动料理工作。

4日复诊：药已服完3剂，胸微闷，呃微作，眠食均好，二便如常。脉象：阳微稍振，阴弦不坚而律整。舌象：仍质淡而苔滑，口不渴而喜热饮，与孙明教授和罗、胡二院长商量，中药仍以"整体调节，阴阳平衡"为原则，效不更方，即以原方作丸服以巩固疗效。

【效果】治愈后至今未复发。

评析：本案为危急疑难重证，治疗稍有闪失，则其命不保，其治疗的难度可想而知。刘老据症分析，果断采用"塞因塞用"之法。参芪丹参肉桂，以益气活血，所谓"阳得正其治于上，则阴自顺其化于下"，此不通便而便自通之理，远志、枣仁以宁心，六君砂仁鸡内金健脾以助化，且脾胃健运则痰湿自化，附子炮姜温脾肾之阳以通痹，以白芍制其亢亦犹真武之意，杜仲、补骨脂、锁阳、肉苁蓉补肾以纳气，此针对胸闷、呃逆、便闭，使降而愈逆，通而愈闭者得到缓解，所谓"欲求南风，须开北牖"是也。或问，气逆而用参芪，便闭而用白术作何解释？刘老对之曰北黄芪主循环性腹胀（其特点是胸闷气短，空腹亦胀），黄芪补气通脉，脉通气畅，则腹胀自已。《名医别录》载"人参疗心腹鼓痛，胸胁逆满"，必据少气脉弱之诊，所谓"塞因塞用"也。至于用白术以调整大便，见仲景《伤寒论》和《金匮要略》桂枝附子汤证"若大便坚，小便自利者，去桂枝加白术汤主之"，此即健中助运"气内复而机自行"，近世名医魏龙骧验之于前，非无师之智也。凡久用一般通便药愈通愈闭，导致肠肌麻痹而肠鸣音转盛者，非桂附理中汤（含白术）不能解决，清代陈修园所谓"开冰解冻"是也。

又此例之治，若不停西经，则不能有此速效。诚如刘老在从江西回湖南的征途，孙明教授对刘老说："不停西药恐无此速效。"刘老回答说，您看到了问题的症结。中西医结合，非中西药搭配也。证之本案，信不我欺。

5. 心忡（病毒性心肌炎）

【病者】易某某，男，54岁，长沙市。

【病名】心忡。

【病因】劳累受寒。

【诊疗经过】经市立一医院检查，诊为病毒性心肌炎，慢性气管炎，用西药滴注抗毒消炎，住院治疗两周，体温虽退而症状未被控制而转诊。

【证候】胸部游走性隐痛，心悸、心慌均为阵发性，失眠，喉痒咳嗽，行动则气喘，语言时胸闷气短，气不够用，口干饮水，食纳可，二便如常。舌质淡红，苔薄白带腻，脉弦小带驶而律不齐。

【诊断】劳损心肌，感寒诱发慢支。

【治法】益气养心，活血止痛，润肺止咳。

【方药】明党12克，白术10克，土茯苓15克，炙甘草5克，法半夏5克，陈皮5克，北黄芪15克，丹参15克，炙远志3克，枣仁15克，灵脂10克，炒蒲黄10克，延胡10克，苡仁 15 克，杏仁 12 克，白蔻 3 克，冬瓜子 30 克，冬花 6 克，鸡内金 5 克。

每日一剂，煎三次分服。

【效果】服上方 14 剂，胸部隐痛缓解，咳止喘平，眠食向安，唯喉中有异物感，舌质淡红苔薄白不腻，脉弦小律整，原方去白蔻、冬瓜子，加怀山药 15 克，杜仲 15 克，补骨脂 3 克。以参须 3 克，木蝴蝶 3 克（泡水）代饮，又 7 剂痊愈。

评析：心悸与咳喘并发（心肌炎与慢性支气管炎），单治易，合治难。这是因为胸闷气短必用黄芪，动则咳喘又不宜用黄芪。两者衡量，畅通冠脉流量，黄芪协丹参以保护心肌是要首先考虑的。徐灵胎认为补虚泻实可以并行不悖，征之临床是信而有征的。因以之与失笑散之定痛、三仁、冬瓜子之宽胸化痰处于一方的共同体中，功各奏而效殊捷，足少阴之脉夹喉咙，喉中异物感乃肾虚不能纳气之故，故加怀山、杜仲、补骨脂以补肾纳气，方证相应，疗效显然。

然而，亦有属阴虚急倒而卒死者，解放初期有病白喉的小儿，局部症状改善后，在玩耍中突然倒地而死亡者，经解剖检查死因为"病毒性心肌炎"。刘老曾遇一例，男，6 岁，在同一时期患白喉，局部症状消退后，仍存在心悸、脉数、呼吸气促等症征，考《伤寒论·太阳篇》，"伤寒解之后，脉结代，心动悸，炙甘草汤主之"（《康平本》），孙思邈《千金翼方》复脉汤即仲景炙甘草汤，"治脉结心悸，行动如常，不出百日，危急者二十一日死。"岂非此证的前人经验？因师其意，根据患儿的心动悸而脉数，舌质绛而小便黄，即用太子参 10 克，麦冬 10 克以补气液，生地 15 克，阿胶 10 克以滋肾养阴，丹参 10 克以活血化瘀，甘草 6 克以解毒缓急。连服 10 剂，脉缓悸平，呼吸调匀而愈。刘老用经方而不囿于经方，往往灵验如此。

6. 胸痹、气喘（心源性喘息）

【病者】赵某某，男，74 岁，住湖医附二，十四病室。

【病名】胸痹、气喘。

【病因】感受寒邪。

【诊疗经过】原患慢性肺气肿，支气管哮喘，有气管切开史，近因感冒低热、咳嗽，喉中痰鸣，双肺呈湿性啰音，医院用抗菌药做肺部感染治。体温虽降，但发喘息，汗出，心律失常，有不可逆转的危险，邀余会诊。

【证候】喘息气粗，额上出汗，张口呼吸不能动弹，颈动脉搏动明显，心尖区搏动应手，不能平卧，且有习惯性便秘，口唇发乌，舌质淡紫，苔滑润，脉早搏频繁，参伍不调。

【诊断】属中气下陷的心脏性喘息。

【治法】宜补中升陷，温肾阳以通心阳。

【方药】白晒参 12 克，白术 10 克，茯苓 12 克，炙甘草 5 克，北黄芪 25 克，丹参 12 克，炙远志 3 克，枣仁 15 克，怀山药 15 克，净山茱萸 12 克，附片 3 克，杜仲 15 克，补骨脂 3 克，锁阳 12 克，肉苁蓉 12 克，砂仁 4 克，鸡内金 5 克。每日一剂。另用北黄芪 15 克，炒枣仁 15 克，泡水代饮。

【效果】服上方三剂喘即缓和，连服 14 剂，大便能排出，喘息即平定，颈动脉及心前区搏动恢复正常，脉歇止偶见，原方，再服 14 剂，眠食均安，唯小便夜多，以金匮肾气丸善后。

评析：肺源性哮喘，发作时宣肺，休止时纳肾，是传统的治疗经验。心源性喘息，应根据其特点，胸闷气短，提气不上，语声断续难继，张锡纯在所著《医学衷中参西录》中指出："此胸中大气下陷之剧者也，胸中大气一名宗气，《内经》谓其积于胸中以贯心脉而行呼吸。是以心血之循环，肺气之呼吸，皆大气主之。"今此证亦因大气下陷，心血之循环无力，肺气之呼吸将停，是以努力呼气外出而难上达。因仿升陷汤意，重用参芪少佐附片以强心通脉，以怀山、枣皮敛将脱之汗，杜仲、补骨脂、锁阳、肉苁蓉补肾纳气以润肠，既固先天之本，又以肾司二便也。复以六君、砂仁、鸡内金，健脾胃助消化以资化源，培后天之本，不失治病必须治人治人必须首重脾胃的整体调节之旨，因而挽回危局，而西医的抗感染与体外补充营养，亦为刘老的治疗提供了有力的保障。

7. 真心痛（心肌梗死）

【病者】刘某某，男，66 岁，住长沙市麓山路。

【病名】真心痛。

【病因】劳累受寒。

【诊疗经过】有三年发作病史，去年冬季以剧痛晕厥入院，检查为心肌梗死，用救心、扩冠等西药缓解，这次发作严重邀请中医会诊。

【证候】又因劳累受寒兼情绪激动突发胸骨后及心前区剧痛，胸闷气短，烦躁不安，面色苍白，四肢厥冷，嘴唇及四肢末梢出现乌紫，《难经·六十难》云"手足青者即名真心痛"，大汗淋漓，伴神志不清，呼吸迫促，心电图 Q 波异常及 S－T 段弓背样上抬，舌质淡紫，苔腻白，脉微细欲绝，参伍不调。

【诊断】真心痛，心阳衰弱。

【治法】宜温通血脉，提振心阳。

【方药】红参 10 克，白术 10 克，茯苓 12 克，炙甘草 5 克，北黄芪 30 克，上肉桂 3 克，炙远志 3 克，枣仁 15 克，制附片 10 克，炮姜 6 克，灵脂 12 克，蒲黄 12 克，延胡 10 克，砂仁 4 克，鸡内金 5 克。

另用北黄芪 15 克，炒枣仁 15 克泡水代茶，艾叶 60 克，附片 15 克煎汤，温抹四肢末梢。

【效果】服上方一剂，脉渐出，汗渐收。四肢转温，胸痛缓，而神志转清，连服 5 剂，心痛缓解。病情进一步稳定，胸闷气短好转，眠食已安，舌淡红不紫，苔薄白而润，口唇及指甲乌紫消失，脉弦细，原方去灵脂、蒲黄、延胡，肉桂减至2克，附片减为5克，加怀山药15克，杜仲5克，补骨脂3克，续服10剂，心电图改善。仍以原方加减以巩固疗效。出院后三年未复发。

评析：本案治疗的关键在于温脾肾之阳以通心阳，其中芪桂六君子汤温补振奋心脾之阳气，参附汤温补一身之元阳，附子理中汤温补脾肾之阳，茯苓四逆汤内含四逆汤，既可回阳救逆于既倒，又能温补脾土之虚，桂枝（上桂）甘草汤补心中之阳气，合而用之，犹如离照当空，阴霾自散，此不通脉而脉自通，不止痛而痛自止之所由也。况加失笑散与元胡化瘀定痛于其间乎！脉主于心，"资始于肾，资生于胃"此之谓也。此外，外用温抹以促进末梢循环，此即整体调节以改善局部也。

8. 虚斑（1）（血小板减少性紫癜）

【病者】宋某某，女，31岁，湘东路水矿学校教师。

【病名】虚斑。

【病因】患者从1982年开始，牙龈经常出血，双下肢皮肤斑点反复出现。

【诊疗经过】经西医院检查，血小板74×10^9/L，血红蛋白80g/L，白细胞3.8×10^9/L，诊为"血小板减少性紫癜"。

【证候】就诊时，患者皮肤出血点新陈相杂，形瘁气乏，口干，眠食俱差，舌质淡红，苔薄白，脉弦细。

【诊断】此属虚斑（气阴两虚，脾不统血）。

【治法】不宜作血热论治（益气养阴，健脾止血）。

【方药】太子参15克，沙参10克，黄芪15克，白术10克，茯苓10克，炙甘草5克，怀山药15克，黄精12克，白芍12克，女贞子15克，旱莲草12克，白及10克，松针15克（捣烂开水冲洗一次去油）、藕节5个、蒲黄炭10克，仙鹤草15克，骨碎补10克，砂仁4克，鸡内金5克。

服上方14剂，另用青盐3克泡水漱口。牙龈出血止，皮肤未发现新的斑点。精神转好，眠食俱增，原方继服20剂。

【效果】出血斑点完全消失后未复发。检查：血小板 $131 \times 10^9/L$，血红蛋白120g/L，白细胞 $5.1 \times 10^9/L$，疗效巩固上班工作。

评析：本例非血热，故不宜用犀角地黄汤。方中的松针、仙鹤草、藕节之用系来自民间经验，对于消除出血斑点，有屡用屡效之验，特表而出之，不没民间中医之功也。但须注意，必与健脾益气药同用，以脾主统血而为生化之源故也，否则疗效不能巩固。刘老数十年临证不废吸收民间经验，其远绍医圣仲景博采众方之迹不亦显乎，其为一代宗师，良有以也。

9. 虚斑（2）（血小板减少性紫癜）

【病者】左某某，女，34岁，省动力机厂职工家属。

【病名】虚斑。

【病因】患者素体阴虚，双下肢及胸部有散在的出血斑点，牙龈出血，月经量多，经期延长。

【诊疗经过】某医院检查血常规：血红蛋白90g/L，血小板 $64 \times 10^9/L$，诊断为"血小板减少性紫癜"。为了预防大出血，建议做切脾手术。患者不愿意，要求中医治疗。

【证候】初诊：面色苍白，双下肢有陈旧性出血斑点如芝麻、绿豆大，并混合有新的出血斑点，头晕、心悸、失眠、口干，食纳尚可，大便干结，腰酸痛，夜尿多，舌质淡红而干，无苔，脉弦细带数。

【诊断】此属肾虚阴损，血热妄行的虚斑。

【治法】当滋肾养阴。

【方药】制首乌15克，生地15克，茯苓6克，山茱萸6克，炒丹皮10克，女贞子15克，赤芍10克，旱莲草15克，阿胶 10 克，骨碎补 10 克，蒲黄炭 10 克，牛角片 60 克（另熬4 小时兑服），西砂仁 4 克，鸡内金 5 克。

青盐 3 克，泡水漱口。

复诊：服上方 30 剂，紫癜逐渐消失，口鼻牙龈未再出血，月经量已减少，血红蛋白上升到 100g/L，血小板 110×10^9/L，舌质淡红，舌苔润薄，脉弦细。血热之标已除，脾肾亏虚为其本，拟用原方去生地、丹皮、赤芍、牛角等凉血之品，加党参12 克，白术 10 克，当归 10 克，熟地 12 克，大枣 7 枚、桂圆肉 10 克。再服 20 剂。头晕、心悸、失眠等证基本消失，血红蛋白 120g/L，血小板 160×10^9/L。

【效果】治愈后已上班工作，半年后反映疗效巩固。

评析：患者皮肤紫癜，牙龈出血，月经量多，此属血热妄行的临床表现；腰部酸痛，口渴尿多，源于肾虚阴损，是血热妄行的内在因素。故治疗在滋肾养阴的基础上，加阿胶补血止血，牛角凉血消瘀，蒲黄炭行血以止血。斑点消退后，继以益脾养血，盖血虽为心所主肝所藏，但其生化其统摄实主于脾也，脾得健运，则血之生化有源也。

又本案与上案同属西医诊断之血小板减少性紫癜，但前者始终从脾治，后者先凉血化斑，后再益脾养血。可见中医治病，不可以无定见定法，又不可以胶执定见定法，总以仲师"观其脉证，知犯何逆，能随证治之"为最高准则。

从此二案，可以看出刘老治病，大重特重脾胃而又不胶执于脾胃，诚不愧为苍生大医者也，整理刘老医案至此，不禁心香暗祷焉。

10. 虚损（再生障碍性贫血）

【病者】杨某某，男，20 岁，长沙机床厂。

【病名】虚损。

【病因】素体虚弱，患骨髓炎。

【诊疗经过】经湖南医学院二次手术，从大腿部取出死骨，住院二月余出院。出院后，发现全血下降（血红蛋白 27g/L，白细胞 0.8×10^9/L，血小板 8×10^9/L），去上海华山医院诊断为"再生障碍性贫血"。住院 10 个月共输血 30 次，每次 300 毫升，停止输血，全血又下降。回省后仍赖输血维持生命，1975 年 4 月来我院就诊。

【证候】面色晦暗，双下肢出血斑点密布，头晕心悸失眠，神疲无力以动，小腿拘急，生殖器萎缩，食欲尚可，眼睑唇舌俱淡，脉细数 120 次/分。血红蛋白 31g/L，白细胞 2.1×10^9/L，血小板 23×10^9/L。

【诊断】此系气血两虚，损及肝肾，肝主筋，肾主骨，筋缩不能收持，骨萎则无力以动。

【治法】宜双补气血，兼益肝肾。

【方药】党参 15 克，白术 10 克，茯苓 10 克，炙甘草 5 克，黄芪 15 克，当归 10 克，白芍 12 克，熟地 12 克，枣仁 10 克，桂圆肉 10 克，远志 3 克，柏子霜 6 克，大枣 5 个，陈皮 5 克，砂仁 3 克，鸡内金 5 克。

另用猪蹄骨、排骨加大枣 20 枚熬汤佐餐。

二诊：服上方 15 剂，精神好转，食欲增加，血红蛋白未再下降，未发现新的出血点。又服 20 剂，停止了输血，原方去远志、柏子霜、陈皮，加鹿角霜 10 克，骨碎补 10 克，枸杞 10 克，迭进 25 剂。

三诊：头晕、心悸、失眠均好转，食欲更佳，日能进食 1 斤，已萎的生殖器逐渐恢复，脉弦不数。血象检查：血红蛋白 55g/L，白细胞 4.8×10^9/L，血小板 55×10^9/L，坚持原方加驴胶 12 克（蒸兑）至 10 月复诊，血红蛋白 95g/L，白细胞 6.0×10^9/L，血小板 104×10^9/L，已基本治愈，能参加一般劳动。

【效果】一年后复查疗效巩固。

评析："再生障碍性贫血"，西医称棘手之病，此为造血系统骨髓之病，其治诚难。刘老认为"肾者主水，受五脏六腑之精而藏之"，是精藏于肾，非精生于肾也。譬诸钱粮，虽储库中，然非库中自出。须"补脾胃以裕化源"。故治脾为第一要图，脾胃健旺则能生血，脾胃健旺则能受药，再佐补肾生髓之品，诚如刘老所说"此等血肉有情之方，正合精不足者补之以味"之旨。若病者胃口伤残，血肉有情之品未可遽投。

11. 眩晕呕吐（内耳眩晕症）

【病者】向某某，男，45岁。

【病名】眩晕呕吐。

【病因】脾虚湿聚，头晕头痛一年余，反复发作，时而加重，自觉头重如裹，视力模糊。

【诊疗经过】西医院诊断为"内耳眩晕证"（美尼尔氏综合征），西药治疗无效，建议中医治疗。

【证候】来诊时头晕，不能睁眼，睁眼觉房屋周旋，恶心干呕清涎，心慌，纳食则吐。口不干，舌质淡红而胖，苔白而润，脉弦滑。

【诊断】此系脾虚运化失职，痰浊内生，痰浊引动肝风，肝气不舒，挟痰上逆。

【治法】宜健脾化浊，平肝降逆。

【方药】党参12克，白术10克，茯苓10克，法半夏5克，陈皮5克，白蔻2克，藿香10克，白芍10克，女贞15克，旱莲草10克，丹参10克，珍珠母24克（先煎）。

另：锈铁一块烧红入黄连1克，淬水兑药。

二诊：服上方10剂，头痛头晕减轻，能睁开眼睛，不觉房屋旋转，进食不吐，但仍有恶心感，睡眠不好，舌淡胖，苔薄白，脉弦缓。仍以上方加怀山药12克，磁石15克，砂仁4

克，继进 20 剂。

【效果】服上方后眩晕止，睡眠好，能上班工作。六君子汤加黄芪 15 克，白芍 12 克，再进 10 剂以善其后。

评析："美尼尔氏综合征"属中医眩晕范畴。眩晕的主要病机是肝胆之风阳上冒，有挟痰、挟火、中虚、下虚等具体的病因病机之不同。此例乃中气虚弱，健运失司，以致水谷不化精微，聚湿生痰，痰浊交阻，引动肝风。治以健脾化痰，平肝熄风，则眩晕停而呕吐止。善后以六君补土以荣木，黄芪以达肝用，白芍以养肝体，脾气得健，痰湿得除，肝木得养，宜其愈而不发也。

12. 眩晕症（双侧大脑动脉供血不足；椎——基底部动脉显著供血不足）

【病者】李某某，男，43 岁，衡阳市检察院。

【病名】眩晕症。

【病因】劳累受寒易诱发，有 8 年病史。

【诊疗经过】空军医院检查诊断：

1. 双侧大脑动脉供血不足。2. 椎基底部动脉供血不足。

【证候】目前，头晕欲呕，摇摇欲倒，腰腿无力，走路平衡失调。有时出现休克，眠食可，形寒便溏，小便余沥不尽。舌质淡红，苔薄白带腻，脉弦缓。

【诊断】脾虚失运，肾虚气厥。

【治法】温中健脾，益肾固本。

【方药】党参 15 克，白术 12 克，茯苓 12 克，炙甘草 5克，法半夏 5 克，陈皮 5 克，藿香 6 克，砂仁 4 克，黄芪 15克，怀山药 15 克，天麻 12 克，附片 5 克，炮姜 5 克，杜仲 15克，补骨脂 3 克，巴戟天 12 克，益智 4 克，鸡内金 5 克。每日一剂，煎三次分服。

复诊，服上方 14 剂，除头部在睡眠时有失落感外，眩晕已稳定，形寒便溏消失，小便余沥亦被控制，原方附片、炮姜减为各 3 克，去藿香、砂仁，加炙远志 3 克，枣仁 15 克，继服 14 剂，眩晕停而未作，头部睡眠时失落感消失，下肢有力，步履平衡。但形肥气不够用，原方去姜附重用北黄芪至 30 克，加丹参 15 克，20 剂以善后。

【效果】服第三方后，眩晕止而未发，精力充沛，三个月空军医院复查，脑动脉供血改善。

评析：本例"形肥气短，外强中干"，"上虚则眩"——供血不足，故用黄芪益气通脑，"下虚亦眩"——属肾阳虚而水泛，故用真武以镇之，而病机的关键又在中虚失运——脾阳不足，观其形肥气短，尿有余沥可以测知。故用香砂六君子汤、理中汤、半夏白术天麻汤加减，助其健运之力，以复其升降之常，不用止眩晕之品而眩晕自止者之所由也。

13. 痫症、好动症（癫痫、多动症）

【病者】尤某某，男，10 岁，住省外贸宿舍。

【病名】痫症，好动症。

【病因】有外伤史，从 1990 年 3 月开始，突然发痫，呈半昏迷状态，口流清水，两眼斜视，手足抽搐，历时 1.5 ～ 2 分钟。连续发作多在中午和夜间。月发 1 ～ 2 次。

【诊疗经过】在湖医附一院做两次脑电图诊为"癫痫"，用苯妥英钠等抗癫痫药，未能控制病情，一年后就诊中医。

【证候】祖父代诉，仍每 20 天发作一次，其发作症状一如上述，每发必遗尿，平时手足好动，禁之不止，注意力不集中因而辍学，眠食尚可，舌质淡红，苔薄白，脉弦小。

【诊断】脑外伤癫痫样发作。

【治法】健脾益肾，壮脑安神，活血化瘀。

【方药】明党 10 克，白术 10 克，茯苓 12 克，炙甘草 5 克，法半夏 4 克，陈皮 4 克，怀山药 15 克，远志 3 克，枣仁

12 克，丹参 12 克，建菖蒲 4 克，牛角 30 克（先煎），田三七 2 克（磨兑），首乌 12 克，黄精 12 克，枸杞 10 克，砂仁 3 克，鸡内金 5 克。

面诊 4 次，发作频率递减，症状轻，时间缩短，已不遗尿。上方共服 101 剂，现已 1 年多未发，并已恢复学习，但好动注意力不集中，仍间常出现，原方去建菖蒲，加白芍 12 克，羚羊角 1 克（磨兑），夜交藤 15 克，麦芽 12 克，大枣 7 个，连服 20 剂，好动已控制，能自觉地认真学习。

【效果】治愈后，面色红润，体重增加，记忆力增强，疗效巩固。

评析：脑外伤癫痫样发作，是继发性癫痫而非原发癫痫也，且从其发后眼神活泼无痴呆状可以测知，治疗上宜着重益气健脾，培后天以养先天，配合活血化瘀以疏通受损的脑络。方中丹参、建菖、牛角、田三七是化瘀通络之首选。此例伴发的好动，注意力不集中，亦为脾土虚而不能荣木至木失其养而动风也故四诊后加白芍、羚羊角以协甘麦大枣汤之培土熄风之目的，从阴引阳，此之谓也。

14. 胃脘痛（慢性糜烂性胃炎）

【病者】杨某某，男，36 岁，汨罗市人民银行。

【病名】胃脘痛。

【病因】饥饱失时。

【诊疗经过】有一年病史，经汨罗市人民医院胃镜确诊，用雷尼替丁等治疗，只能暂时缓解。

【证候】胃脘隐痛，空腹及夜间痛明显，嚼饼干几片痛即缓解。肠鸣便泻日 1～2 次，饭后饱胀，打呃，受寒则胃脘有灼辣感，曾出现过下消化道出血如柏油便，头晕出汗，口喜热饮，形寒肢冷，舌质淡红，苔薄白润滑，并发口腔溃疡及齿痛。

【诊断】虚寒胃痛，属脾肾阳虚。

【治法】健脾益气，温中助化。

【方药】党参 15 克，白术 12 克，茯苓 12 克，炙甘草 5 克，法半夏 5 克，陈皮 5 克，藿香 6 克，砂仁 4 克，黄芪 15 克，灵脂 10 克，蒲黄炭 10 克，延胡 10 克，隔山消 12 克，附片 3 克，澄茄 5 克，鸡内金 5 克。每日一剂煎 3 次，分 6 次服。

另艾叶 40 克，附片 10 克，煎水洗手足（晚上用）。

复诊：服上方 14 剂后，形寒肢冷好转，胃脘已不灼热，胃痛逐渐消失，大便成形日一次。但仍头晕出汗，有时齿痛，原方去延胡、隔山消、藿香，加怀山药 15 克，枸杞 10 克，明麻 10 克，骨碎补 10 克，白芍 10 克，女贞 15 克，桑叶 10 克，浮小麦 10 克。

另用没食子 3 克，青盐 3 克泡水漱齿。日 1 份。

【效果】继服上方 14 剂及外用漱齿法，诸症告愈，嘱饮食有节，胃痛亦未复发。

评析：本例胃脘灼痛，西医认为是胃酸过多，中医认为是寒热夹杂，血凝气滞。前医曾用越桃散（黑栀子、炮姜等分）每服 6 克，开水冲服，但灼痛止而便溏增，说明中气虚寒也。刘老用四君子汤合黄芪、附片以振卫外之阳——以其受寒则灼痛明显故也，灵脂、蒲黄、延胡，活其内郁之血，则痛止而灼热亦除，此兵家"围魏救赵"之法也。且五灵脂保护胃黏膜，蒲黄炭预防胃出血，所以始终用之。

15. 胃脘痛（慢性浅表性胃炎，食道裂口疝，贲门撕裂症）

【病者】曾某，男，26 岁，省进出口公司。

【病名】胃脘痛。

【病因】饥饱失时，有抽烟史，6~7 年胃病史。

【诊疗经过】经省人民医院检查：慢性浅表性胃炎、食道裂口疝、贲门撕裂症。

【证候】 就诊时胃脘胀痛，有灼热感，过饥过饱则出现，有时恶心作呕，吐酸水。有吐血史，胃脘出现灼热即吐血（每 2 月 1 次），口干大便结，眠食均差，舌质红，苔薄白，脉弦小。

【诊断】 食道裂口及贲门撕裂可能为本病灼热感及胃出血的症结所在。

【治法】 益气养阴，化瘀止血。

【方药】 明党 12 克，沙参 12 克，丹参 12 克，制首乌 18 克，法半夏 5 克，陈皮 5 克，白芍 12 克，炙甘草 5 克，灵脂炭 12 克，蒲黄炭 12 克，荆芥炭 5 克，延胡 10 克，怀山药 15 克，白及 12 克，田三七 3 克（兑），隔山消 12 克，八月札 12 克，川楝 10 克，砂仁 4 克，鸡内金 5 克。每日一剂，煎三次分服。

另以太子参 12 克，木蝴蝶 3 克泡水代茶。

服上方 14 剂，胃脘烧灼感已不明显，因而未再出血，大便已正常，眠食均可，有时饭后虽有点恶心，但不泛酸水。原方去首乌、川楝、白及、三七、荆芥炭，加藿香 6 克、荜澄茄 5 克。继服 14 剂。

【效果】 服药后，四个月胃脘烧灼痛及吐血均未复发，不愿再做镜检，但体重增加而疗效巩固。

评析：本例胃脘痛甚则产生灼热感，因而出现吐血。"灼热"是自觉症状，有热症而无热脉，知是瘀血阻络或胃酸过多。此方三炭之用，既能化瘀止痛又能中和胃酸，痛止而血不出，则眠食自安，治病治人则事半而功倍。

又以上两案，刘老治疗胃痛之常法也，刘老认为慢性胃痛之病，其本为虚，而其虚又以脾胃气虚、脾胃气阴两虚为常见也，故以香（刘老习用藿香而不用木香）砂六君子汤和三参首乌汤（刘老自创经验方）为主方也。然则单纯之虚，临床并不多见，一般恒有兼夹，或瘀阻或气滞或肝横或热或寒等之不同，随宜加味而用之，往往能应手取效。

16. 胃痛出血（十二指肠球部溃疡出血）

【病者】肖某某，女，36岁，长沙市司门口。

【病名】胃痛出血。

【病因】劳累、饮食失调。

【诊疗经过】省人民医院 X 线证明十二指肠球部溃疡，消化道出血。三年来小出血两次，大出血一次，大便呈柏油色，血红蛋白下降到 45g/L。

【证候】来院就诊时，仍间常小出血，胃脘部隐痛反射到背心腹胁。面色苍白带浮肿，乏力气短易感冒，头晕眼花，恶心，食少，便结如羊屎，舌质淡红，苔薄白，脉弦小。

【诊断】隐痛出血，溃疡尚未愈合，便秘厌食，出纳受阻，是病的关键所在。

【治法】和胃降逆，润肠通便。

【方药】明党 15 克，沙参 12 克，丹参 12 克，首乌 15 克，法半夏 5 克，陈皮 5 克，怀灵脂 12 克，炒蒲黄 12 克，白芍 12 克，炙甘草 5 克，延胡 10 克，隔山消 12 克，草决明 15 克，肉苁蓉 15 克，锁阳 12 克，砂仁 4 克，鸡内金 5 克，白蜜 30 克（兑服）。

每日 1 剂，煎 3 次，6 次分服。10 剂后胃痛已缓解，食纳增加，大便稍软，日一次。但出现形寒怕冷，舌淡苔润，口不干脉弦细，原方去沙参，以党参易明党，加北黄芪 15 克，当归 10 克，附片 4 克。14 剂后胃痛未复发，晕眩止，形寒消失，饮食消化用大便均已正常，血红蛋白上升到 95g/L。换方以归芪四君子汤加砂仁、鸡内金 14 剂，以健脾生血善后。

【效果】愈后半年，西医院复查，溃疡愈合而疗效巩固。

评析：本例的症结所在是胃痛与出血，便结与纳差。要解决出血，在于愈疡止痛，要解决进食，在于润肠通便，不解决进食问题则有可能出现"出入废则神机化灭"的不良后果。方中的灵脂、炒蒲黄既能缓解内脏平滑肌痉挛而止痛，又能护膜生肌以止血，芍药、炙草平肝缓中，丹参、延胡、隔山消均具止痛功能，而首乌、草决明、肉苁蓉、锁阳、白蜜为增水行舟之剂，地道一通则胃气降而食纳增，护膜止血则溃疡好转而精神振。察其形寒易感是卫外阳虚，当归补血汤加附片，血症善后以四君子汤收功乃李东垣之经验，刘老数十年实践证明，效果是十分肯定的。

17. 胃脘痛（胃癌手术后）

【病者】钮某某，男，56岁，工程师。

【病名】胃脘痛。

【病因】患者素因焦劳，经常胃痛呃逆。

【诊疗经过】经西医院胃镜检查，诊为胃癌。1981年2月行胃癌手术，胃切除四分之三，术后纳食则胃脘部隐隐作痛，每餐进少量流汁，食后腹胀不舒。

【证候】就诊时精神疲乏，口干喜热饮，大便微溏，舌淡红，苔薄白，脉弦缓。

【诊断】脾虚气弱，运化失常，瘀血阻滞。

【治法】宜益气健脾，活血化瘀。

【方药】党参15克，白术10克，茯苓10克，炙甘草5克，法半夏5克，陈皮5克，黄芪15克，灵脂10克，蒲黄10克（炒），菝葜15克，壁虎5克，澄茄3克，麦芽10克，鸡内金3克。

二诊：日一剂，坚持服上方50剂，胃脘部疼痛逐渐减轻，饮食增进，钡餐复查"胃大部分切除，钡剂通过缝合口顺利，未见其异常"，自诉口渴，咽干，耳鸣，二便尚可，舌淡红，苔薄白，脉弦小。易方益气养阴，健脾助化，方拟：太子参15克，沙参10克，丹参12克，白术10克，茯苓10克，炙甘草5克，白芍10克，法半夏5克，陈皮5克，壁虎5克，菝葜15克，隔山消12克，澄茄3克，鸡内金5克。

三诊：患者始终坚持服此方二个月后复诊，胃脘部疼痛消失，能进食9两／日，精神正常，一直坚持上班，还经常出差，无其他不适。将上方加减为丸：条参12克，沙参10克，丹参10克，制首乌15克，白术10克，茯苓10克，炙甘草5克，黄芪15克，壁虎5克，隔山消12克，澄茄3克，鸡内金5克，北山楂10克。上方20剂，共研细末，炼蜜为丸梧桐子大，每服20丸，日夜三次嚼化。

【效果】坚持服丸药半年，情况良好，患者已无不适之感，饮食正常，每天坚持长跑3000米，舌脉如常，至今已三年，疗效巩固。

评析：此案病发于胃癌术后，手术损耗脾气，可知脾虚气弱，运化失常，致瘀血内停，故发胃脘疼痛，治以调理脾胃为主，佐活血化瘀，温中助化，兼顾胃阴，照顾周全，故脾气健，胃纳强，邪祛而病却。

18. 大瘕泻（慢性溃疡性结肠炎）

【病者】王某某，女，35岁，望城印刷厂。

【病名】大瘕泻。

【病因】患者劳作受寒大便带红白黏冻，日夜五至六次，与便秘交替出现已近二年。

【诊疗经过】经西医院检查，诊为"慢性溃疡性结肠炎"，治无显效，止而复发。幸有间歇，但日渐消瘦，精神不支，月经停止已年余，近因劳累发作加剧，里急后重，日夜排出红白黏冻七八次，就诊我院。

【证候】证见面色萎黄，神疲力乏，舌质淡红，苔薄白，脉弦小。

【诊断】劳则气耗，寒则气结故成此疾。

【治法】不宜但治局部，应考虑其脾虚气陷，治宜下病上取。

【方药】党参 15 克，白术 10 克，茯苓 10 克，炙甘草 5 克，黄芪 15 克，粉葛 12 克，藿香 6 克，法半夏 5 克，陈皮 5 克，砂仁 3 克，澄茄 3 克，鸡内金 5 克。每日一剂，以白炭烧红淬水煎药。连服 7 剂，排便次数减少，后重减轻，原方加刺猬皮（炙）10 克，再服 10 剂，后重除，日排大便二次，红白冻未止。原方佐以鸦胆子去壳取仁装入胶囊，每个胶囊装 4 粒，每于饭后吞服 3 个胶囊（含鸦胆子 12 粒），每日共服 36 粒。以一星期为一疗程，间歇三日继服一疗程，红白黏冻未再发现，自觉腹中有隐痛。坚持原方加酒炒白芍 12 克，痛止而大便正常。

【效果】6 个月后疗效巩固，月经复常。

评析："大瘕泻"见于《难经·五十七难》。滑氏《难经本义》载："瘕，结也，谓因有凝结而成者。"张山雷云："伯仁以结释瘕，谓即积滞之肠澼，颇属近理，盖瘕之为病，本是假物而聚结不散之义，凡里急后重，而欲泻不得畅泻者，确以有物聚结使然。"故本例在健脾益气的基础上，加入刺猬皮以开其结滞，鸦胆子以化其凝聚，乃收扫穴犁庭之效。

19. 大瘕泻（慢性结肠炎及肠系膜肿块）

【病者】陈某某，女，30 岁，湘潭市江南机器厂职工。

【病因】大瘕泻。

【病因】饮食不节，肠胃乃伤。

【诊疗经过】于 1971 年患便秘与腹泻交替出现，左下腹部有肿块 3.5×6.5cm。经职工医院检查，初步诊断：（1）慢性结肠炎。（2）肠系膜肿块，癌变？劝令剖腹检查，患者不愿意，故来长沙就诊。

【证候】面黄白，巩膜青暗，疲乏气短，大便日泻 3～4 次为黏液便，左下腹（近脐部）肿块 4cm×7cm，质较硬，压痛明显，饭后腹胀，眠食差，舌质淡、舌边紫，苔白滑，脉弦涩。

【诊断】属脾虚气陷，瘀阻络痹。

【治法】宜益气健脾，温润通络。

【方药】党参 15 克，黄芪 15 克，白术 12 克，茯苓 12 克，法半夏 5 克，陈皮 5 克，炙甘草 3 克，隔山消 15 克，台乌 10 克，荜澄茄 5 克，鸡内金 5 克。服两剂腹泻加剧，排出垢腻甚多，原方用白炭三块烧红淬水代汤煎药，服至 10 剂，腹泻已止，下坠感消失，左下腹肿块如前。原方加龙葵 30 克，菝葜 30 克，八月札 12 克，红藤 15 克，地鳖虫 10 克。服至 15 剂大便忽下如鱼脑猪肝秽物 4 次，腹胀松，肿块变软。复诊：巩膜青暗消失，舌质淡红，脉弦细，面色精神好转，二便如常，肿块扪不到。原方去龙葵、菝葜、地鳖虫，加当归、白芍各 10 克。服 10 剂，三诊：眠食均好。

【效果】治愈后体重增加，1972 年 11 月恢复工作，至今疗效巩固。

评析：本例先用健脾胃助消化之剂，基本控制腹泻后，再结合使用化瘀通络、消肿软坚之品，导下瘀血，肿块遂消。诚如叶天士所说："瘀血必结在络，络血内反肠胃而后乃下。"瘀血下则病根拔，故腹胀松而肿消。

20. 虚寒痛泻（慢性结肠炎）

【病者】唐某某，女，53 岁，湖南电视台。

【病名】虚寒痛泻。

【病因】素质脾虚。

【诊疗经过】经湖医附一院肠镜检查，诊断为慢性结肠炎。

【证候】大便溏稀小时即有，近几年明显。目前大便日3－4次，形如鸭粪，消化不完全，排便时有坠胀感，腹中雷鸣，间常绞痛。口喜热饮，舌面有小溃疡，形寒肢冷。食纳不香，舌质淡胖，苔白而滑。脉弦细而缓。

【诊断】虚寒性痛泻，属脾肾阳虚。

【治法】健脾助化，温补脾肾之阳。

【方药】党参15克，白术12克，茯苓2克，炙甘草5克，法半夏5克，陈皮5克，藿香6克，砂仁4克，附片5克，炮姜3克，怀山药15克，杜仲15克，补骨脂4克，荜澄茄5克，鸡内金5克（以木炭2块烧红淬水煎药）。14剂。

另方：参须3克，没食子（抖）2克泡水代饮。

复诊，服上方10剂，服1～2剂时大便排出腐秽甚多，腹部即感轻松，服至第8剂，腹已不痛，溏稀减为日1次，服完14剂大便已成形，形寒肢冷消失，口腔溃疡亦愈，眠食较佳。诉旧有右膝关节酸痛，阴雨明显，乃于原方去藿香、砂仁，加巴戟天12克，骨碎补12克，炒苡仁15克，附片减为3克。再服28剂，膝痛亦愈。

【效果】治愈半年复查，疗效巩固。

评析：本例原用对症疗法，如土霉素、香连片之类，没有考虑素体的虚寒，所以未能根治。为什么不用温中暖下之药？复杂处在于口腔常出现溃疡。刘老细察溃疡之情形，是舌淡疱白，而不是舌赤疱红，是虚寒之证，而不是实火之征，故以附子理中汤为用药的核心，"温之则浮焰自息，养之则虚火自除"，此清代尤在泾之经验也。证之临床，尤氏的经验是非常可靠的。又本例泡水代茶之没食子，味甘性温具有收敛作用，用治慢性口腔溃疡及久泻不止之症有良效。在此案治愈过程中，功不可没，故特表而出之，供同道择用焉。

21. 肝病疲劳（乙型肝炎）

【病者】杨某某，男，49 岁，桂林陆军学院。

【病名】肝郁脾虚。

【病因】劳累感染，有 3 年病史。

【诊疗经过】经广西桂林 181 医院检查：乙肝病毒阳性，用消炎抗病毒药治疗，历时半年，血检仍阳性。

【证候】肝区不适，无明显自觉痛及压痛，有厌油感，小便常黄，易疲劳，不易恢复。睡眠较差，梦多，食纳可，大便正常，舌质淡红，苔薄白而润，脉弦缓。

【诊断】肝郁脾虚。

【治法】健脾舒肝，和胃助化。

【方药】明党 15 克，白术 12 克，土茯苓 15 克，炙甘草 5 克，法半夏 5 克，陈皮 5 克，黄芪 15 克，丹参 15 克，白芍 12 克，川楝子 12 克，女贞子 15 克，八月札 12 克，麦芽 12 克，西砂仁 4 克，鸡内金 6 克。每日一剂，煎三次分服。

复诊：上方连续服 28 剂，自觉精神振作，工作不感疲劳，眠食均可，二便如常，舌质淡红，苔润薄，脉弦缓。两尺脉弱，小便夜多，原方去川楝、八月札，加枸杞 12 克，杜仲 15 克，菟丝子 15 克。继服 28 剂。

【效果】胃纳增而夜尿少，原医院复查，乙肝阳性转阴。即以此方加重黄芪、丹参一倍，10 剂共研细末，炼蜜为丸梧桐子大，每服 30 丸日夜 4 次，温开水吞服以善后。

评析：本例小便常黄而厌油，疲劳不易恢复而思睡，除健脾助化以资化源外，以其劳逸之间消耗多于补给，故重用黄芪、丹参益气活血以遂其条达之性，而治其"罢极之本"。白芍、川楝平肝、泻肝，以遂其疏泄之能，亦即开其下行之路。再以女贞、枸杞、菟丝、杜仲，补肾以养肝，"乙癸同源"之治也，所以疗效甚速。

22. 脾肿大（巨脾症）

【病者】冯某某，男，55岁，长沙二十三冶。

【病名】脾肿大。

【病因】肝炎后肝硬化导致，已发现3~4年。

【诊疗经过】经湖医附二院检查，诊断为巨脾症，排除了血吸虫病，肝硬化，肝功能除麝浊偏高外余正常，患者不愿手术。

【证候】肝区胀闷隐痛为阵发性，脾肿大及腹中线和脐平线，腹呈中满型。据报告单白细胞 3.0×10^9/L，抵抗力弱，易感冒，食纳可，大便日 3~4 次，不成形。口不渴，形寒，舌质淡红，苔薄白带浊腻，脉弦缓。

【诊断】肝病传脾，脾失健运，痰血淤阻。

【治法】疏肝理脾，活血化凝。

【方药】党参 15 克，白术 12 克，茯苓 12 克，炙甘草 5 克，法半夏 6 克，陈皮 5 克，黄芪 20 克，丹参 12 克，灵脂 12 克，炒蒲黄 12 克，延胡 12 克，田三七 3 克（兑），鳖甲 15 克，瓦楞子 15 克（煅），楮实子 12 克，刘寄奴 12 克，隔山消 12 克，麦芽 10 克，澄茄 5 克，砂仁 4 克，鸡内金 7 克。每日一剂，煎 3 次分服。

复诊：服上方 28 剂，开始服大便日 4~5 次，拉杂极臭，服至一星期后，大便减至日 3 次，基本成形，肝区痛缓解，腹较前平软，但肠鸣辘辘，有形寒感。舌质淡红，苔浊已去，脉仍弦缓，原方去楮实子、刘寄奴，加苍术 15 克，苡米 15 克，黑附片 5 克，北黄芪加重至 30 克，继服 20 剂后腹满肠鸣减退，大便日 1 次已成形，腹诊巨脾已缩小三分之一，化验检查：肝功能正常，白细胞 5.5×10^9/L，即以此方 20 剂做丸（名软肝缩脾丸），继续服之。

【效果】半年后复查：肝区无自觉痛及压痛，脾左胁下 3

厘米，抗力增强，疗效巩固。

评析：肝病传脾，此巨脾症（此指实质的脾）之所由也。欲软缩此脾，必须治肝，治肝必须健脾，此即本案组方之原理也。肝病腹泻由于脾虚失运所致，巨脾日大由于肝近萎缩而形成。"损其肝者缓其中"故始终重用黄芪配合丹参、三七，益气活血，畅通门脉以舒肝，灵脂、蒲黄以疏启其中，楮实子、刘寄奴以疏导其下，使肝复其条达疏泄之性，而辅之以鳖甲、瓦楞子之消肿软坚，六君麦芽鸡金健脾助化，以固后天之本。虽曰"杂合以治"，实为有制之师，此方源于治疗晚期血吸虫病肝脾肿大之经验，治肝脾肿大，累经重复，均有效验，故表而出之，供同道参考。

23. 臌胀（血吸虫病肝硬化腹水）

【病者】傅某某，男，36岁，岳阳县原料公司职工。

【病名】臌胀。

【病因】有血吸虫病感染史（1976年修堤接触疫水）。1980年后大便经常溏稀，腹胀、肝区不适，左胁有痞块（脾肿大），1995年上期病情加剧。

【诊疗经过】经岳阳县血防所检查为晚期血吸虫病肝硬化腹水，脾肿大，给氢氯噻嗪、螺内酯、呋塞米等药治疗，只能暂时缓解，停药即腹胀加剧，因来我院就诊。

【证候】面色苍黄，巩膜黄染，单腹胀大，脐眼突出，拍之有水波感及移动性浊音，大便溏（量少而坠），小便少（日夜不足300毫升），进食则胀甚，不能平卧，患者自带尖刀拟在胀满难耐时穿腹放水。化验单A/G比例倒置。

【诊断】证属肝病传脾，脾虚水泛。

【治法】宜疏肝理气，健脾利水。前医处方不谬，然而收效甚微。腹仍胀甚，不敢进食，尿少便溏，舌质暗红有齿印，苔腻白滑，脉弦带缓。《内经》云："伏其所主，必先其所因。"

李士材《内经知要》云："伏其所主者治病之本也，先其所因者求病之所由也。"从中得到进一步治法的启发，即"肝病传脾"为病之本，治当实脾。索其素因而治之，为求病之由。亦即重在治人以调机体，使发挥自然疗能的作用。

【方药】北黄芪30克，苍术30克，生麦芽15克，生鸡内金5克，煎汤当茶饮，每日服1剂，服至15剂，由于汗出尿利，腹水消去三分之二，连服此方30剂后，经岳阳县血防院B超等检查，证明腹水消失。复诊：巩膜黄染消退，面色转红，腹平脐软，肝脾无压痛，眠食正常，小便清长，大便成形，由四肢冷感（属水渍肠胃之厥冷）到四肢温暖。诉目前口鼻有点现火，嘱以太子参12克，木蝴蝶3克泡水代饮间服。原方各减量一半，再服一个月。

【效果】腹水消失后，食纳消化甚好，体重增加10公斤，而疗效巩固已恢复工作。

评析：本案之治，从《内经》"必伏其所主，而先其所因"。李士材在《内经知要》中解释说："伏其所主者治病之本也，先其所因者求病之所由也。"刘老从此处得到启发，即"肝病传脾"为病之本，治当实脾。索其素因而治之。亦即重在治人以调机体，使发挥自然疗能的作用。黄芪护肝（损其肝者缓其中），益气利尿以宣布五阳。苍术健脾助化，扩张肠管以增进吸收（所谓"知肝传脾，当先实脾"）。妙在苍术久服能发汗排水，以促进新陈代谢，麦芽、鸡内金健脾助化，此不在治病而在于治人，从而达到"开门、洁府"的治病目的。亦即调整机体恢复人的自然疗能，是祖国医学"整体调节"以愈疾的优良传统。治腹水如此，治其他疾病亦莫不如此。

24. 肾虚水肿（慢性肾炎）

【病者】蓝某某，男，45岁，干部。

【病名】水肿。

【病因】阳虚水泛。

【诊疗经过】患者全身浮肿，两眼睁不开，腹大如鼓，阴囊透亮，尿蛋白（++++），颗粒管型（+++），血压偏高，胆固醇 320mg/dl。当地医院诊断为"慢性肾炎，肾病综合征"。住院治疗，用激素等药，肿消退，停激素后肿复发。至1974 年 4 月，急性发作，又出现尿蛋白（++++），颗粒管型（++），再用激素无效，1975 年 5 月就诊我院。

【证候】面浮足肿，面色㿠白，腹胀形寒，便溏，小便短少，头晕气短，纳差，口不渴，两腿软颤，舌质淡，苔润白，脉象沉弦。

【诊断】久病体衰，证属脾肾阳虚。

【治法】宜温阳行水。

【方药】黄芪 25 克，党参 15 克，白术 12 克，防己 10 克，茯苓 15 克，苡仁 15 克，附片 10 克（先煎），赤小豆 12 克，五加皮 5 克，澄茄 5 克，陈皮 5 克，生姜皮 5 克。服 30 剂，服药期间，由无盐饮食改低盐饮食，浮肿基本消失。尿蛋白（+），颗粒管型（－），食欲增，面色改善，仍头昏耳鸣，腰酸脚冷，阳痿早泄。易方：党参 15 克，黄芪 20 克，白术 12 克，茯苓 12 克，熟地 12 克，枸杞 10 克，山茱萸 6 克，附片 5 克，巴戟天 10 克，怀山药 15 克，菟丝子 12 克。服 20 剂，面色近常，体力有所恢复，尿蛋白微量。浮肿消退后未再复发，血压、胆固醇正常，改普食，仍针对头晕、耳鸣、阳痿、易出汗，改柔剂养阳法，用金匮肾气去桂加菟丝、枸杞、补骨脂、五味子，服 30 剂善后。

【效果】治愈后一年复查：尿蛋白（－），自觉症状消失，疗效巩固。

25. 水肿（慢性肾炎）

【病者】黎某，男，30 岁。

【病名】水肿。

【病因】劳累损肾。

【证候】就诊时面浮肢肿，颜色㿠白。神疲气乏，食减便溏，口干，尿频而短，不爱活动。镜检：尿蛋白（+++），红细胞0~3，白细胞0~2。舌质淡红欠润，苔薄白，脉弦细带数。

【诊断】脾虚气弱，肾虚阴损。

【治法】宜健脾益气，兼顾肾阴。

【方药】党参10克，怀山药12克，白术6克，苡仁12克，芡实10克，茯苓10克，炙甘草3克，赤小豆10克，金樱子10克，女贞子10克，旱莲草15克，鸡内金3克，陈皮3克。服20剂，同时，由无盐饮食改低盐饮食。大便成形，小便增多，浮肿完全消退，易出汗，原方加生黄芪12克，桑叶10克，又服30剂。

【效果】治愈后复查：尿蛋白（±）、红细胞微量。面色转红，精神振作，活动如常。

评析：上2例都是慢性肾炎，第1例病程数年，渐至形寒便溏，损及脾肾之阳，故用温阳利水法；第2例因神疲气乏，尿频而短，损及脾阳肾阴，故用健脾益肾法。具体分析个体情况，针对不同的体质和证候反映，采取不同的处理方法，这是辨证论治之"同病异治"的基本范式。

26. 浮肿（肾病综合征）

【病者】肖某某，男，11岁，汨罗市弼时公社。

【病名】浮肿。

【病因】此儿素患扁桃体肿大，反复浮肿三年。

【诊疗经过】经省人民医院诊断"肾病综合征"，曾使用激素治疗，但病情时而减轻，时而加重，反复发作，乃求诊于中医。

【证候】此次因重感冒后出现颜面浮肿，眼睑如卧蚕，逐渐涎及四肢及躯干，尤以双下肢明显，压之呈凹陷性水肿，尿量少约 50ml/24 小时。面色苍黄，口微干，喜冷饮，尿化验蛋白（++），白细胞 0~1，颗粒管型 0~1，脓细胞 0~1，食纳尚可，舌淡红，苔薄白微黄，脉细。

【诊断】脾虚气弱，湿热内阻。

【治法】宜健脾利湿，养阴清热。

【方药】太子参 12 克，白术 10 克，茯苓 12 克，炙甘草 5 克，法半夏 5 克，陈皮 5 克，苡米 12 克，晚蚕砂 12 克，怀山药 15 克，女贞 12 克，旱莲草 10 克，八月札 10 克，赤小豆 10 克，白茅根 20 克，玉米须 30 克，麦芽 10 克，鸡内金 5 克。

二诊：服上方 20 剂，尿量增多，面部浮肿减轻，精神好转，嘱渐停激素。化验小便蛋白（+），仍觉口干，饮食增进，大便微干，舌质淡红，苔薄白，脉细。原方加减，再服 14 剂，因遇感冒，面部又见轻微浮肿，小便化验蛋白（++），红细胞 0~2，白细胞 0~4，管型 0~1，饮食尚可，舌脉同前，仍以上方加苏叶 10 克，茯苓皮 12 克。

继服 7 剂。乃于原方去苏叶加北黄芪 15 克，继服 21 剂。

三诊：服上方后，肿消未反复，小便正常，口不渴，化验小便蛋白（±），舌质淡红，苔薄白，脉细滑，上方继续服 1 月。

【效果】三个月后，患儿多次化验小便蛋白（-），面色红润，玩耍活跃，无不适感。至今已一年疗效巩固，并已复学。

评析：水肿之证，与脾肺肾一脏相关。理脾，为正治之法，因脾主运化水湿也。"脾土一旺，则水有所制……"故先以六君子汤加晚蚕砂、苡米、怀山、麦芽、鸡金安其中土，使中土安而水自有出路。而久病伤阴，终以益气养阴，育阴利尿为治，使湿去而阴不伤，邪去而正气复。因感复发，原方加苏叶者，以其发汗利尿而不伤正气也，《本草纲目》称为"水督邮"是也。表解后即去苏叶加黄芪既固表利尿，又合玉米须以消尿蛋白也。

本例关键在于因人制宜，治病求本。健脾是利湿之本，养阴是清热之本，益气摄精是治尿蛋白之本，固卫护表是防感之本，能知此则无余韵矣。

27. 水肿（肾病综合征、尿毒症）

【病者】胡某某，女，43 岁，湘潭纺织公司。

【病名】水肿。

【病因】风寒湿毒内蕴于肾。

【诊疗经过】有急性肾炎病史，慢性肾炎病程已 9 个月。经湘潭市立医院 B 超 CT 等检查确诊为"肾病综合征、尿毒症"。肌酐 439umol/L、尿素氮 21.7mmol/L、尿蛋白（++++），伴有肾性高血压。拟透析，患者不愿，就诊中医。

【证候】面㿠白而浮肿腹胀，自觉口中有氨气，头晕，恶心作呕，低烧微汗，月经淋漓 10 天，腰痛尿少，眠食俱差，舌质淡红，苔薄白，脉弦小带驶。

【诊断】脾肾两虚，机能减退，月经紊乱。

【治示】宜健脾益肾，洁府调经。

【方药】党参 15 克，白术 12 克，土茯苓 20 克，炙甘草 4 克，法半夏 5 克，陈皮 5 克，北黄芪 30 克，防己 10 克，怀山药 15 克，苡仁 15 克，杜仲 15 克，补骨脂 3 克，菟丝子 15 克，五加皮 6 克，灵脂炭 12 克，蒲黄炭 12 克，荆芥炭 5 克，玉米须 60 克，藿香 6 克，西砂仁 5 克，鸡内金 5 克。

每日一剂，煎 3 次分服，14 剂。

服上方 7 剂，月经因行黑块而淋漓止，又服 7 剂大便日 2 次而通畅，恶心作呕已止，口中氨气消失，小便增长，面肿消而眠食安。感形寒腰酸，大便带稀，舌质淡有齿印，脉弦细迟，纯属脾肾阳虚之诊，易方仍以香砂六君加黄芪 30 克，苡仁 18 克，怀山药 15 克，杜仲 15 克，补骨脂 3 克，白芍 12 克，附片 5 克，玉米须 60 克，澄茄 5 克，鸡内金 5 克。8 剂。西医院复查：肌酐 268umol/L，尿素氮 10.5mmol/L，尿蛋白（＋）。形寒减，大便成形，腹胀消，肿全退，以金匮肾气丸用黄芪 15 克，玉米须 30 克煎汤送下，继续改善肾脏机能，以防止复发。

【效果】5 个月反映，面色红润，疗效巩固。

评析：本例病情复杂，治宜抓住脾肾两虚的本质，既用防己、五加皮畅通二便，又用二陈香砂平其呕恶，便通则毒害物质下行而呕恶亦随之以和。月经淋漓、量多不止，这对抗病的机体有很大的影响，审其属高凝子宫出血，故重用三炭行血以止之。本例伴肾性高血压，为什么要重用北黄芪？因本品有益气利尿的作用，与防己配伍并不影响血压，相反与玉米须结合能控制尿蛋白，也不影响血压。故始终用之以竟全功。

28. 水肿重症（双肾输尿管结石）

【病者】王某某，男，46 岁，株洲 601 厂。

【病名】水肿重症。

【病因】患者 1978 年曾多次突发腰痛，排尿中断，面部及全身出现浮肿。

【诊疗经过】经湖医附二院诊断"双侧输尿管结石"、"双侧肾盂积水"、"双肾功能受损"。同年 7 月分别两次手术取出结石，手术后三个月情况尚好，用中西医结合治疗，因连续几次重感冒，病情急剧变化，面部及全身出现浮肿，纳差，食入恶心呕吐，小便化验：蛋白（＋＋＋）、白细胞（＋＋＋）。血液化验：血红蛋白 100g/L，白细胞 3.0×10^9/L，当地医院诊断"尿毒症"，建议服中药治疗。

【证候】初诊时，患者神疲力乏，面部及全身浮肿，色苍白，少气懒言，大便溏薄，小便量极少，纳差，恶心欲吐，腰膝酸软，舌质淡红，苔薄白而腻，脉弦缓。

【诊断】此系脾肾虚衰，湿热蕴结，清气不升，浊邪不降。

【治法】宜健脾温肾，清热利湿，化石通淋。

【方药】条参15克，白术10克，茯苓12克，炙甘草5克，法半夏5克，陈皮5克，北黄芪15克，桔梗5克，丹参12克，杜仲12克，附片3克，八月札12克，金钱草15克，火硝3克（胶囊装吞），西砂仁4克，鸡内金7克。

二诊：连服上方13剂，恶心止，浮肿消，小便量已恢复正常，精神明显好转，每天能进食1斤左右。化验小便，蛋白（±），白细胞（＋），非蛋白氮47.7，舌淡红，苔薄白，脉弦缓。上方去金钱草、火硝，加菟丝子12克，白芍12克。

三诊：病情继续减轻，浮肿完全消除，小便化验蛋白（－），非蛋白氮正常，唯白细胞（＋），眠食俱可，仍以六君子加黄芪25克，桔梗5克，女贞15克，旱莲草10克。

【效果】始终坚持上方服4个月，5年之疾痊愈。多次检查肾功能，化验小便，均属正常，患者现已返工作岗位，至今疗效巩固。

评析："尿毒症"属中医"癃闭""水肿"范围。《素问·灵兰秘典论》："膀胱者，州都之官，津液藏焉，气化则能出矣。"《景岳全书》载："夫所谓气化者，即肾中之气也……故治水肿者，必先治气，若气不化，则水必不利……"本病实为肾中阳气不能化水，水湿停滞于内，治宜补气温阳利水，方中黄芪补气行水，配桔便则效捷，女贞、旱莲益气养阴，附片化阴中之阳，茯苓、金钱草、白茅根以利阴中之滞，肾阳得温。中气盛则气化行，使水道通调从膀胱而出，使肾复其生理之常则不清尿毒而尿毒自清，不化结石而结石自化。

29. 血尿（肾炎合并肾盂肾炎）

【病者】欧某某，女，30 岁，湘潭大学职工。

【病名】血尿。

【病因】素体脾胃虚弱，患血尿 8 年余。

【诊疗经过】曾到地区医院检查，认为"肾炎合并肾盂肾炎"，曾用中西药治疗，效果不佳。尿血反复发作，近来眼胞、下肢浮肿。

【证候】就诊时，血尿如注，不能下车，全身困倦，大便带溏，纳差，舌质淡红，苔薄白，脉弦细。尿检：尿蛋白（＋），红细胞（＋＋＋）。

【诊断】此乃久病致脾肾受损，统摄无权，血随气陷而妄行。

【治法】当健脾益气，补肾固摄。

【方药】党参 15 克，白术 12 克，茯苓 12 克，炙甘草 5 克，黄芪 25 克，桔梗 5 克，丹参 12 克，灵脂炭 10 克，蒲黄炭 10 克，荆芥炭 10 克，女贞子 15 克，旱莲草 10 克，延胡索 10 克，八月札 10 克，徐长卿 3 克。

复诊：服前方 20 剂，血尿已止，小便多，浮肿消退，但仍腰酸，体倦，纳差，大便仍溏，关节痛，血沉 60mm/小时。有时少腹冷痛，四肢末梢微冷，体倦，视力下降，睡眠尚可，此属脾肾阳虚。

方用：党参 15 克，白术 12 克，茯苓 12 克，黄芪 15 克，防己 10 克，苡仁 12 克，法半夏 5 克，陈皮 5 克，怀山药 15 克，杜仲 12 克，补骨脂 3 克，小茴 5 克，白芍 10 克，附片 5 克，炙甘草 5 克，鸡内金 5 克，荜澄茄 5 克。

【效果】继服 20 剂后，肢体浮肿及少腹冷痛消失，复查：尿蛋白微量，红细胞（－），血沉正常，治用原方加减善后。

评析：本例患者，初病尿血、尿痛，病在肾与膀胱，其治不难。奈何久治不愈哉？病久则损耗脾肾，脾虚则不能统血，肾虚则固摄无权，至令营血妄行，血从尿出。病情变化虽繁，而其本仍在脾肾也，故始终以温补脾肾，固摄下元为则，此不治之治也，治病必须治人，谁谓不然！

30. 虚淋（慢性肾盂肾炎）

【病者】王某某，女，30 岁，财经学院。

【病名】虚淋

【病因】患尿频、尿急、尿痛，反复发作已二年，劳累受热或生气后易诱发。

【诊疗经过】西医院诊断："慢性肾盂肾炎"，经常服消炎药及注射庆大霉素而缓解暂时。患者求诊于中医。

【证候】自诉尿急尿痛，日数十次，痛苦不可言状，烦躁，乳胀，常患痛经，纳食不下，食后恶心欲呕，口干喜热饮，舌尖稍红，苔薄白，脉弦细数。

【诊断】此系中气不足，阴虚气陷。

【治法】宜益气养阴，解郁升陷。

【方药】条参 12 克，沙参 10 克，茯苓 10 克，炙甘草 5 克，法半夏 5 克，陈皮 5 克，郁金 5 克，黄芪 15 克，桔梗 5 克，女贞 15 克，旱莲草 10 克，荆芥炭 5 克，白茅根 30 克，白芍 15 克，西砂仁 4 克。

二诊：服上方 14 剂，尿频、尿急、尿痛明显减轻，恶心呕吐止，但仍觉气短乏力，纳差，口不干，舌淡红，苔薄白，脉弦细，乃于上方加麦芽 10 克，鸡内金 5 克。

三诊：继续服上方 14 剂，尿频、尿急、尿痛已消失，纳差增进，恶心呕吐止，只是行经时量多，有瘀块，腰腹胀痛，舌淡红，苔薄白，脉弦小。以归芍六君子汤加灵脂炭 10 克，蒲黄炭 10 克，荆芥炭 5 克，女贞 15 克，旱莲草 10 克，黄芪

15 克，桔梗 5 克。继服 14 剂以调其月经量多而善后。

【效果】半年后患者咽炎求诊，追问上病再未复发。

评析：慢性肾盂肾炎属中医"淋病"范畴。淋病的主要病因是湿热结于下焦。但久病亦有虚证，此病乃情志怫郁，肝失条达，盖少腹乃足厥阴肝经循行之处。气机郁结，影响膀胱之气化，则见尿频、尿痛，中气下陷则尿频，肝气郁结不舒，故乳胀、痛经，舌淡脉细均属气血亏虚之征。治宜补中益气，养阴清热以解郁升陷，三炭活血祛瘀以止痛，女贞、旱莲、白茅根补肾利尿而养阴，诸药配伍适宜，因而收到满意的疗效。

31. 癃闭。

【病者】罗某某，男，61 岁，湖南电视大学老干部。

【病名】癃闭。

【病因】劳累诱发，患者于 1981 年上期开始，偶因劳累即出现小腹胀满，小便点滴难出，反复发作，一年比一年加甚，至 1988 年，越发频繁。

【诊疗经过】经湖医附二院检查，诊为前列腺肥大，卵磷脂（＋＋＋＋），伴有炎症，消炎后患者不同意手术治疗，乃就诊我院。

【证候】诉疲乏无力，立则小便胀闭，卧则点滴自流，虽渴不敢饮水，大便亦因之不行，从而不敢多食，且少气懒言，甚以为苦，舌质淡红略胖而润，脉两寸软弱，两尺弦坚。

【诊断】此属气虚下陷，疢癖阻塞，导致膀胱不利为癃。

【治法】宜益气升陷，消肿利尿。

【方药】太子参 15 克，沙参 10 克，黄芪 30 克，桔梗 6 克，土茯苓 15 克，法半夏 5 克，陈皮 5 克，炙甘草 3 克，八月札 10 克，隔山消 12 克，蝼蛄 5 克（焙），水蛭 3 克（生用），肉桂 1 克（同煎），海藻 12 克。水煎小量分服。初服尿未通而胀甚，嘱令以手指探吐取涎，随呕随服本方。几次吐后，腹胀减，药亦纳而不出，尽三剂腹部软而小便利，连续排尿一痰盂，大便亦随之排出，其人疲困入睡。醒后，信心百倍，日服本方一剂，两星期复诊，尿利胀消，神疲气短等症状改善。原方减蝼蛄、水蛭、肉桂、海藻，加女贞子15克，旱莲草12克，白茅根15克，再服14剂以巩固疗效。

【效果】治愈半年未复发。

评析：前列腺增生肥大症属中医"癃闭"范畴，多见于男性老年，常因劳累（包括房劳），气虚下陷，局部瘀阻。治宜下病上取，补气以升阳，所谓"欲求南风，须开北牖"。既成的局部阻塞，选用蝼蛄、水蛭、肉桂、海藻等化瘀通络之品，软坚消肿甚效。但必须在益气升陷的基础上，才能收到"气化自行，肥大自缩，溲便自畅"之效。

32. 疝（睾丸肿大）

【病者】吴某某，男，60岁，湘潭钢铁公司。

【病名】疝。

【病因】劳累受寒，反复发作已20年。

【诊疗经过】经湘钢职工医院检查，诊断为左侧睾丸肿大如鹅卵，拟手术治疗，患者不愿。

【证候】就诊时，左睾丸肿大如鹅卵，随年龄而增长，行动受限，形肥气短，腰痛、小腹坠胀，每夜小便4次，口不渴，舌质暗红，苔白滑，脉弦缓。

【诊断】属气虚下陷，寒湿内凝。

【治法】益气升阳，温寒化湿。

【方药】党参15克，白术12克，土茯苓15克，炙甘草5克，法半夏10克，陈皮5克，北黄芪20克，桔梗5克，苡米18克（鱼子硫黄3克拌炒至结团为度），附片5克，杜仲15克，补骨脂3克，官桂皮5克，荔核30克，橘核10克，鸭胆子15克，八月札15克，楮实子12克，荜澄茄5克，鸡内金5

克，每日一剂，煎三次分服。

复诊：服上方21剂，小腹已不坠胀，睾肿缩小三分之一，呼吸较前有力，效不更方，黄芪加重为30克，苡米仍用鱼子硫黄3克炒珠，20剂研细粉，炼蜜为丸梧桐子大，每服50丸，日夜4次空腹开水送下。

【效果】两个月后复查，睾丸收缩如常，以后未复发。

评析：本例睾丸肿大，与形有余而气不足有关，劳累则气虚下陷而腹压增大，故睾丸肿坠（俗名"偏坠气"）。治此必须"下病上取"，健脾益气以治本，温寒化湿以治标，黄芪、桔梗同用者，益气必兼开提，苡仁、鱼子硫黄同用者，温寒必兼化湿，苡仁、附子同用者，尤在泾所谓"苡仁舒筋脉，附子通阳痹"是也。此即整体调节以改善局部之法，从而避免了手术治疗。

33. 狐惑病（"口、眼、生殖器三联综合征"）

【病者】王某某，女，33岁，师范学院职工。

【病名】狐惑病。

【病因】脾虚气弱，患口腔溃疡与阴唇溃疡（见于月经期）常交替出现已二年多。

【诊疗经过】曾屡用清热利湿之剂，不效而反剧。

【证候】局部触痛，表面有灰白色的渗出物，头晕目眩，体倦神疲，大便微溏，食纳不佳，舌质淡红，苔薄白，脉弦细。咽喉（口腔）与前阴溃疡同病。

【诊断】《金匮要略》虽名之为狐惑，但久服寒凉，反复发作，致中气亏虚，迁延不已。

【治法】宜健运中焦，促进代谢，所谓"壮者气行则已"。

【方药】党参15克，白术10克，茯苓10克，炙甘草5克，法半夏5克，陈皮5克，黄芪15克，怀山药15克，苡仁15克，鸡内金5克，连服20剂。外用：陈艾叶30克，黄药子

20 克，白矾 3 克，分次煎水，熏洗外阴患处。

复诊：服上方后，患处疼痛缓解，渗出液减少，目眩减轻，食纳增加，但易汗出，寐不宁，体疲倦。仍原方加黄精12 克，白芍 15 克，女贞子 15 克，旱莲草 10 克，龙齿 15 克，牡蛎 15 克，浮小麦 10 克，大枣 5 个。

三诊：服上方 10 剂，口腔溃疡已愈合，阴唇溃疡面缩小，头晕消失，汗出减轻，仍用上方续服 25 剂，外用方同前。患者精神恢复。

【效果】口腔与阴唇溃疡痊愈后未复发。

评析：狐惑病类似现代医学的口、眼、生殖器三联综合征。患者体倦纳差，脾虚失运，湿困中焦，故用参、芪、白术、怀山、法夏、广皮健脾益气，温中助化，茯苓、苡米淡渗化湿，故取得了应有的疗效，续诊在遵循效不更方时，又针对睡眠差，易汗出，而加黄精、女贞子、旱莲、白芍之养阴，龙齿、牡蛎之安神，浮小麦之固表止汗，使体内达到"阴平阳秘"的状态，因而疗效巩固。凡病症见于上下，治而不治者，宜调脾胃建中气，使清升浊降，气血阴阳平衡协调，机体自能发挥自然疗能的作用，从而达至不治而治的目的。

34. 消渴症（Ⅱ型糖尿病）

【病者】汪某某，男，60 岁，长沙市。

【病名】消渴症。

【病因】与进食高热量、高脂肪、高糖及超限劳累有关。

【诊疗经过】经湖医附二院检查：血糖空腹 8.9mmol/L，尿糖阴性。血压偏高，并有早期隐性冠心病。

【证候】三多一少不明显，食限量，喜饮水，易疲劳，间有胸闷气短表现，睡眠可，舌质淡红苔薄白，脉弦缓。

【诊断】劳倦伤脾，运化失司。

【治法】润肺、健脾、益肾，重在整体调节。

【方药】方1：太子参20克，苍术15克，生地18克，北黄芪25克，炒枣仁15克，怀山药15克，白芍12克，菟丝子15克，女贞子15克，白僵蚕10克，砂仁4克，鸡内金10克。

以上30剂制成无糖颗粒剂，分装每袋5克（含生药20克），每服1袋，日3次，饭后半空腹服之。

方2：鲜猪胰300克（蒸熟），生鸡内金300克（焙），白僵蚕300克，粉葛300克，川黄连50克，上肉桂30克。

以上6味制成细粉（过100目筛），装入大号胶囊，每囊0.4克，每服10个胶囊，3次饭前服之。

【效果】交替服用以上二方，5个半月后复查，精神恢复，眠食均安，血糖空腹控制在6.2mmol/L的正常范围。

评析：本例第二方是取效的关键，民间消渴方即单用猪胰。此属以脏补脏的器疗法，即人之胰病而补之以动物之胰也。鸡内金即鸡之消化器也，诸家《本草》皆谓之能治消渴，因此证尿中含有甜汁，鸡内金健脾助运，能化饮食中糖汁为津液也。二药均属血肉有情之脏器，且针对本病由中以及上下之局部也。粉葛升清，协上二味以畅通津液，使血糖无瘀滞之患；白僵虫有独特的降糖作用；川黄连、《本经》、《肘后方》、《崔氏方》均谓治消渴，近人研究小檗碱亦有降糖作用（但不等于黄连）；肉桂，国外研究本品有显著增进胰岛素效应的作用。故合而用之，证之本例，疗效尚属满意。

35. 消渴（Ⅰ型糖尿病）

【病者】刘某某，女，26岁，长沙市金属制品厂。

【病名】消渴。

【病因】喜肥甘煎炸、辛辣刺激之品。

【诊疗经过】因突然晕倒，神志昏迷，经湖医附二院检查为Ⅰ型糖尿病，空腹血糖10mmol/L，尿糖（＋＋＋＋），急救醒迷后，因三多一少明显，体重减轻8公斤，乃住院治疗，注射胰岛素每日4单位，三餐饭前分注。三个月以来食限量，因体重继续减轻，焦虑失眠，月经停止，来我院门诊求治，但未停止注射胰岛素。

【证候】形瘁体瘦，食虽限量，仍口渴尿多，夜不能寐，月经停止五个月而非孕，舌质淡红，苔薄白而干，脉弦细带数。

【诊断】口渴多尿属肺肾气阴两虚，焦虑失眠是心肾不交，而根在肾阴亏损。

【治法】气阴兼顾，肺肾同滋。

【方药】党参15克，北黄芪30克，怀山药30克，生地30克，白芍20克，女贞子30克，菟丝子20克，黄精20克，枣仁20克，黑豆30克（蒸熟晒干），苍术20克，生鸡内金30克。制成细粉（过100目筛），每包15克，日夜4次，饭前开水冲服。服三个月后复诊，食仍限量，体重增加，失眠已愈，月经来潮，嘱减2/3胰岛注射，仍服原方，又六个月停注胰岛素，已3个月病情稳定，三多一少症状消失。

三诊：检查血糖6.8mmol/L，尿糖（-），面色红润，月经正常，体重增加8公斤。

【效果】后以原方加减制服，又三个月，停药一年后复查，疗效巩固。

评析：本例以酮中毒昏迷入院，查出糖尿病，无疑西医用胰岛素治疗是对症的，但用则控制症状，停则反复加重，说明其不能根治。中医不管胰腺的局部原因，而在辨证的基础上抓住气阴两虚和肺肾同治的整体调节，方中的生地得苍术则降血糖而大便不稀，黄芪配枣仁为中药的咖溴合剂，一兴奋一抑制可以调剂昼不精、夜不瞑的焦急失眠，鸡内金能刺激胰腺的分泌，用之果效。

36. 口渴多尿症（尿崩症）

【病者】万某，男，8岁，湘潭锰矿文化宫。

【病名】口渴多尿症。

【病因】素质气阴两亏，患口渴多尿症已半年（每日夜排尿 3000－4000 毫升）。

【诊疗经过】经湘潭锰矿职工医院检查，尿比重低（＜1.006），对垂体加压素治疗敏感，诊断：尿崩症。

【证候】就诊于我院，诊察时，小儿面色㿠白无华，消瘦，口渴喜饮，多尿。舌质淡红，苔薄白而干，脉弱。

【诊断】根据神疲力乏，大便干结，诊为气阴两虚，津不上润。

【治法】宜益气养阴，生津止渴。

【方药】党参 10 克，漂白术 5 克，怀山药 15 克，山茱萸 5 克，黄芪 10 克，黄精 10 克，金樱子肉 12 克，芡实 12 克，枸杞 6 克，菟丝子 10 克，五味子 3 克，炙甘草 5 克，桑螵蛸 6 克，粉葛 10 克，鸡内金 3 克。

【效果】服上方 25 剂，渴减，尿少 2/3，面色精神好转，纳食增进，原方加乌梅 3 个。再进 15 剂，病已告愈。

评析："尿崩症"属消渴病的范畴。消渴之名，首见于《内经》，《金匮要略》立专篇讨论。此病与肺脾肾相关，肺主治节，为水之上源，肺受燥热所伤，治节失职，水液直趋下焦，故小便频数，肺不布津，故口渴喜饮，胃为燥热所伤，故舌燥口干，大便干结，肾被燥热所伤，气化失常，不能主水，故小便量多，治宜益气养阴，生津止渴，方中党参、黄芪益气，怀山、山萸、五味、黄精养肺肾之阴，粉葛升津以止渴，乌梅味酸生津以敛尿，药既对症，疗效当然速速而巩固。

37. 舌根肿块（舌根肿瘤）

【病者】吴某某，男，42 岁，涟源梅塘中学教师。

【病名】舌根肿块。

【病因】患者素有大便溏稀，1979 年 7 月发现舌根部有一肿块，枣子大小，不疼痛，不碍进食，但喉头有异物感，痰多。

【诊疗经过】经湖医附一院检查为"舌根肿瘤"，手术可能影响发音，患者遂来我院求治中医。

【证候】就诊时，舌根部肿块半个核桃大，无触痛，质地硬，喉中痰多，有异物感，口不渴，大便带稀日 1~2 次，舌质暗红，苔薄白而润，脉弦缓。

【诊断】此乃脾虚气弱，运化失常，凝聚成痰，痰瘀互结，发为肿瘤。

【治法】宜健脾化痰，软坚通络。

【方药】党参12克，白术12克，土茯苓15克，炙甘草5克，法半夏5克，陈皮5克，菝葜15克，壁虎5克，土贝母10克，山慈姑5克，僵蚕5克，水蛭3克，九香虫3克，鸡内金5克。

二诊：服上方15剂，喉头异物感减轻，肿块缩小，舌根部两个乳突也缩小，但仍纳差，食后腹胀，舌脉同前。上方加荜澄茄5克，麦芽10克，继进14剂。

三诊：喉头肿块缩小如蚕豆大，异物感消失，大便已成形，舌苔薄白，脉弦缓。上方将土茯苓改茯苓10克，加天葵子10克。

四诊：继进上方14剂，舌块已消平，异物感未再出现，纳食欠佳，气短，舌质暗红，苔薄白，脉弦缓，仍用六君子汤健脾助化而收功。

【效果】六个月后来信感谢，治愈后未复发。

评析："脾为生痰之源"，足太阴之脉，"连舌本，散舌下"，脾气虚，运化失常，痰湿凝聚，与痰血相合，则发为舌根肿瘤，喉中痰阻，大便稀、腹胀、纳差为脾虚气弱运化失职之征。治宜健脾化痰，为治本之法。佐以菝葜、土贝母、山慈姑软坚散结，僵蚕、水蛭、九香虫活血通络。《内经》所谓"伏其所主，先其所因"，病因是脾虚痰阻，除去了病的素因，病即随愈。

38. 睽目（眼肌型重症肌无力）

【病者】吴某某，女，56岁，国防科大。

【病名】睽目。

【病因】脾虚气弱，血虚风乘。

【诊疗经过】1989年12月开始，1991年曾出现全身肌无力。经湖医附一院检查诊断为"眼肌型重症肌无力"。用激素及新斯的明治疗，只能治标，不能根治，于1992年4月就诊中医。

【证候】面如满月，又眼上胞下垂，额纹高皱，眉毛轩举，抬眼不能见物，给新期的明日50mg，能管用4个小时，因此失去治愈信心。近日更出现喉头麻痹，吞咽食物困难，便溏尿清，形寒不渴，舌质淡红，苔薄白润滑，脉弦细无力。

【诊断】脾虚气陷，阳虚风乘。

【治法】健脾益气，举陷温阳。

【方药】红参5克（蒸兑），白术10克，苍术15克，茯苓12克，炙甘草5克，炙北黄芪30克，炙升麻5克，桔梗5克，炒当归10克，苡仁15克，晚蚕砂15克，水蛭5克，肉桂1克，怀山药15克，山茱萸6克，附片5克，菟丝子15克，杜仲15克，补骨脂3克，砂仁4克，鸡内金5克。每日一剂，煎三次分服。

外用方：艾叶40克，附片10克，五倍子15克，煎汤熏气眼胞部（晚上用之拭干水气）。

复诊，连续服药14剂，每日清晨及上午能睽目视物，傍晚时又有下垂现象，晚上熏洗后又能睽开一半。已渐停激素及新斯的明，仍形寒，大便不成形，此方服至28剂，喉头麻痹已全部消失，饮食吞咽无阻，傍晚眼胞也未下垂，能从事家务劳动。

一月后面诊，果然两眼等圆，原来出现向左视物为两的复视也消失，形寒愈，大便成形，舌质淡红，苔薄白，脉弦小。原方 20 剂研细，炼蜜为丸梧桐子大，每服 50 丸，日夜四次，外用方间用之。

【效果】三个月后复查，疗效巩固。

评析：本例曾出现全身肌无力，经过服中药缓解。现集中到眼肌型重症肌无力，并发展到喉头麻痹，吞咽困难。本方健脾助化是基本，《雷公药性赋》云"苍术治目盲，燥脾去湿宜用"，眼胞属脾故加用之。东垣补中益气汤是本病的应用方，兹用黄芪大于原方 30 倍，并以桔梗易柴胡为舟楫之剂，因人有强弱，病有浅深，辨证用药，当因人制宜，病人反应，红参与水蛭同用，对改善喉头肌麻痹有明显的作用。方中结合三五七散及杜仲补骨脂等补肾纳气之品，乃强壮肾机以为"元气生发之本"也，这也是"上病下取"的整体调节。

39. 风湿关节痛（类风湿关节炎）

【病者】孙某某，女，38 岁，省建总公司。

【病名】风湿痹痛。

【病因】风湿杂感。

【诊疗经过】有一年病史，经湖南中医学院附一院检查，抗"O"增高，血沉 40mm/h。住院一个半月，服激素最后每日 10mg，雷公藤片日 4 片，维持了现状。

【证候】小关节（手指）红肿作痛，已变形，屈伸受限，膝踝关节疼痛，有浮肿沉重感，随气候变化而病情加重。眠食可，二便如常，舌质淡红，苔薄白，脉弦小。

【诊断】风滞经络，湿流关节。

【治法】健脾助化，疏利风湿，化瘀通络，暂停西药。

【方药】条参 12 克，白术 10 克，土茯苓 15 克，炙甘草 4 克，法半夏 5 克，陈皮 5 克，北黄芪 15 克，防己 8 克，苡仁 18 克，晚蚕砂 12 克，青风藤 15 克，鸡血藤 10 克，炒桑枝 15 克，炒松枝节 15 克，桂枝 3 克，水蛭 4 克，地龙 10 克，砂仁 4 克，鸡内金 5 克（服药发痒，此为"泄风"即青风藤的反应，以牛骨梳梳之即止）。每日 1 剂，煎 3 次分服。初服果然出现痒疹，用牛骨梳梳两小时消失。

复诊，服药 14 剂后，大小关节的红肿痛热消退，但晚上手指发麻，末梢有冷感，口不渴，月经行而不畅。原方去水蛭、地龙，加当归 12 克，白芍 12 克，附片 5 克。服 14 剂，麻木冷感消失。

【效果】除一小指变形无变化外，痛缓解后复查抗"O"，血沉正常，一年余未复发。

评析：本例类风湿性关节炎，病程不长，变形只有一个小指。刚出现红肿痛热的全身发展趋势，即"乘其未集而击之"。方中的黄芪、防己是促进新陈代谢的整体调节药。水蛭、地龙化瘀通络，必借桂枝之力，使能更见效机，且地龙之化瘀通络，又能寻瘀之所在、络所阻滞之地而化之通之，今日之靶向疗法不过与此相类也。青风藤止痛最有显效，但其副作用是有可能使皮肤产生奇痒，必须预告病家，令病人不惊不怖，使能坚持用药。刚见肢麻、指冷，就当注意温经，发于机先，则药半而功倍，至其药效速而无反复者，则不仅药证丝丝入扣，且与健脾助化以固后天之本密切相关也。

40. 寒痹（腹主动脉炎）

【病者】李某某，女，28 岁，湘潭钢铁厂基建部职工。

【病名】寒痹。

【病因】患者于 1978 年开始双下肢疼痛发胀，麻木冷感，活动受限，不能坚持工作。

【诊疗经过】在某医院诊断为"腹主动脉炎影响双下肢"，经西医治疗，病情反复，要求服中药。

【证候】来诊时，双下肢疼痛发胀，有冷感，不能活动，需人搀扶，口干喜热饮，纳差，舌质淡红，苔薄白，脉弦细。

【诊断】此系寒凝经脉，瘀血入络。

【治法】益气温经，化瘀通络。

【方药】党参15克，白术10克，茯苓10克，黄芪15克，白芍15克，附片5克，甘草5克，杜仲15克，鸡血藤10克，地鳖虫6克，水蛭3克，肉桂1克（同煎），砂仁4克，鸡内金5克。

二诊：服上方10剂，患者双下肢麻木疼痛减轻，稍能活动，但口干，纳食不香，二便正常；舌淡红，苔薄白，脉弦。上方去附桂，以党参易太子参15克，加沙参10克，外用枫球30克，艾叶30克，附片10克，煎水洗足。

三诊：患者内服外洗后，双下肢疼痛麻木明显减轻，能下床坚持较长时间活动，不觉疼痛而冷感消失，舌脉正常，再进原方加巴戟天12克，服20剂。

【效果】治愈后完全恢复健康，上班工作。

评析：本病乃风寒湿合痹于经脉而偏于寒者也，寒邪凝敛，影响气血运行，至气血运行不畅。不通则痛，是以发为肢体疼痛，气滞则麻，血瘀则木，故见麻木，寒邪滞留经脉，阳气不能达于四末，故肢端有冷感，故治以调理脾胃，温经活血，化瘀通络而取效。但仍需注意用药细节，才见口干，便去附、桂，兼顾胃阴，改温法外用，使瘀去络通，而津液不伤不耗，故能病不发。

四、刘炳凡内科学术经验摄要

笔者1973年初涉医林以来，即书信问道于先师，蒙先师不弃，悉心指教，增我学识。1985 年春，先师接任光明中医函授大学湖南分校校长一职，命我为干事，半年后转任副教务长。此期间，并与先师签订师徒合同，有幸得以师而事之，随师临证抄方，执经问难，耳提面命，获益尤多。1990 年初，先生推荐我去汨罗中医职业中专学校任教。临行，请益刘老临证治心法，礼毕，先师刘老授以诀曰："调气血，燮阴阳，归根结底在脾胃。"此后刻意用之，颇觉受用，大道无私，当不宜秘，特公而布之，愿与诸有缘者共享。先师有灵，当不罪我。是以将随师学习、临证及平时研摩所及，整理于《刘炳凡内科学术经验摄要》中，以贡献医林，不当之处，责全在我，阐释无方，非关先师心法口诀也。

（一）调气血

气，生人生物者也。庄子曰："人之生，气之聚也……故曰通天下一气耳。"气是形成生命的基本元素，既是生命活动的原动力，又是生命活动的基本物质，还是生命活动的基本保障，有气则有生命的活动，无气则生命的活动停止。

就中医基本理论而言，气有元气、中气、宗气、营气、卫气之分，又有脾胃之气、五脏之气、六腑之气、经络之气等之别。

元气者，原气也，生命活动之始原力量也，来源于先天，储藏于肾命，寄存于少阳胆府与三焦，通行于肌腠之间，元气亏耗或通道障碍，则发育无由。

中气者，生命活动之基本动力也，来源于饮食水谷之精气，储藏于脾胃，中气不足，则生命活动能力降低，或脏器组织下垂，气血生化乏源，一派萎靡不足之象由生。

宗气者，宗主之气，心脉活动之主动力也，储藏于胸中，来源于饮食水谷之精气与天地之清气。其贯心脉、司呼吸，为心血循行与呼吸之原动力。宗气不足，则血脉与呼吸之病生焉。

营气者，营养之气也。来源于饮食水谷之精气，藏之于脉，能补充血液，营养五脏六腑、经脉组织、筋骨肌肉。营气不足，则失养之证由生。

卫气者，卫外之气也。来源于先天下焦元气与饮食水谷精气之剽悍部分，藏于三焦，随肺之宣发，布散于周身肤腠之中，保卫人体不受外邪侵袭，随三焦转运，内行于脏腑肌腠之中而温煦脏腑保护脏腑功能之正常焉。

至其脾胃之气、脏腑之气、经络之气等，皆人体脏器组织之功能也，此不复述。

血，生命活动的基础物质、营养物质，来源于水谷精微之气，气以生之，阳生阴长也，营气以充之，营行脉中以充血也，精以化之，精血互化乙癸同源也。血既以濡养为能事，又为气之载体、气之守藏。

人体脏腑经脉、皮肉筋骨、四肢百骸皆赖气血温之煦之濡之养之。秦越人说"气主煦之，血主濡之"（《难经·二难》），可谓要言不烦，是对气血在人体中的作用的高度概括，是以《素问·调经论》有"人之所有者，血之与气耳"的精妙确诂，说明气血作为人体生命活动的基础地位是绝对的，不可动摇的。

气血以冲和、充盈、调顺、通利为常，为健。若情绪刺激寒温失调，而影响其充和、调顺、通利即病，若来源匮乏影响其充盈亦病。

《素问·举痛论》载："百病皆生于气也，怒则气上，喜则气缓，悲则气消，恐则气下，寒则气收，炅则气泄，惊则气乱，劳则气耗，思则气结。"此言气冲和之病因病机者也，当熟玩之。

金元的朱丹溪说："气血冲和，百病不生，一有弗郁，诸病生焉。故人生诸病，多生于郁。"(《丹溪心法》）气血充和，则百病不生，故气血以充和为贵，一有弗郁，百病生焉。情志影响气血至失其充和之为病也，临床所见，不知凡几，又不可不知。

明代虞抟说："人之一身，皆气血之所循行，气非血不和，血非气不运。"（《医学真传·气血》）这说明气之与血，相须为用，气为血帅，血为气母，皆以充以和以行以通为贵，充盈、和调、流通则健，亏虚、滞涩或不和、不利则病。

《素问·至真要大论》云："谨守病机，各司其属，有者求之，无者求之，盛者责之，虚者责之，必先五脏，疏其气血，令其调达，而致和平。"此刘老"调气血"这一根本性治疗原则之所由出也。

这里所谓调气血，调其亏虚而令其不亏，调其不和而令其和，调其郁滞而令其疏通，调其过寒过热而令其平也。

气病者，调其气。气虚者，则补其气；气郁者，则解其郁；气滞者，则疏通其气；气陷则升之；气逆则降之；气热者清之，气寒者温之；气脱者固之。

血病者，调其血。血虚者补之，血瘀者化之，血蓄则攻通之，热凝则凉散之，寒凝则温散之。

气血两病者，则气血同调之。气血两虚者，则气血双补之；气血两热者，则气血两清之；气血并寒者，则气血并温之；气滞血瘀者，则行其滞气而化其瘀血；气虚血瘀者，则补其气而化其瘀；血虚气滞者，则补其血而行其气。如此等等，不一而足，当临证观其脉证，知犯何逆，随证治之。

气血病治法与选方：

中气虚者，补其气，四君子汤主之。心气虚者，补其心气，生脉饮主之；肺气虚者，补其肺气，玉屏风散合补肺汤主之；脾气虚者，补其脾气，丹芪异功散主之（先师刘炳凡经验方）；肾气虚者，补其肾气，肾气丸主之。

气陷者，升其陷，补中益气汤主之。

气郁者，解其郁，越鞠丸主之。

气滞者，行其滞。肝气滞者，疏其肝气，四逆散主之，柴胡疏肝散亦主之；肝气滞而脾土虚者，疏其肝而健其脾，逍遥散主之；脾胃虚而气滞者，补其虚而行其滞，香砂六君子汤主之；肠胃气滞者，行其肠胃滞气，五磨饮子主之。

气逆者，降其气。其中肺气逆者，降其肺气，华盖散主之，定喘汤亦主之；胃气逆者，降其胃气，旋覆代赭汤主之，丁香柿蒂汤亦主之。

气散欲脱者，固其气，独参汤主之，参附汤、四逆汤类亦主之。

气寒者，温其气。其中温心阳之气，则有桂甘龙牡汤、参附汤；温中阳之气，则有黄芪建中汤、理中丸；温肾阳之气，则有肾气丸、十补丸等。

气热者，当清其气。其中又有轻清清气之栀子豉汤、辛寒清气之白虎汤、苦寒清气之黄连解毒汤之不同。

又肝经气热者，清肝经气热，龙胆泻肝汤主之；心经气热者，清心经气热，导赤散主之；肺经气热者，清肺经气热，泻白散主之；脾经气热者，清脾经气热，泻黄散主之；胃经气热者，清胃经气热，清胃散主之，此皆阳分之气热也。

又有阴分之气热，则清阴分之气热，秦艽鳖甲汤主之，青蒿鳖甲汤亦主之。

血虚者，补其血，四物汤主之。其中肝血虚者，当补其肝血，补肝汤主之；营血热者，凉其营血，清营汤主之；血热血瘀者，凉其血而化其瘀，犀角地黄汤主之；血寒者，温其血，温经汤主之；血寒血瘀者，温散其寒而活其血，少腹逐瘀汤主之；阳脱血凝者，回其阳而活其血，回阳急救汤主之；血瘀者，活其血，桃红四物汤主之；血蓄者，下其血，桃核承气汤主之。

气血两虚者，双补其气血，八珍汤主之；气滞血瘀者，行气活血，血府逐瘀汤主之、隔下逐瘀汤亦主之；气虚血瘀者，补其气而化其瘀，补阳还五汤主之；气寒血瘀者，温其气而化其瘀，四逆汤合桃红四物汤主之；气热血瘀者，温清饮加桃红主之；肝血虚而气滞者，补其肝血而行其滞气，一贯煎主之。

（二）燮阴阳

阴阳，如果从发生学或生成论的角度来考察，从生命的起源考察的话，则阴阳可以说是生命在形成过程中最为重要最为关键的事物。盖天地万物之发生，古哲认为始自无极，然后由"无极而太极，太极动而生阳，动极而静，静而生阴，阴极复动。一动一静，互为其根，分阴分阳，两仪立焉。阳变阴合而生水火木金土，五气顺布，四时行焉。五行一阴阳也，阴阳一太极也，太极本无极也。五行之生也，各一其性。无极之真，二五之精，妙合而凝。乾道成男，坤道成女，二气交感，化生万物。万物生生，而变化无穷焉"（北宋周茂叔《太极图说》）。

先师早年，学遵景岳，对景岳宗师之《大宝论》《真阴论》尤为心折，临证治病习用熟地。滋阴用熟地，温阳亦用熟地，一如左归饮、右归饮、左归丸、右归丸以熟地为君，时人称之为刘熟地，以称誉其善燮阴阳而疗疾之功。

《素问·阴阳应象大论》篇载："阴阳者，天地之道也，万物之纲纪，变化之父母，生杀之本始，神明之府也，故治病必求于本。"治病必求于本，本于什么呢？张志聪说："本者，本于阴阳也。人之脏腑气血、表里上下，皆本乎阴阳；而外淫之风寒暑湿、四时五行，亦总属阴阳之二气；至于治病之气味，用针之左右，诊别色脉，引越高下，皆不出乎阴阳之理，故曰治病必求其本。"（清代张志聪《素问集注》）治病为什么要本于阴阳呢？盖"阴平阳秘，精神乃治"，阴阳偏颇，其疾乃生，故《素问·至真要大论》以"谨察阴阳所在而调之，以平为期"为疗疾之总则，此刘老"大病燮阴阳"之所由出也。

"大病燮阴阳"，广而言之，则滋阴、助阳同用，益气、活血并施，温补、清泄结合，升清、降浊同方，如是等等，不一而足。专而言之，则专就元阴元阳或谓肾阴肾阳上做文章。

而燮阴燮阳的总则，则宗以张景岳《类经图翼·附翼·大宝论》之"善补阳者必于阴中求阳，则阳得阴助而生化无穷；善补阴者必于阳中求阴，则阴得阳升而泉源不竭"。

具体言之，则阳虚者，补其阳，右归饮、右归丸主之，十补丸亦主之。

阳虚阴盛者，温其阳而逐散其阴寒，四逆汤主之，桂附理中汤亦主之。

阴虚者，补其阴，左归饮、左归丸主之，六味地黄丸亦主之。

阴虚火旺者，滋其阴而降其火，知柏地黄汤主之，大补阴丸亦主之。

阴阳两虚者，《金匮》肾气主之，河间地黄饮子亦主之。

（三）宗脾胃

脾胃位居中焦，五行属"土"，主纳化饮食，吸收营养，化生气血，升降清浊，为气血生化之源泉，前人以其在人体生命中的重要性而称之为"后天之本"，但脾胃的重要性，远非仅限于此。脾胃在五行中属"土"行，具中和之性，居中央以运四旁，可中和调节心（火）、肝（木）、肺（金）、肾（水），使心肝肺肾更好地发挥其作用，更好地维护人体生命的健康。诚如张景岳所言"脾为土脏，灌溉四旁，是以五脏中皆有脾气。而脾胃中亦皆有五脏之气，此其互为相使，有可分而不可分者在焉"（《景岳全书》）。所以刘老治疗疑难杂症，虽着重调气血、燮阴阳，但归根结底，还是以脾胃为宗主。

盖"五脏皆禀气于胃"（《素问·玉机真藏论》），故"胃者，人之根本也，胃气壮，则五脏六腑皆壮"（东汉·华佗《中藏经》），此脏腑之元气皆自脾胃出之所由也。东垣"元气之充足，皆由脾胃之气无所伤，而后能滋养元气。若胃气之本弱，饮食自倍，则脾胃之气既伤，元气亦不能充，而诸病之所由生也"（金代李东垣《脾胃论·脾胃虚实传变论》），说明脾胃气伤是诸病之根。士材在此基础上总结"经言'治病必求于本'，本之为言根也，源也，世未有无源之水，无根之木。澄其源而流自清，灌其根而枝乃茂，自然之理也。故善医者，必责根本，而本有先天后天之辨，先天之本在肾，后天之本在脾。脾何以为后天之本？盖婴儿既生，一日不再食即饥，七日不食则肠胃涸绝而死。经云'安谷则昌，绝谷则亡'，犹兵家之饷道也，饷道一绝，万众立散，胃气一败，百药难施。一有此身，必资谷气，谷入于胃，洒陈于六腑而气至，和调于五脏而血生，而资之以为生者也，故曰后天之本在脾"，此所以治病当以脾胃为主之所在。诚如吴昆所言："脾胃者，土也，土为万物之母，诸脏腑百骸受气于脾胃而后能强；若脾胃一亏，则众体皆无以受气，日见羸弱矣。故治杂证者，宜以脾胃为主。"（明代吴昆《医方考·卷之四·脾胃门》）子干"诸病不愈，必寻到脾胃之中，方无一失。何以言之？脾胃一伤，四脏皆无生气，故疾病日多矣。万物从土而生，亦从土而归。'补肾不若补脾'，此之谓也。治病不愈，寻到脾胃而愈者甚众"（明代周子干《慎斋遗书》）。此刘老之所以孜孜以脾胃为宗的历史渊源。治病首重脾胃，源远流长，刘老在前人的基础上，结合自己数十年临证经验，探微索隐，而形成了"治病必须治人，治人必须首重脾胃"的学术经验。

具体而言：

1. 表虚易感者，调和营卫，以充裕卫气，《金匮》黄芪建中汤主之。

2. 肝胆气郁，胃气上逆者，和其胃而疏其肝，变通六君子汤（沙参山药易参术）加蒲黄、灵脂、延胡、白芍、甘松、砂仁主之。

3. 胆邪犯胃，痛呕胆汁者，和其胃而降其胆，四逆散加郁金、鸡内金、隔山消、沙参、丹参、太子参、女贞子、蒲黄、灵脂主之。

4. 心脾受损、脏阴不足，喜悲伤欲哭者，养其胃而宁其心，甘麦大枣汤加生地、百合、丹参、龙齿、龟甲主之。

5. 五劳七伤，津伤气结，瘀血阻滞而噎而膈者，养其胃而开其结，三参首乌汤（刘老自创方：太子参、沙参、丹参、何首乌）加法夏、陈皮、壁虎、急性子、蜈蚣、瓦楞子、草决明、肉苁蓉、杵头糠、白蜜主之，恶性肿瘤者再加水蛭、海藻、菝葜之类。

6. 湿热郁蒸，而清窍不灵、发热不退者，清宣其湿热温化其秽浊，三仁汤主之，甘露消毒丹亦可主之。

7. 中气不及，升降失常而为癃为闭者，内提脾胃之气，外启皮腠之机，用升宣启闭汤（刘老经验方：藿香、苏叶、荆芥、黄芪、桔梗、陈皮、葱白——方名为笔者所命）主之。

8. 阴阳交阻，气机逆乱，肠痹而关格者，调其中气而疏导之，启其皮毛而通其地府，调中疏导方（刘老验方：苏叶、荆芥、防风、藿香、白蔻、法夏、陈皮、厚朴、炙甘草、蒲公英、砂仁、肉苁蓉、草决明——方名为笔者所命）主之。

9. 五劳七伤，脾阴受损，咯血、吐血久久不愈者，养其脾而宁其肺，补其管而涩其络，鱼鳔胶丸（刘老经验方：生地、淮山、白及、田三七、鱼鳔、胶绵丝猪血浸染煅炭存性炼蜜为丸）主之。

10. 内伤脾胃而发热久不退者，甘温以除其热，其中少气懒言、倦怠特甚者补中益气汤主之，唇睑舌淡心悸者归脾汤主之，反复感冒发热汗出者，玉屏风散主之。

11. 气阴两虚而消而渴者，健其脾而益其气，养其阴以升其清，七味白术散加黄芪、怀山、花粉、鸡内金、北山楂、麦芽主之。

12. 脾失健，肾失纳，肺失宣降，而咳而喘而哮者，健脾、温肾、润肺，复其气之健运升降，健脾止咳汤（刘老经验方：明党、白术、茯苓、炙甘草、陈皮、法夏、杏仁、冬花、远志、怀山、杜仲、补骨脂）主之。

13. 脾虚气弱湿聚为肿为胀者，健其脾而利其湿，六君子汤合黄芪防己汤主之。

14. 脾虚气弱湿聚为饮引动肝风上犯清空而为眩晕呕吐者，健其脾而痰饮自化，平其肝而风自平而眩晕呕吐自止，六君子汤加天麻、钩藤、白芍、桑叶、黄芪主之。

15. 脾虚，痰浊上犯清空而眩晕呕吐者，健脾以化痰湿之源，半夏白术天麻汤主之。

16. 脾虚心损，瘀阻脑内颅咽管瘤，头痛心痛，烦躁神乱者，健其脾而行其水，养其心而安其神，化其瘀而通其络，苓桂术甘汤加党参、土茯苓、怀山、远志、枣仁、琥珀、建菖、丹参、白芍、蒲黄、灵脂主之。

17. 累表而寒不解、累清而眼尚红之因素体脾虚之眼结膜暗红成片翼状努肉侵及角膜沙涩难开者，属寒湿砂眼，健其脾而充其抗病之元，散其风寒祛其湿浊而拔其所因，明党六君子汤白术改苍术、茯苓改土茯苓，加藿香、苏叶、荆芥、防风、蝉蜕、晚蚕砂、夜明砂等主之。

18. 脾虚气陷，双目难睁而为睑废者，补其脾而升其陷，归芪异功散加苍术、土茯苓、升麻、桔梗、晚蚕砂、水蛭、肉桂主之。

19. 中气不足，不能贯行百络而风中络脉之口眼蜗斜麻痹不仁者，益其中气而气行邪散，通其络脉而痹阻麻解，黄芪四君子汤加归芍二至、小三五七散（《千金方》附片、枣皮、怀山）、全蝎、蜈蚣主之。

20. 中气不足，寒从内生，四肢冷痹之雷诺氏病，温其中而阳自通，畅其流而络自活，归芪建中汤加鹿角霜、附子、白术、桑枝、鸡血藤、水蛭、地鳖虫主之。

21. 肾虚气厥而喑痱者，补其肾而纳气归原，养其脾而司其运化主其四肢也，地黄饮子加减主之。

22. 脊柱骨损伤而瘫痪者，健其脾而资其化源，补其督脉而营其筋骨，黄芪四君子汤加三五七散、丹参、当归、白芍、鹿筋、续断、杜仲、狗脊、鸡内金、麦芽主之。

23. 脾肾两虚，清阳不升，浊阴不降，三焦气化失常而肾功能不全者，健脾温肾，益气养阴，疏通三焦，黄芪六君子汤加桔梗、白芍、附片、二至、茅根、八月札、杜仲、五加皮、鸡内金、砂仁主之。

24. 中宫虚寒，吐泻肢冷，甚则目陷声嘶者，温其中宫，回其弱阳，附子理中汤主之，若积冷带下，肢冷便溏，腰腹坠胀而为今日之所谓慢盆者，开冰解冻，回阳以通阳，亦用附子理中汤。

25. 脾虚气弱不能统血，血随虚火游行于外，发为虚斑者，温之则浮焰自熄，养之则虚火自除，健其脾而统其血，归脾汤加减主之。

26. 劳倦伤脾，健运之力不行，生化之源不足，而嗜卧疲乏、脘腹坠胀之内脏下垂，疝气脱肛，子宫脱出，久泻久痢，久崩久漏者，健其脾而补其气，升其阳以举其陷，补中益气汤主之。

27. 元气郁而下陷，津液少而滞涩，郁结而为石者，补气升清而陷举气畅，养阴利尿则浊降结除，以益气养阴化石汤（刘老验方：黄芪、桔梗、条参、沙参、玄参、花粉、金钱草、鸡内金、海金沙、六一散、火硝、桃胶——方名为笔者所命）主之。

28. 忧思伤脾，郁虑伤肝，肝脾两伤，气结为块，溃久不愈者，补其气而托其毒，行其气而解其郁，补气托毒汤（刘老经验方：黄芪、甘草、金银花、土茯苓、郁金、白芷、土贝母、陈皮、半夏、紫荆皮、赤芍、丹皮、丝瓜络、麦芽——方名为笔者所命）主之。

（四）医案选评

病案 1：扁桃体瘤（扁桃体未分化细胞癌）

病者向某某，男，45 岁，岳阳人。1976 年冬因进干燥食物至扁桃体红肿疼痛，虽经治疗缓解，但此后反复发作，经常咽喉疼痛干燥，口干口苦，常服清热解毒之药，而暂时缓解症状。

1978 年 3 月在湖医附一院（湘雅医院）检查为"扁桃体未分化细胞癌"，要求住院手术并化疗，但患者拒绝手术要求服中药治疗。

就诊时，咽喉干燥，疼痛，自觉喉中痰阻，扁桃体红肿，大便稍干，小便正常，舌暗红无苔，脉弦迟。

《内经》云"诸寒之而热者，取之于阴"，本证乃肾阴亏损引起的咽喉疼痛，故用苦寒泄热而热不退。

治当滋养其肾水以固其根本，佐以活血祛瘀而解其结毒。

方用：太子参 15 克，沙参 10 克，生地 12 克，怀山 12 克，牡丹皮 10 克，山萸 10 克，泽泻 10 克，紫草 6 克，天葵子 10 克，皂刺炭 3 克，牛膝 10 克，蒲黄 10 克，浙贝母 10克。

二诊：坚持服上方 20 剂，每日一剂，扁桃体红肿已消，咽喉干燥明显好转，吞咽无碍，但有时仍感觉双下肢冷，纳食不香，舌淡苔白，脉弦细，易方六味地黄汤加附片 3 克，砂仁 3 克，皂刺炭 3 克，蛇蜕 3 克（焙），麦芽 10 克，鸡金 5 克。以柔剂养阳，和中助化。

三诊：服药 14 剂，下肢已温，咽喉异物感消失，纳食增进，口不干，二便如常，仍以六味地黄汤加附片 3 克，西砂 3 克，木蝴蝶 3 克，蛇蜕（焙）3 克，炙草 5 克。炼蜜为丸，如梧桐子大，每服 30 丸，日夜服 3 次，饭前服，此炉中覆灰火不灭之法也。

患者间断服上丸药，四年后随访，病愈未发。

评析："扁桃体未分化性细胞癌"，大病也。刘老据其病史与症征，断为阴虚喉痹，系肾虚火浮之证，其虚乃阴阳两虚之候，先用甘寒养肺肾之阴，阴精虽得稍复，但阳精未能温养，是以下肢仍时有冷感，继以六味地黄汤重用怀山佐附片少量；牛膝、炙草，引上浮之火下行，则阳精得养而上越之龙火得潜，此炉中覆灰火不熄之法；蛇蜕、皂刺炭去腐解毒，治其局部病灶，治整体则用"上病下取"之法，从阴阳入手，进行整体调节，俗云"滋其苗者必溉其根"是也，从整体以改善局部，是以投剂辄中。

病案 2：鼻咽癌（鼻咽鳞状上皮癌）

吴某某，女，38 岁，本所职工。

患者易感冒，鼻窍不通，耳内常有阻塞感，经省人民医院检查为鼻咽鳞状上皮癌。患者 1975 年 3 月，去广州肿瘤医院放疗，总量 5900 伦琴。放疗时因白细胞降低，局部及全身反应明显，头痛，耳聋，咽喉及牙龈溃烂，口张不开，口渴引饮，被迫停止放疗，回所服中药。

诊其舌红苔黄，口臭，张口上下齿缝只能开一分宽，进食困难，脉弦数。

诊为放疗伤其气阴，治以养阴清热解毒。

药用：太子参 15 克，沙参 12 克，玄参 10 克，尾参 12 克，生地 12 克，麦冬 10 克，花粉 10 克，紫草 12 克，天葵子 15 克，女贞子 15 克，蝉衣 5 克，僵虫 5 克等加减。

另：以晒衣小木夹，将其尾端插入齿缝，利用其弹力分开上下门齿。由于咀嚼肌痉挛，阻力很大，乃取米醋注入两腮之内，再以木夹展之。

一星期后，即可进食糖粒，又一星期则能张口进食矣，坚持服至三个月，症状消失，能自动张口进食。去广州肿瘤医院复查，溃疡愈合未见新生物，不需要再放疗，建议仍服中草药。

患者坚持上方加减，配合和胃健脾药，又服一年零一个月，疗效巩固（每三个月在省人民医院复查未见特殊复发现象），现已 13 年，仍健在。

评析：本例据其症征，诊为放疗伤其气阴，故以补气养阴之法，益气以生津，养阴以治本，从气血从阴阳的角度以调整其整体，从整体以改善局部，且结合局部米醋注入以缓解咀嚼肌痉挛。整体治疗与局部治疗相结合，是中医治疗疑难杂症的重要手段。和胃健脾，增进饮食，千里来龙在此结穴之法，又是关键中的关键，一病而三法俱备。

病案 3：偏头痛（右额颞冠部裂缝新生物）

病者潘某某，男，45 岁。患者因劳累郁怒过久而致头痛视糊，经湖南医学院附属二医院 X 光检查为"右额颞冠部裂缝新生物"，1976 年 8 月来我院就诊。

症见头痛剧烈，浅表静脉怒张，眼球突出，视物模糊，头昏失眠，血压偏高，口干，便结。察其舌质红，苔薄白而干，脉弦数。

诊为肝阳上亢，络阻血瘀之症。治以平肝潜阳，滋阴复脉。

以三甲复脉汤加减，药用：生地 15 克，白芍 15 克，丹参 20 克，女贞子 15 克，旱莲 10 克，龟板 20 克，鳖甲 15 克，生牡蛎 15 克，磁石 12 克，朱砂 1 克，骨碎补 10 克，牛膝 10 克，旋覆花 10 克，红花 5 克。服 16 剂，症状明显改善，头痛头昏缓解，视物较前明晰，但大便燥结，原方加生首乌、草决明。服 20 剂而大便通畅，头痛停止，视力接近正常，冠状部裂缝渐缩小，睡眠、食欲俱佳，舌质淡红而润，脉弦小。因夜尿多，原方去磁石、朱砂、旋覆花、红花，生地易熟地，加山药 15 克，山萸肉 10 克。

前后服药 46 剂，头痛缓解后未复发。夜尿减少，冠状部裂缝仍较明显。再加鹿角霜 10 克，核桃肉 15 克，继服 30 剂。3 月后复查，头部裂缝愈合，新生物消失，返回工作岗位，至今疗效巩固。

评析："气上不下，头痛巅疾"，治以上病下取，从阴引阳之法，仍是从阴阳以调整整体而改善局部之法，可见燮理阴阳是刘老处理大病重病的常用之法，足堪重视。

病案 4：张某，男，36 岁。患慢性肾炎，治未彻底，经常反复发作，近因几次重感冒，病情加剧，浮肿、尿少，诊断为"尿毒症"，二氧化碳结合率 26vol%，尿素氮 86mg/dl，尿蛋白（+++），血压 160/120 毫米汞柱。见神志尚清，语言低微，呼吸急促，面浮肿、色㿠白，口呼氨气，自诉恶心，食则吐，口干不欲饮，头晕心悸，大便溏薄，日 3 次，小便极少，日夜 300～400 毫升，舌质淡胖，苔白腻而滑，脉弦缓。

诊为脾肾两亏，气血皆虚，脾气不升，浊阴不降，三焦气化失职之证。

治以健脾助肾、益气养阴、化湿利水、疏畅三焦。

方以补中益气汤加减，药用：党参、白术、茯苓、炙甘草、北黄芪、桔梗、法半夏、陈皮、白芍、白茅根、腊瓜，杜仲、五加皮、女贞子、旱莲草、鸡内金、砂仁。

二诊：服20剂，恶心止，大便成形，一日3次，纳食增进，浮肿消退，小便增多，血压降至130/90毫米汞柱，二氧化碳结合率39vol%，尿素氮48mg/dl，尿蛋白（＋），但感觉全身怕冷，以腰膝为甚，舌淡红苔薄白，脉弦缓而弱。仍以上方去茅根、女贞子、旱莲、腊瓜，加苡米、附片、怀山药、澄茄以健脾助化兼顾损及之肾阳。

三诊：30剂后，病已明显向愈，浮肿全消，化验指标均正常，用六君子汤加减以善其后，随访五年无反复。

评析：患者病情危重，肝心脾肺肾五脏之症皆见，阴阳两虚而以气阴两虚为主，尚有湿浊内停、升降失常、气化不利。面对如此繁难复杂之证，刘老稳如泰山，从阴阳入手，先调其主损之气阴，再顾及已损之肾阳，然而关键在脾胃。脾胃不能纳化，徒调阴阳无益也。具体方药中，则六君加鸡内金、砂仁、山药、澄茄健脾胃以助纳化，杜仲、五加皮、附片、女贞子、旱莲草补益其肾之阴阳，妙在桔梗配黄芪以"提其中气，气升则水自降，盖气承载其水也"。

病案5：左某，女，34岁。患双下肢及胸部有散在的出血瘀点，牙龈出血，月经量多，经期延长，血红蛋白9g/100ml，血小板6.4万/立方毫米，诊断为"血小板减少性紫癜"。

诊见面色苍白，双下肢有陈旧性出血斑点，如芝麻绿豆大，并混合有新出血点，伴头晕、心悸、口干，食纳尚可，大便干结，腰酸痛，夜尿多，舌质淡红而干，无苔，脉弦细数。

诊为肾虚阴损，血热妄行。

治滋肾养阴，凉血清热。

药用：制首乌、生地、茯苓、炒丹皮、女贞子、赤芍、旱莲草、阿胶、骨碎补、蒲黄炭、牛角片（另熬一小时兑服）、青盐（泡水漱口）。

复诊：服30剂，紫癜逐渐消失，口鼻牙龈未再出血，月经量已减少，血红蛋白10g/100ml，血小板11万/立方毫米，舌质淡红苔润薄，脉弦细。血热之标证已除，脾肾亏虚之本已露，原方去生地、丹皮、赤芍、牛角凉血之品，加党参、白术、当归、熟地、大枣、桂圆肉。服30剂后，诸症消失，血红蛋白12g/100ml，血小板16万/立方毫米。

评析：患者既有肾阴虚损，脾气亏虚之本证，又有血热妄行之标证。刘老治分两步，第一步滋肾养阴、清热凉血，养阴以培阳，阴足阳守则阴得其平而阳得其秘，凉血以静气则气静血宁。待阴亏血热改善后，再以滋补脾肾，先后二天并重，充分体现了刘老调气血燮阴阳归宗脾胃的学术思想。

综合分析刘老上述诸案，不难看出，刘老调气血燮阴阳无不是建立在以脾胃为关键为重点为法要的学术基础之上。如理气慎用刚燥，恐伤胃阴；养阴又慎用滋腻，恐伤脾气。且临证处方时，常配伍麦芽、鸡内金、生北山楂、澄茄、砂仁等以健脾助化，顾护胃气，亦寓资助后天，以培养先天之意。实从土生万物，居中州而交通金木水火，为气机升降出入之机，亦即从脾胃属土，位居中州以溉四脏，能生化气血，为后天生命之根本入手也。

五、刘炳凡妇科学术经验概要

刘老常说："治病必须治人，治人必须重视脾胃，因脾胃有如人体的内燃机，其功能所至，如纳化饮食，生会营卫，充五脏，实四肢，外关九窍，内养七神，固护卫表等，皆以脾胃之气为本，使治而不治者，达到不治而治。"刘老这一思想，既是理论的高度抽象，也是实践经验的集中体现。观其60余年的临床实践，无不是这一学术思想的深刻反映。内科如是，妇科亦复如是。兹以此为线索，将其60余年所积累的妇科学术经验，以从学术见解与临床经验两个方面进行分析研究，钩玄提要，供同道参考。

（一）学术见解

在妇科领域里，能深刻体现刘老独特学术见解的观点，最主要的有"脾为女子之本论"、"通补奇经论"两个方面，分述如下。

1. 脾为女子之本论

前人有"肝为女子之先天"说，后世从之者多。又因有"经水出诸肾"、"胞胎系于肾"的学术观点，因此，妇科从肾立论者，亦复不少。但刘老认为：女子以血为本，而血之生化在脾胃，故认为"脾胃为女子之本"。

现在根据我们的理解，从经、带、胎、产等四个方面，作一初步而粗浅的研究。

（1）脾胃与月经

月经之常乖，虽以"天癸至"、"任脉通"为条件，但与太冲脉气血的盛衰，尤为密切。正如清代沈又彭所说"月事是经血，由太冲而来……月事不来、不调及崩，是血病，咎在冲脉，冲脉隶阳明"（《沈氏女科辑要》江苏科学技术出版社，第1页）。冲脉为涵蓄、贮存和调节脏腑经络气血的脏器，有"血海"之称，但其气血之盈亏，又直接受脾胃功能旺衰的影响。脾胃功能旺盛，气血生化有源，则气血充足而冲脉有血可藏，血海满盈，故月经应时而下；脾胃功能衰弱，则气血生化不及，冲脉无血可藏，血海不能应时而满，因而，可导致月经后期、量少、闭经、不孕等病症的发生。脾为统血之脏，若脾气不足，血失所统，则又可导致月经先期、量多、崩漏等病症的产生。月经之发生，以天癸为物质基础，而天癸是先天之精气发展到一定时期的产物，胎孕亦源于先天之精气而系于肾，由此可见，妇科病与肾的关系尤为密切。然则，先天之精气主要依靠后天水谷之精气的不断充养，始能保持其"实而不满"的充盈状态而发挥正常的生理功能。故刘老常常告诫我们："临床中应注重后天脾胃的调理，即使肝肾有亏，亦应重视调理脾胃，因为只有资助后天，才能滋养先天。"关于先后天的关系，陈修圆学说可为刘老经验之张本。陈修圆说："人之即生，以后天生先天，全赖中宫输精及肾，而后肾得补益。"（陈修圆《女科要旨》，福建科学技术出版社）由此可见，先天精气（肾）的盈虚与后天精气（脾胃）的盛衰，直接相关，并受其影响，可见"经水虽出诸肾"，而实资仰于脾。

（2）脾胃与妊娠

妊娠之后，胎儿全赖脾胃化生的气血以滋养。脾胃强健，气血生化有源，则胎儿得养而发育正常。反之，则胎儿失养而发育受到影响，因此，有"胎儿生发虽主肝肾，而长养实关乎脾胃"（张璐《张氏医通》，上海科学技术出版社）之说。综此以观，可知胎孕虽与肾密切相关，但其长养实赖于脾。

（3）脾胃与带下

带下为妇女生理之常。脾肾藉蕴，气血充盈，则带下绵绵，滋润阴窍，勿令燥涩。若脾肾不足，精气血液不能化生带液，阴窍带液减少，则将失其滋养滑润而干涩疼痛。

水湿之运化，脾为其主。若脾运失司，则水湿不行而为病理之产物。若此水湿之邪偏渗阴窍，则滋养阴窍之生理带下又转而为带下之病矣。因此，带下之病，虽关乎带脉，而实为脾肾功能失常所致，是以带下之病，又当以脾肾为主。然则，肾中精气之衰旺，实又与脾胃功能之常乖相消长。倘脾胃健运，纳化有常，则既可转水谷之精微充肾以养肾，使肾之蒸腾气化有常，肾之蒸腾气化有常，则自无水邪之害；又可运化水湿，使水液代谢正常，水液代谢有常，则自无水湿偏渗之害。是以带下生理病理，实与脾胃之关系最为密切。

（4）脾胃与产后

临产失血过多，则产后抗力减弱而容易患病。虽则病因于产后失血，但气随血耗，实则气血俱不足之证也。然则，气血生化之源头在脾胃，果脾胃健运，则纳化有常，而能运化吸收水谷精微，化生气血以复产后之虚，是以产后之康复与调理，实与脾胃最为相关。

刘老综合上述脾胃与妇女生理病理特点的关系之认识，在其长期的临床实践中，提出了"脾为女子之本"之新观点。这一学术见解，既有其深厚的理论渊源（如上述），又有其深厚的实践基础（以下再论），具有普遍的指导意义。

2. 通补奇经论

冲任督三脉，皆起于胞中，而胞宫又是主月经与孕育胎儿的主要器官，带脉则环腰一周，以约束诸经，与带下相关。女科有别于男子者，在有经带孕产。故知冲任督带四脉与女科关系之密切。《黄帝内经》载："女子二七而天癸至，任脉通，太冲脉盛，月事以时下，故有子。"（《素问·上古天真论》）可见，妇女月经的正常来潮，及胎儿之孕育，除了"天癸"这个基本物质"至"以外，"任脉通"、"太冲脉盛"亦是最基本的条件。

从生理的角度分析：为"阳脉之海"的督脉，具有调节阳经气血的作用，且能统摄诸经阳气，温煦胞宫；为"阴脉之海"的任脉，具有调节阴经气血的作用，且能主持诸经阴气，滋育胞宫，主持胎孕；有"十二经脉之海"、"血海"之称的冲脉，有涵蓄调节十二经气血的作用，为全身气血的要冲。月经的主要成分是血液，故与之直接相关。

从病理的角度考虑：若冲脉血海空虚，则十二经之气血亦因之而不足，故此可出现月经不调，经行量少，或孕则胎萎不长；冲脉气血滞涩不利，则十二经之气血亦因之而不利，故此可出现少腹、小腹胀痛，月经不调。任脉虚损，则不能滋育胞宫及妊养胎元，可引起月经过多、崩漏、胎漏等冲任亏损之变；若任脉不通，则可能出现痛经、月经后期、月经量少、闭经等病症。督脉不固，带脉失约，既可出现腰腿酸痛、月经漏下不止等病症，亦可出现带下绵绵、不孕、堕胎、小产等病症。基于奇经与胞宫及女性生理病理之密切关系，故治疗应注意奇经用药。虽然，前人有"八脉隶于肝肾"、"治肝肾之药，即是奇经之药"的说法，但刘老认为：从实践的观点看，治肝肾之药，并不能尽达奇经。因此，刘老极为赞赏叶天士"论女科，须究奇经"的论点。对叶天士用奇经药治疗妇科疾病的经验，做了深入的研求，并在临床实践中运用总结，因而形成了他自己的比较系统的用药经验。如以鹿角胶、鹿角霜、紫河车、骨碎补、附片、肉桂、巴戟天、紫石英等以温补督脉，用菟丝子、龟板、龟胶、阿胶、杜仲、潼蒺藜、枸杞子等以滋补任脉，用桑螵蛸、金樱子、芡实、鹿角霜、山药、白术等固涩带脉，用紫石英、半夏等以镇摄冲脉等。

此外，月经病异常日久，离经之血，即是瘀血，且"久病必有瘀"。瘀血阻滞经脉，任脉气血运行不畅，则血又难循经脉而溢出脉外，故可发生月经量多，月经先期，经期延长、崩漏等病症，如河床淤塞，河水四溢。若仅为脉道瘀塞不利，则又可发生月经量少，月经后期，经期延长、闭经、癥瘕、不孕等病症。因此，不仅要保持奇经精气充足，冲脉气血旺盛，注意用药调补奇经，而且应注意保持任脉、冲脉气血通畅，注意通调奇经药的运用，如当归、川芎、桃仁、玄胡、香附、益母草、䗪虫、水蛭、桂枝等。

刘老基于上述认识，认为"究奇经"，不是一味地只注意奇经精气不足之虚证而用补奇经之法，而是还要充分注意奇经经脉之滞而用通利奇经之药。因此，对叶天士"论女科，须究奇经"之说，结合他自己的实践认识而予以发挥，提出了"通补奇经"之说。此说既有其深厚的理论基础，亦有丰富的实践依据，试举病案一则，以印证之。

不孕案：肖某某，26 岁。婚后 4 年不孕，月经尚属正常。只是晚上常有腹痛胀，阴道分泌物减少，有时感腰背痛，精神不振，舌质淡红，苔薄白，脉弦小。证属奇经虚损，冲任气血不利。方用归芪六君子汤加味健脾助化，资助后天以培养先天以顾冲任之虚，以菟丝子、杜仲、枸杞补任脉之精气以助孕，佐温经活血，化瘀通络疏通任脉冲脉脉道之品，以保持冲任之通畅。处方：北黄芪 18 克，当归 12 克，党参 12 克，白术 10 克，云苓 12 克，炙甘草 5 克，广陈皮 5 克，半夏 5 克，鸡内金 3 克，西砂仁 3 克，菟丝子 15 克，杜仲 12 克，枸杞 12 克，白芍 12 克，附片 3 克，丹参 12 克，鸡血藤 15 克，水蛭 10 克，肉桂 1 克（同煎）。水煎服，每日一剂。守法守方，稍事调整，坚持治疗 4 月余，诸症消失而孕。

（二）经验钩玄

近几十年来，就诊于刘老的病人，绝大部分都是久经常法治疗而无效的难治性疾病。病情复杂，因此，刘老愈疾，常数法并用，所谓有杂合之证即有杂合之方，药味亦常在 14～19 味之间。看似杂乱无章，漫无纲纪，变化无常，然则万变不离其宗，法虽多，却无一不是"治病必须治人，治人必须重视脾胃"的具体体现。有制之师，如韩信将兵，多多益善。兹以我们研究组搜求到的临床资料为据，从治法的角度分析介绍，以点带面，意在以此而窥刘老妇科临床经验之一斑。

1. 药取中正平和，重在健脾养阴理血

"治病必须治人，治人必须重视脾胃"、"脾胃为妇女之本"，这是刘老一贯的学术主张，故以健脾助胃资其气血生化之源而图本的治法，也就成为刘老治疗妇科疾病的基本大法。这一治法，既有其理论渊源，又有其实践基础，符合科学的抽象这一科学的原则。因而，投剂辄中。妇女以血为用，血常不足，是其生理之常；月经以太冲脉冲盛，任脉通为基本条件。因此，刘老在健脾助胃的同时，常结合养血补血以盛脉，活血化瘀以通任脉，为正常经行创造良好的条件。又因为精血互化，经病日久，不仅气血耗损，经脉滞涩，且阴亦受伤，故刘老常在健脾理血的同时，结合养阴之法。刘老认为：补阴养阳之法，不可忽视。只有补阴以培阳，才能保持阴阳中和平衡的状态，机体的动态平衡才能维持，疗效才能巩固。否则，仅补脾益气，气虽可复而阴不足以复丽之，则其效也必不能久长。因此，刘老常常综合健脾理血养阴之法于一法之中，作为妇科疾病治疗的基本大法。具体方药，亦常相对稳定。如健脾助胃方面，常选归芪六君子汤（健脾益气，养血生血）或丹芪六君子汤（健脾益气活血）加鸡内金、麦芽或山楂（又能养阴生津、活血消积）、砂仁（又能醒脾化湿）、澄茄（又能温中消胀）等；理血方面，常选当归、白芍、丹参等活血养血补血，选蒲黄、灵脂、元胡等活血行血止痛，常选蒲黄炭、灵脂炭、荆芥炭、仙鹤草、（前3味被同行誉为刘氏三炭）活血行血止血，常选桃仁、水蛭、地鳖虫等攻逐凝瘀，通经开闭。养阴方面：常选女贞子、旱莲草或生地、白芍、怀山药、枣皮之属。如此方药，看似平淡，而实寓神奇。盖此平淡，实为精纯，乃针对妇科疾病的根本矛盾而立法组方者，绝非泛泛之轻描淡写者可比。此平和中正之方正与老庄无为之大道同理，大

道无为因而无所不为，其偏、倚、峻、险、怪异之有为取巧者，岂可与之同日而语。天地无为，日月因之而行，万物因之而生。造化之机，自自然然，平平常常而神妙莫测。是知天地之间，凡神奇者，无不精纯，凡精纯者，无不平淡（虽然，平淡者，未必尽神奇），切不可等闲视之。刘老此平淡之方，来自60余年的锤炼，起危笃、决疑难，愈人之难愈，治人之不治，于平正之中见功夫，稳重之中获奇效。兹举月经先期、月经量多、经期延长、经漏、崩漏、闭经等六种不同的病症，以资隅反。

月经先期案：郑某某，48岁。近半年来，月经常提前8天左右，量多，且淋漓不尽，常延至7天以上。伴面浮、乏力、口干、乏味，大便1日2次不稀，舌质淡红、苔薄白、脉沉细。治宗健脾、理血、养阴大法，方用黄芪六君子汤加砂仁、鸡金，益气健脾助胃，三炭、仙鹤草活血行血以止血，二至丸、怀山药养阴补阴。以其面浮（面肿为风）故加桑叶启皮毛，宣肺气而疏风邪，黄芪配茯苓，亦可益气利水消肿，故不再增利水消肿药；以其口干，故另用参须，木蝴蝶泡水代茶饮，益气生津以润燥。处方：黄芪15克，党参12克，白术10克，茯苓12克，甘草3克，陈皮5克，半夏5克，西砂仁3克，鸡内金3克，蒲黄炭10克，灵脂炭10克，荆芥炭3克，仙鹤草15克，女贞子15克，旱莲草10克，怀山15克，桑叶10克。水煎服，每日1剂。另方参须10克，木蝴蝶3克，泡水代茶饮。先后来诊3次，守方不变，服药40余剂，月经准期，量中，5天尽，余症次第消失而愈。

月经量多案：郑某某，47岁。近年来月经量多，每次约用纸2~4包，第2~3天量多如注，后淋漓不尽，迁延10余日，且常先期，甚或1月两次，经色黑，夹紫黑凝块。伴腰痛，手足心热，眠差梦多，神疲气短，肢软无力，食少纳呆，口干喜热饮，二便可，舌质淡红，苔薄白，脉沉小。西医诊为功能性子宫出血、更年期综合征。治从健脾、理血、养阴入手。方用黄芪六君子汤加西砂仁、鸡内金，益气健脾助胃，三炭、仙鹤草活血化瘀止血，二至丸养阴。以其眠差梦多，故加炙远志、枣仁，养心安神以改善睡眠质量。处方：北黄芪15克，党参12克，白术10克，茯苓12克，甘草3克，广陈皮5克，半夏5克，鸡内金4克，西砂仁4克，蒲黄炭10克，灵脂炭10克，荆芥炭5克，仙鹤草15克，女贞子15克，旱莲草10克，酸枣仁10克，炙远志3克。水煎服，每日1剂。先后就诊4次，服药50余剂，除月经周期仍不准外，余症全部消失，直至顺利渡过更年期。

经期延长案：王某某，23岁。近半年来，经期延长，淋漓不净10余日，呈浓咖啡色。伴经前轻度不适，腹痛，舌淡苔薄，脉细弱。以健脾理血养阴为治。方用归芪六君子汤加鸡金、麦芽，益气养血，健脾助化，三炭、仙鹤草活血止血，二至丸养阴。处方：北黄芪12克，当归10克，党参12克，白术10克，茯苓12克，甘草3克，广陈皮5克，半夏5克，蒲黄炭10克，灵脂炭10克，荆芥炭5克，仙鹤草15克，女贞子15克，旱莲草10克，鸡内金5克，麦芽12克。水煎服，每日1剂。共服28剂，月经期、量、色、质均恢复正常。

经漏案：罗某某，23岁。稍劳累或房事后即阴道流血已10个月。颜色先鲜红后转暗红色，为血性分泌物淋漓约3天。伴经期延长、经量多夹凝块，经前腹胀，腰痛，大便稀，日行2次，舌质淡红，苔薄白，脉弦细，治宗健脾理血养阴大法。方用归芪六君子汤，加砂仁、鸡内金益气生血、健脾助化，三炭活血化瘀止血，二至丸养阴。以其经漏日久，加白及敛涩小血管以止血；以其伴腰酸痛，加怀山、枣皮养阴补肾以止腰酸痛。处方：黄芪15克，当归10克，党参12克，白术10克，茯苓12克，甘草5克，广陈皮5克，半夏5克，西砂仁4克，鸡内金4克，蒲黄炭10克，灵脂炭10克，荆芥炭5克，仙鹤草15克，女贞子15克，旱莲草10克，白及12克，怀山药12克，枣皮10克。水煎服，每日1剂。服药14剂，漏血已止，腰痛减轻，故于原方中去白及、怀山药、枣皮，加白芍柔肝以利藏血，又协二至丸以养阴，加澄茄温中以助化。14剂后，患者自动停药，2月后复发，服2诊方28剂，病愈未发。

崩漏案：张某某，35岁。经常月经量多，经期紊乱，偶因劳累，血崩如注，西医诊为"功能性子宫出血"，治疗无效。诊见：面色㿠白、睑、唇、舌俱淡，爪甲失华，血仍未止，夹凝块，腰腹作痛，但欲饮水不欲食，伴头晕、心悸、失眠、神疲、气短、懒言，脉弦细涩。治宗健脾理血养阴大法。方用归芪四君子汤，益气健脾统血，三炭活血止血，二至丸等养阴，另加酸枣仁、远志、大枣等补血养心安神。处方：黄芪15克，当归10克，党参12克，白术10克，云苓12克，甘草5克，蒲黄炭10克，五灵脂10克，荆芥炭5克，仙鹤草15克，酸枣仁10克，远志（炙）3克，大枣4枚，女贞子15克，旱莲草10克。水煎服，每日1剂。服药3剂，出血停止，去黄芪加骨碎补15克，丹皮炭10克，并以盐水漱口，降其浮火以愈其牙龈出血。4剂后，去止血药，另加龙眼肉补血养心，鸡内金、麦芽健胃助化以善其后。28剂，食纳增，面红润，月经亦正常。

闭经案：孙某某，25岁。18岁起，月经愆期，量少色淡，经后隐隐腹痛，诊时已停闭4月余，伴头昏、神疲体倦、面色无华，口干纳差，腰酸怕冷，脉细弱，治以健脾生血。方用归芪六君子汤加白芍、大枣益气健脾生血补血，酸枣仁、炙远志、桂圆肉补血养心，肉桂补督阳以温经脉。处方：黄芪15克，当归12克，党参15克，白术10克，茯苓12克，甘草5

克，陈皮5克，半夏5克，白芍12克，酸枣仁10克，炙远志3克，桂圆肉12克，肉桂3克，砂仁4克，大枣4个。水煎服，每日1剂。服14剂，精神好转，头昏减轻，食纳稍增，去桂圆肉，加枸杞12克，女贞子15克补肝肾以养任脉，鸡内金、麦芽健脾胃而助消化，合归芪六君子汤等益气补脾生血以盛冲脉。又7剂，月经来潮。以归芪六君子汤加味以善后，月经恢复正常。

2. 法宗随证治之 变通灵活有序

健脾理血养阴大法，立足于经血之本气血，生命之本阴阳，而以后天之本脾胃为旨归。环环紧扣，着眼于人与病的根本矛盾，妇科疾病发生的普遍规律及妇女生理机能的特点，注重整体调节。故有普遍的适应性，而能广泛地应用于妇科临床，为妇科多种疾病最常用、最基本的治疗方法。上述所引六例不同的病症，就都是以健脾理血养阴大法治愈的。然则，此基本治法，只是针对妇科疾病的主要矛盾、普遍规律确立的，因而只具普遍的适应性，而不具特异的针对性。因此，从临床实际来看，对那极为复杂、千变万化的临床疑难疾病就不可能也不应该死守成方，不予变通，否则，就会陷入形而上学的泥坑，而不可能取得好的疗效。临床上虽以抓主要矛盾、掌握普遍规律为最首要、最关键的大问题，但是，如果忽视了发病的次要矛盾，忽视了疾病发展过程中矛盾的主要方面及其矛盾的转化规律，忽视了各种疾病的特殊矛盾，忽视了病人的个体差异性，就不可能有效地解决矛盾、战胜疾病。因此，刘老在临床中，特别注意处理好一般矛盾与特殊矛盾的关系，处理好主要矛盾与次要矛盾的关系。抓住矛盾的主要方面，根据矛盾转化的规律，或促进矛盾转化，或控制矛盾转化，发挥整体调节之长，促其恢复新的动态平衡，故特别注意在健脾理血养阴的同时，针对病人的个体差异性及病、证、症的不同，加减化裁，灵活变通，活活泼泼，泛应曲当，真可谓病千变，药亦千变。然则，万变不离其宗，这"宗"就是"治病必须治人，治人必须重视脾胃"。但是这种变通，不是漫无纲纪、茫无定见的乱变，也不是头疼医头，脚疼医脚的庸浅之对症而变。而是有原则、有统御，变化之中有不变。虽千变万化，而仍不失为有制之师，是以能出奇制胜，愈人所不能愈，治人所不能治。这种有纲纪、有统御之变，是原则性与灵活性的高度统一，是有规律可循的，切不可等闲视之。

从我们对刘老妇科临床经验的分析研究来看，其方药变化，虽然繁纷复杂，但概括起来，我们认为可以从以下两个方面进行把握，即"不变之变"与"变而不变"。

（1）不变之变

所谓不变之变，是指在"治病必须治人，治人必须重视脾胃"这个基本原则及理血、养阴法和主要方药不大变更的前提下，根据各个不同疾病（包括中医的病、西医的病）的特殊矛盾和次症（或曰兼证）及个体差异性的不同而增损药物以治之的方法。这种变化的方法，又有三种不同的变化规律。即药随病变，药随证变，药随人变。

①药随病变

所谓药随病变，实际上是在基本方药的基础上，针对各病的基本病机或根本病因起特异性治疗作用的药物，相当于现在常说的专病、专方、专药（其内容不完全相同）。这条用药思路，取法于张仲景（如《辨病脉症并治》及茵陈治黄疸，瓜蒌、薤白治胸痹之类）、徐灵胎（如"一病有一病之主方，一方有一方之主药"，换句话说，也就是"一病有一病之主药"）等历代医家而又有所发挥。如同是需要用活血药，若遇崩漏、月经量多等属于出血性病症，常用刘氏三炭之类；若遇痛经等病症，则常用生蒲黄、五灵脂、元胡索等品；若遇闭经、不孕症等病症，则又常选水蛭、肉桂、蟅虫之属，等等。又如同是需要养阴补肾，一般病症，常先杜仲、怀山药、枣皮之类；若遇不孕症，则常选枸杞、菟丝子、杜仲、补骨脂、鹿角霜等调补奇经之品；若遇习惯性流产则更增怀山、枣皮、桑寄生等补脾肾固胎元之品；若遇妊娠腰痛，则又减性温之鹿角霜（兼有活血作用）、补骨脂等。再如同是需要安神，一般病症，习加酸枣仁、炙远志之类；若遇脏躁则常加甘草、小麦、大枣、百合等品；若遇更年期综合征，则又常加龙齿、小麦、百合等品。又如乳胀，常加鹿角霜、腊瓜之类，乳房肿块则又常加土茯苓、土贝母、鹿角霜（片）、丝瓜络、橘核、蒲公英等品……此类变化甚多，且常是提高疗效的关键。

试举病案二则，供参考。

闭经案：魏某某，37 岁。1979 年产后大出血，当即昏迷，后继发闭经，久治无效。1990 年 1 月用激素催经，用药 1 月，则经潮 1 月，停药则停经。诊见气短乏力，稍劳则腰酸痛，咽中异物感，咽干，体肥，舌质淡红，苔薄白，脉细。证属血虚闭经，累及于肾，奇经受损。以归芪六君子汤加味，既健脾胃以资气血生化之源，又能补气以生血，还可以通过对后天的培养以资助先天；用杜仲、补骨脂、鹿角霜温补奇经以壮任督；用白芍、附片、水蛭、肉桂温经化瘀而通冲任，为月经来潮，创造良好的环境，使"天癸至"、"任脉通"、"太冲脉盛"。处方：北黄芪 20 克，当归 12 克，党参 12 克，白术 10 克，云茯苓 12 克，甘草 5 克，杜仲 12 克，补骨脂 5 克，鹿角霜 15 克，白芍 12 克，附片 3 克，水蛭 10 克，肉桂 1 克（同煎），广陈皮 5 克，半夏 5 克，澄茄 3 克，鸡内金 5 克。水煎服，每日 1 剂。守方服 1 月，月经来潮，仍用归芪六君子汤加味健脾助化，培补气血生化之源以善后，去水蛭、肉桂，增枸杞 12 克，女贞子 15 克以养任脉，又服 1 月，月经恢复正常。

痛经案：陈某，24 岁，痛经 6 年余。月经来潮第 1 天小腹痛，甚则面色苍白，月经延期 5 天，量中色黑夹瘀块，自觉畏寒，纳差，舌质淡红、苔薄白，脉细。证属寒凝血瘀之痛经，刘老仍用归芪六君子汤加味益气健脾助胃以"治人"为主，佐以温经化瘀通脉止痛之品。处方：生北芪 12 克，当归 10 克，党参 12 克，白术 10 克，云茯苓 12 克，甘草 5 克，生蒲黄 10 克，五灵脂 10 克，白芍 15 克，附片 3 克。水煎服，每日 1 剂。计服药 28 剂，纳增，症失，再无痛经之苦。

②药随症变

所谓药随症变，其变化的方式与药随病变基本相同，即在基本方药的基础上，增加能减轻或消除次要症状的药物。如他病兼月经量多，加三炭、仙鹤草之类以减少月经量；兼痛经，加生蒲黄、五灵脂、元胡索之类以减轻或消除疼痛；又如兼见头昏头痛，则加天麻、白蒺藜、钩藤之类，以熄风平晕止痛，或加白芍、桑叶、菊花之类，以柔肝祛风止痛；兼见口眼歪斜，则加全蝎、蜈蚣、桑叶之属以正之；兼见腰痛，则加杜仲、怀山药、枣皮之类以缓之；兼畏寒怕冷或手足冷或遇冷水则小腹疼痛或带下增多，则加白芍、附片等品以温之；兼见恶心而苔腻者，则加藿香、西砂仁以化之；兼见呕吐者，则加锈铁一块烧红入黄连少许水兑药以镇之，或加旱半夏生姜等以止之；兼见腰酸足软而肿者，则加杜仲、五加皮之类以消之；兼见关节痹痛，则加常春藤、鸡血藤、青风藤、桑枝之类以通之……此类加减十分灵活，改善或消除次要症状，对整个疾病的治疗及减轻患者的心理压力，消除患者的疑虑，增强治愈的信心，均具有十分积极的意义。

试举两例，以资隅反。

经间期出血案：王某某，21 岁。经尽 10 天后，阴道又流出少量色不鲜之血液，淋漓 3～4 天即止，如是者已 2 年。伴经行提前 5~7 天不等，经行小腹隐痛，左胁下隐痛，眠不稳而梦多，兼见面部红色丘疹而痒。舌质暗红，苔白微腻，脉弦细。证属脾虚血滞之经间期出血。方用归芪六君子汤加味健脾统血，培补化源；三炭之类化瘀止血；二至丸、怀山补阴。以其兼症面部丘疹搔痒，故加苡米、白芷、白蒺藜，且以土茯苓易茯苓，疏风祛湿止痒。再配合外治，用白及磨水外搽。内服方：北黄芪 15 克，当归 10 克，党参 15 克，白术 10 克，土茯苓 15 克，甘草 5 克，广陈皮 5 克，半夏 5 克，苡米 15 克，白芷 10 克，白蒺藜 12 克，鸡内金 5 克，蒲黄炭 10 克，灵脂炭 10 克，荆芥炭 5 克，女贞子 15 克，旱莲草 10 克，怀山 15 克。水煎服，每日 1 剂。前后经过 4 诊，服药 35 剂，经间期血止，余症消失，月经正常。

产后口眼歪斜案：韩某某，27 岁。产后 20 余天，面部左侧渐歪，鼻唇沟消失，眼不能闭合，自觉面部麻木，两侧太阳穴痛甚，耳鸣，视力模糊，病属面神经麻痹。诊时语言仍不利，恶露未尽，然汗出，乳汁少，纳尚可，但食物常自流出，口干，疲乏无力、大便干结，几日未行，睡眠亦差，舌质淡红，苔薄白、脉细缓。证属产后气血两虚，风邪乘虚而入，损伤络脉。方以归芪四君子汤益气健脾生血，二至等养阴，丹参、全蝎、蜈蚣等疏风通络，外用蓖麻子研细、鳝鱼血调敷患侧面部。内服方：北黄芪 12 克，当归 10 克，党参 12 克，白术 10 克，云茯苓 12 克，甘草 5 克，女贞子 15 克，旱莲草 10 克，怀山药 12 克，枣皮 10 克，丹参 12 克，白芍 12 克，附片 3 克，桑叶 10 克，全蝎 3 克，蜈蚣 1 条。水煎服，每日 1 剂，14 剂。服后口眼歪斜明显好转，饮食能控制不自流出，眼能闭合。前方减术附，加珍珠母、龙齿、枸杞、菊花 14 剂，诸证消失，与四君子汤合三五七散加减而收功。

③药随人变

所谓药随人变，是指在基本方药不大变更的情况下，针对患者的个体差异性诸如体质之差异，心境之不同，生活习性之相异，年龄之老少等多方面的因素而增减药物的一种方法。如素体阴亏，则加女贞子、旱莲草等品；素体阳气不足，则加附片、桂枝等品；尿频多者，常加金樱肉、芡实；常便干结者，常加首乌、当归、大云等品；性常急躁者，加百合、地黄、小麦之类……此类变化，极为常用，因人施治，因极易理解，故不再举例。

（2）变而不变

所谓变而不变，是指患者的主证已变，主要方药亦已相应地做了大量的改变，甚至可以说是面目全非了，但是，全方的主旨"治病必须治人，治人必须重视脾胃"没有改变。这种变而不变，最常见的变化有两种情况，分述如次。

①主证反映的是气阴不足证，故治法的侧重点改为"益气养阴、养胃生津"，因而其主要方药亦相应地改为太子参（或明党、条参、生晒参、洋参之类）、沙参、丹参、怀山药、茯苓、甘草、广陈皮、半夏、北黄芪、当归、生北山楂、麦芽之类，益气养阴生津；兼肝肾不足者，再增首乌、肉苁蓉、生地、女贞子、旱莲草之类，以补养肝肾之阴；再佐以对病、对症起特异治疗作用及针对个体差异性而调理的药数味。观此组方，与前述健脾助胃之基本方药已大不同，但其"治病必须治人，治人必须重视脾胃"的主导思想没有改变，是十分明显的，试举两例，以资参证。

闭经案：某某，26 岁，数年来月经后期，且经量少，此次经闭已 4 月余，头晕，面色㿠白，神疲体倦、口干、腰酸、食纳差、舌苔薄白，舌质淡红，脉细弱。以益气、养胃、生津之法为治。用条参、沙参、丹参、黄芪、当归、甘草益气养胃生津以顾后天之本，白芍、女贞子、旱莲草又能养肝肾之阴，使先后天均能受益，更佐活血通经、健胃助化之品。处方：条参 12 克，沙参 12 克，丹参 12 克，黄芪 15 克，当归 10 克，白芍 12 克，女贞 15 克，旱莲 10 克，甘草 3 克，山楂 12 克，麦芽 12 克，鸡内金 4 克，砂仁 3 克。水煎服，每日 1 剂。守方服 40 余剂，精神好转，口干消失，食纳增加，月经来潮，量中、色红。为巩固疗效，嘱患者每月月经来潮之前，服上方 5 剂，保持月经正常来潮。

脏躁案：刘某某，38 岁。患"神经官能症"3 年余。近年加重，失眠多梦，反复出现胆怯、心慌，有时心烦，精神不爽，悲哭、乱语，体健，纳差，神志沉默，表情淡漠，舌质淡嫩，苔薄白，脉弦细。证属脾胃之阴不足，心肾之气不交、神不守舍之脏躁。治以益气、养阴、宁神为法。方用太子参、沙参、丹参、玉竹、怀山药、白芍、甘草等益气养阴，脾胃之阴得养，则"浊气归心"，"输精及肾"而心肾受益，再佐养心镇静、宁神之品。处方：太子参 15 克，沙参 12 克，丹参 10 克，怀山药 12 克，玉竹 15 克，白芍 12 克，甘草 10 克，柏子霜 10 克，枣仁 10 克，龙眼肉 12 克，珍珠母 15 克（先煎），龙齿 15 克（先煎），鸡内金 3 克，麦芽 15 克，大枣 10 枚，黄连 1 克，锈铁一块（锈铁烧红入黄连水兑药服，以下气镇逆除烦）。水煎服，每日 1 剂。服药 7 剂，诸症悉减，去柏子霜加生地 15 克，再服 15 剂，诸症渐次消失，精神振作。

②主症反映出阳虚的证征，故治法的重点，亦改为"温阳补气"。如反映出脾阳不足为主而又寒邪凝滞者，常以桂附理中汤加减以固本；若反映为典型的肾阳不足证，则在用桂附地黄丸的同时，必佐砂仁、澄茄、鸡内金之类，健胃助化兼顾后天脾胃这个根本。在治本的同时，仍佐以对病，或对症或针对个体差异而调整之的药物数味，试举病案 3 则，以资佐证。

白带案：彭某某，42 岁。以少腹腰部胀痛、大便溏，反复发作 2 年余请刘老诊治。主诉头晕、恶心欲吐，渴喜热饮，小腹有下坠及冰凉感，腰部有叩击痛，月经后期，经色淡，白带清冷如涕，疲倦、食纳差、大便时溏，舌质淡，苔白滑，脉沉弦细。证属脾阳不足，寒湿凝滞证。治以温补脾阳为法，用附子理中汤加味治之。处方：附片 5 克，肉桂 3 克，党参 12 克，白术 12 克，干姜 10 克，炙甘草 5 克，小茴香 5 克。水煎服，每日 1 剂。守方服 15 剂，月经正常，带下亦止，症状消失，精神振奋，逐渐康复。

崩漏案：王某某，27 岁。患血崩，前医用凉涩补药治之更剧，且腹部作痛，痛时有形如块如核，四肢厥冷，舌质淡、苔润白，脉弦涩。证属血瘀崩漏，为寒凝所致。治以活血止血，温经散寒止痛，通其经脉、解其寒凝，先治其标。处方：当归 12 克，桂枝 10 克，白芍 12 克，炙甘草 5 克，吴萸 10 克，木通 5 克，细辛 3 克，五灵脂（炒尽烟）10 克，生蒲黄 10 克，元胡 10 克，生姜 10 克，大枣 4 枚。水煎服，每日 1 剂。初服 1 剂，继以热粥（助胃气、散寒凝）、覆被以温之，身微热似有汗，厥回痛止，连服 3 剂，下黑色凝块甚多，腹痛不作，崩漏亦止。继以温经汤调理，六君子汤加味补脾胃而善后。

子痫兼子瘖案：彭某某，19 岁。妊娠近 9 个月，一日因劳累过度，遂觉头眼发黑，仆倒不知人事，手足抽搐，口吐白沫，灌以姜汤，良久渐醒，但醒后全然不语，越一二日又晕去，医巫罔效，其夫叩诊于刘老。病人醒时手支头按胸，头昏胸痞之状，舌微青，苔白滑，六脉滑疾流利，劲切有力，诊为风痰上升兼肝胆有郁之子痫并发子瘖。用熄风降痰法以治其子痫，子瘖乃胎压肾系，不必服药，分娩即愈。方用平肝息风化痰开窍，顺气和胃，解郁安神之品。处方：羚羊角 3 克（磨汁兑），旋覆花 10 克（包煎），半夏 10 克，广陈皮 10 克，茯苓 12 克，茯神 10 克，炙远志 3 克，建菖蒲 3 克，酸枣仁 2 克，香附 10 克，苏梗 10 克，西砂仁 3 克，炙甘草 3 克。水煎服，每日 1 剂。服 3 剂，晕厥即止，逾月分娩，舌亦能言。

变而不变，除上述常见的两种变化规律及上引 3 案中所隐含的变化情况外，还可以举出很多，盖证不同，则治法方药自然亦不相同。然则，不论其证如何变化，却都不可能超出妇科发病的一般规律，不可能改变妇女的生理特点。因此，针对妇女生理特征及其发病的总规律而确立的基本治则，就仍不可能改变，其所改变者，具体治法、方药而已。且其改变，亦必符合总的治疗原则，否则，将成游兵散勇，欲其必胜也难。这种不变之变，究其实质，是一种在"治病必须治人，治人必须重视脾胃"的总治疗原则指导下的"观其脉症，知犯何逆，随证治之"的原则性与灵活性高度统一的诊治思路和方法。刘老的这一临床思路和方法，我们认为是提高中医临床疗效的重要途径，值得我们认真学习研究、继承总结和推广运用。

我们从《学术见解》、《临床经验》两个方面，择要介绍了刘老在中医妇科领域里所获取的成功经验。学术见解方面：最富创见、最有特色、最能反映刘老学术思想的"脾为女子之本论"，是刘老妇科学术思想的高度抽象。这一创造性学术见解，既有深厚的理论基础，又有丰富的实践经验。将"肝为女子之先天"的妇科学术理论和重视肝肾的妇科临床经验，向前推进了一步，进一步丰富了妇科学术理论，为妇科临床提供了新的经验，是有待我们进一步研究实证的重大课题。《临床经验》部分着重介绍了刘老妇科临床遣方用药的临证思路与方法，即以健脾理血养阴为妇女病遣方用药的基本原则，和根据人、病、证、症的不同情况，从"不变之变"和"变而不变"两个方面，概要介绍了刘老在其基本原则不变的情况下，遣方用药，灵活变通的基本规律，是原则性与灵活性高度统一，比较全面地体现了刘老在妇科方面遣方用药的临床经验（本文蒙刘老生前亲自审定，特写出以示无限怀念之情）。

六、刘炳凡儿科学术经验拾贝

"治病必须治人，治人必须首重调理脾胃"，是刘老学术经验的根本。因此，我们研究刘老的儿科学术经验，从根本上来说，就是要研究他如何将"治病必须治人"的学术思想始终如一地贯彻在其儿科的临床实践中。从刘老"治病必须治人"这一学术思想形成的渊源来看，实与他40年代用积术丸治疗一小儿积滞成疳的成功经验有着不可分割的血肉般的相关联系。下面，就从这个角度择要分析介绍刘炳凡研究员的儿科学术经验，供大家参考。

（一）学术见解

1. 脾常不足论

"小儿脏腑娇嫩"（隋代巢元方《诸病源候论》）为历代医家所遵从。如宋代儿科大师钱仲阳的"成而未全""全而未壮"，明代阎季忠"骨气未成，形声未正"均是对脏腑娇嫩的阐发。然则，此皆笼统言之者也，虽对指导临床有一定的意义，但其针对性不强，令人难以把握。因此，刘老在自己数十年的临床心法中，体会明代医家万密斋"肺常不足"、"肾常虚"，尤其是"脾常不足"的理论，最能体现"脏腑娇嫩"而能具体地指导临床。因此，刘老常说"小儿脏腑之娇嫩，尤以肺脾肾三脏为突出。肺主一身之气，脾为后天之本，肾为先天之本，三脏之间，相互关联，而又相互影响"，"脾胃薄弱之儿，常肺气虚弱，肺气虚又常影响小儿的生长发育……钱仲阳说'肾为其水，有补无泻'立地黄丸为补肾要药，说明小儿时期生长发育与肾的关系非常密切。在生理病理变化上，脾与肾又是相互关联的。因先天之精要发挥它的生命力，必须依赖后天之精的资助"。从这段深刻的阐述中，我们不难看出，刘老在继承万密斋"肺常不足"、"脾常不足"、"肾常虚"的学术经验基础上，有所创新，有所发挥，具有自己的特色。即以"脾常不足"统肺常不足、肾常虚，诚如刘老自己所说："由于小儿脾胃运化能力不足，消化吸收功能较差，这就反映了'脾常不足'的生理特点。因脾居中州，胃为水谷之海，饮食入胃，赖脾运化，然后水谷分化，清浊得宜，以养营卫，如脾胃虚弱，其运化吸收功能不能适应，加之寒暖不能自调、饮食不知其节。因此，外易为六淫所侵，内易为饮食所伤……故脾常不足，不仅不能抵御外邪，而且是产生小儿消化道疾病的本质因素。"因此，刘老在治疗儿科疾病时，时时顾护脾胃，强调健脾助化以资生化之源而固其后天之本，从而达到"治病治人"的目的。试举 1 例：

水肿案：肖某某，男，7 岁，反复浮肿三年，经省人民医院断为"肾病综合征"。曾使用激素治疗，但病情时而减轻，时而加重，反复发作，因求诊于中医。初诊：因重感冒后出现颜面浮肿、眼睑如卧蚕，逐渐延及四肢及躯干，尤以双下肢肿明显，压之呈凹陷性水肿，尿量少，约 50ml/24 小时。面色苍黄，口微干，喜冷饮。尿化验：蛋白（++），白细胞 0～1，颗粒管型 0～1，脓细胞 0～1，食纳尚可，舌淡红，苔薄白微黄，脉细。此系脾虚气弱，湿热内阻。治宜健脾利湿，养阴清热。方以：太子参 12 克，白术 10 克，茯苓 12 克，炙甘草 3 克，法半夏 5 克，广陈皮 5 克，北黄芪 12 克，苡米 15 克，蚕砂 12 克，怀山药 12 克，女贞子 15 克，旱莲草 10 克，赤小豆 15 克，白茅根 15 克，麦芽 12 克，鸡内金 3 克。复诊：服上方 20 剂，尿量增多，面部浮肿减轻，精神好转，嗜睡。尿化验：

尿蛋白（＋），仍觉口干，饮食增进，大便微干，舌质淡红，苔薄白，脉细。原方加减，再服 14 剂，因遇感冒，面部又见轻微浮肿，尿化验，蛋白（＋＋），红细胞 0～2，白细胞 0～4，管型 0～1，饮食尚可，舌脉同前，仍以上方加陈绿茶叶 5克（醒睡，利尿解毒），继续服 14 剂。三诊：服上方后，肿消未反复，小便正常，口不渴，尿化验（蛋白±），舌质淡红，苔薄白，脉细滑，上方去茶叶加益气养阴药，继续服 1月。四诊：3 个月后，患儿多次化验小便蛋白（－），面色红润，玩耍活跃，无不适感，至今未发，完全治愈。

2. 平调阴阳论

清代医家吴鞠通在其所著《温病条辨·解儿难》中，提出小儿为"稚阴稚阳"说。刘老认为这一学说，高度概括了小儿的基本生理特点。他说："'稚阴未充，稚阳未长'，说明了小儿无论物质基础及生理功能活动，均未达到完善成熟的阶段。按照祖国医学理论体系的阴阳含义，阴是指身体内精、血、津液等具有物质性的东西，阳是指身体内各种生理功能的活动，所为稚阴稚阳是指小儿无论在物质基础和功能活动上，均未臻完善。"因此，小儿在其疾病的过程中，不仅阴气容易耗损而且阳气也亦受伤，常常是"朝呈实热的阳证，而暮又转为虚寒的阴证，甚至在实热内闭的同时，转瞬而出现虚寒外脱的危候"。以小儿腹泻为例，初起均为肠胃实热的实证、热证，但在其病变发展的过程中，由于暴泻伤阴，久泻伤阳，如果病情急剧转变，津伤则出现伤阴证，气虚就出现伤阳证等等。基于此，刘老力倡阴气虽易耗伤，阳气亦易损伤之说，又阳气既为温煦推动人体生长发育的原动力，又为保卫机体，抵抗外邪的生命机能。小儿虽为纯阳之体，温煦推动之力极强，但毕竟为稚弱之阳，抗御阴邪常显不及，故阴寒之证，亦为常见。故刘老在临床诊疗中，特别注意重平调阴阳，既强调阴液耗伤的辨析与养阴法的运用，又重视对阳气不足的识断及温补法的运用。刘老这种不受世人误解"小儿纯阳"之说而只知养阴不敢温阳的俗论影响而独予己见，匡时救弊的学术个性，非医理渊深洞达，经验宏富，胆识过人，实不能臻此化境。试举病案 3 则，以窥其平调阴阳之学术经验于一斑。

肝风痉厥案：袁志华，男，3 岁。住郴州安仁县平上乡竹塘村。患儿两个月前因感冒高烧不退，抽搐不止，后昏迷 5 天，经当地医院诊为"乙型脑炎"，经抢救治疗，小儿苏醒。但神志不清，二便失禁，2 个月来不间断地抽搐，日数十次，经中西药治疗，抽搐如故，辗转来长沙附一院最后诊断"乙型脑炎后遗症"，要求服中药。就诊时，患儿抽搐不止，日数十次，角弓反张，夜间哭啼不止，烦躁不安，尚能进流汁少量，小便可，大便干结。舌淡红，苔薄白，脉弦细带数，此乃高热伤津，引动肝风，肝风萌动，故抽搐不止，高热灼伤脑络，故神不清。治宜养阴清热，通络熄风，以三参首乌汤加减：太子参、沙参、丹参、首乌、生地、白芍、地龙、蜈蚣、全虫、怀山药、枣皮、炙甘草、夜交藤、银花藤、桑枝、牛膝，另锈铁一块烧红入黄连 1 克，淬水兑药，平肝息风。二诊：迭进上方 16 剂，抽搐发作次数明显减少，夜已不啼不吵，能安静入睡，口不干，但仍神志不清，大便干结，3 日未解，舌质红，苔润白，脉弦细数。仍以上方加大云、草决明、女贞子、旱莲草养阴通便。三诊：服上方 7 剂，抽搐偶发，一闪而过，日 2～3 次，大便润通，两脚能站立，喜哈欠，舌淡红，苔润白，脉弦细带数，上方去夜交藤、银花藤、桑枝、牛膝，加党参、茯苓、远志、建菖蒲，另取淡竹沥兑药。四诊：迭进上方 20 剂，抽搐未发，神志稍清，眼球活动灵活，面见笑容，能听懂大人说话，能搀扶而行，但脚冷盗汗，精神疲乏，舌淡红，苔薄白，脉弦小。易方：党参、白术、茯苓、炙甘草、附片、怀山药、枣皮、远志、酸枣仁、建菖蒲、桑枝、鸡内金、麦芽。五诊：服上方 14 剂，饮食增进，四肢有力，盗汗已止，神志清楚，舌脉正常，仍上方加杜仲、牛膝、巴戟、丹参、骨碎补，另用猪脚骨、红枣适量烧汤佐餐，补肾健脾，强筋壮骨。继续服用 2 个月，小儿能独立行走，能叫出"爸"、"妈"简单词语，继续坚持治疗，疗效巩固。

高热咳喘案：刘某某，男，8 岁。因饮食不节，屡伤脾胃，忽感外寒遂发热咳嗽，医者用九味羌活汤，次用柴葛解肌汤，终用钩藤饮之类，其热不但不减，反继续增高，咳喘愈甚，腹胀便溏，肌热灼手，口渴时时饮水而不能多，脉数无力，舌润无苔，眼珠青色，无闪烁意。此症系内伤脾虚发热，断非治外感的上列方药可能治愈，宜用甘温兼助化之品。尤在泾曰："温之则浮焰自息，养之则虚冷自化。"即对此证而言也。宜师之，方用西党、白术、茯苓、炮姜、炙甘草、怀山药、麦芽、生北楂、西砂仁、鸡内金。水煎服，每日 1 剂。服药后，1 剂势定，3 剂热退，效不更方，继服 10 剂，调理脾胃，兼助消化而愈。

痰厥案：周某某，男，2 岁。患儿素体肥硕，忽于夜半大叫一声，昏厥不知人事，痰涎上雍，口噤目戴，握拳，反张，腹胀大。其时，医者用探痰法，取嚏法，针人中、少商，并烧灯火，均不能醒。深夜始促余治，视其面色白，睛珠青，泛涎冷，四末凉，指纹暗滞，此属寒痰发厥，治宜温中逐寒，回阳暖下。方用逐寒荡惊散加味：上肉桂、吴茱萸、北姜、公丁香、云苓、法夏、广皮。初灌不受，继灌渐下食道，随呕发出痰涎甚多，再连续灌下未吐，约片刻，即啼哭出声，痰平气定，始知人事，而能哺乳，以原方加减，调理而安。刘老认为此症小儿甚多，诸医以为惊风，治用牛黄抱龙丸等药不效反剧。因此症为寒痰发厥，盖胸为阳位，阳气不布，则阴邪上逆，窒而不通。刘老治以辛开温化，温中暖下法治疗此类疾病，无不应手取效。

3. 脾虚动风论

小儿多风证，容易出现惊厥抽搐等症，即使感冒亦可高热动风导致惊厥。因《素问·至真要大论》篇有"诸风掉眩，皆属于肝"的病机理论，因此，群医凡遇惊厥抽搐、多从肝论治，或清热平肝息风或平肝潜阳息风或滋阴柔肝息风，或补血养肝息风或滋肾荣肝息风。然则，刘老认为此皆从风证之常例考虑者，未尝注意风证之变例，即特殊的风症。如小儿慢惊风，小儿多动症之类，则多有脾土虚弱，健运失常，不能吸收水谷精微，不断地输送营养于肝以养肝，使肝木失其土培而化风，其病虽与肝密切相关，但致病之因根于脾。临床观察中发现这类患者，除见风动之主证外常伴有面色㿠白、神疲纳差，舌淡胖或昏睡露睛，或吐泻目眶陷下等脾虚之征。因此，刘老在其60余年的临床实践的基础上，提出了"脾虚不能滋养肝木，导致诸风掉眩"的学术见解。治疗上，总结出"虽然'肝为刚脏，治宜柔克'，但脾主四肢，在于健运，故宜健脾培本，使化源不绝，并结合静以制动，则善行数变之风，不治而自息"的治风新经验。试举验案1则，以证其说。

小儿多动症案：肖某某，男，6岁。1987年6月发现行动异常，口眼手足不自觉地多向动作，经湖南医学院第一附属医院神经科检查诊断为"多动症"，认为无治愈希望。转中医儿科，从肝论治，服药无明显效果，因求刘老诊治。时患儿面色㿠白，挤眉开眼，手足乱动禁不能止，夜卧不安，自汗、盗汗，食欲不振，舌质淡，边有齿印，舌苔薄白，脉缓神疲。刘老认为系脾虚气弱不能滋养肝木，以致肝失所养，治宜健脾培中，养肝息风。方用六君子汤加味：党参、白术、茯苓、炙甘草、法半夏、广陈皮、丹参、远志、酸枣仁、白芍、龙齿

（先煎）、牛角（先煎）、麦芽、大枣、桑叶、夜交藤。服 25
剂，夜卧宁，汗出止，多动症状逐渐控制，原方再服 20 剂，
眠食甚佳，面色红润，行动如常。原方去桑叶、夜交藤，加怀
山、枣皮，再 10 剂，愈后未发。

（二）临证拾萃

1. 麻疹救逆的经验

麻疹居儿科四大证（麻、痘、惊、疳）之首，是时邪疫
毒所致的儿科常见发热出疹性传染病。旧社会及解放初期其发
病率颇高，随着物质文明的进步，病已被控制。本病目前虽已
控制，但研究介绍刘老对麻疹处变与救逆的经验，于当今抢救
名老中医治疗急证的经验不无一定的现实意义。

（1）轻重顺逆之中，善于处变

众所周知，麻疹系邪毒传染，治当解毒为主，疹毒蕴发于
内，当以透发为先，故麻疹初期，常法是辛凉透发，轻宣肺
卫，方选宣毒发表汤去升麻、葛根、枳壳加蝉衣之类。然而，
刘老认为，临证中不可泥古不化，概用辛凉而应具体情况具体
对待，灵活运用辨证论治的原则。兹将刘老透疹之法，列述于
后，供参考。

风寒阻表者，证见恶寒发热，头痛无汗，呛咳，疹见或未
见，苔薄白，脉浮紧而数，治宜辛温透邪，方用新加三拗汤。
如非风寒壅肺，喘咳太甚，可用苏叶易麻黄。如时在冬令而指
冷，可酌加桂枝尖以通阳，此方一服疹出即止，不可过剂。风
温在表者，证见发热无汗或有汗，头痛、口渴、咽痛、咳嗽不
爽，便秘或溏、尿赤、舌尖红、苔薄黄，脉浮数，治宜辛凉透
邪，方用银翘散，以清卫分之邪，则疹透而热解。夏令热疹
者，证见周身壮热，疹甚稠密，疹色紫暗，咳嗽喘逆，气粗喉
痛，舌红苔黄，脉洪而数，治宜清热透疹，方用麻杏甘石汤。
秋令燥疹者，证见燥气干肺，咳嗽气急，面赤烦渴，便秘尿

赤，疹不能透，热重咽痛，舌绛干燥，脉弦数，治宜清燥透疹，方用清燥救肺汤。秋天气候干燥，麻疹初热期易出现唇干口燥，涕泪全无，甚至气急声嘶，咬牙变证（即热邪犯脑之证），治宜辛凉甘润，清肺透疹，所谓"必先岁气，毋伐天和"是也。

麻疹出疹期，按常法当清热解毒、清营透疹，药用银花、连翘、芦根、生地、玄参、石膏、丹皮、紫草、牛蒡子、薄荷、甘草等为基本方加减。然则，刘老认为，若证见疹色淡白，隐而不透，面白唇青，形倦神怠，四肢不温，泄泻，舌淡苔白，脉微弱者，则因气血虚弱，不能托毒外出，宜用补中益气汤去柴胡加荆芥穗、红花以益气和中，活血透毒；若更见四肢厥冷，脉微欲绝，则为疹毒内陷，阳气欲绝，当改回阳救急汤，温中回阳，此为变法；如果遇有先天性心脏病者，附片又当酌改为桂枝尖。如此可见，刘老处变经验之丰富。

麻疹并发症之麻毒闭肺，证见疹点不透，或见风早回，或疹点密集色紫，高热不退，咳嗽气喘，鼻翼翕动，口渴烦躁，舌红苔黄，治以宣肺开闭，清热解毒，用麻杏石甘汤，此为常法。刘老经验：若见苔黄白而干，脉细数，患儿神疲欲睡，则当改益气养阴清肺法。麻毒内陷心肝，证见壮热持续，神志不清，谵妄狂躁，或呕吐抽搐，舌质红绛，舌苔黄干，脉洪数或弦数者，治以清热解毒，芳香开窍，平肝熄风为主，方用清瘟败毒饮加减。伴神昏谵语剧者，酌加紫雪丹冲服，开窍以清神，此为常法。刘老经验：若症见颜面潮红而有垢腻，苔白带腻微汗而黏，大便溏稀，脉软细数，则属湿温，又当改用清宣温化法。试举两例：

麻疹并发肺炎案：刘某，女，4岁。于1952年春末夏初患麻疹，因吹风受凉，疹全部隐伏，伴见咳声不扬，气喘鼻煽，高热无汗，手足抽搐，两目上窜。刘老诊为麻毒内陷、热邪壅肺导致的惊厥证。急用西河柳一斤大锅煎汤，倾入盆内，将患儿抱于盆上，帷以布幔，留头面在外，让药气熏蒸（勿烫伤皮肤）。约 20 分钟，患儿全身汗出，皮肤潮红。用毛巾抹干水气，置床上覆盖片刻隐疹复出，体温由 39.6℃ 降至 37.8℃，抽搐即止，人亦清醒，但仍喘促鼻煽，烦躁不安，痰稠难出，口渴引饮。体温又上升到 39.2℃，舌质红，苔黄白而干，脉细数，患儿神疲欲睡。刘老认为属肺热炽盛，气阴两伤，治宜益气、养阴、清肺，方用泻白散加味：白参 3 克（另蒸兑），太子参 12 克，丹参 6 克，鲜桑白皮 120 克（捣汁兑服），地骨皮 9 克，鲜芦根 24 克，冬瓜子 15 克，瓜蒌皮（炒黄）6 克，川贝母 5 克，甘草 3 克。3 剂后，喘热渐平，痰由黄稠转为白黏，易咳出，能进稀饭汁少许，但食欲不佳。改养肺胃之阴：太子参 10 克，沙参 6 克，麦冬 5 克，天花粉 5 克，石斛 5 克，杏仁 5 克，桑叶 5 克，生谷芽 5 克，鸡内金 3 克。连服 7 剂，喘定咳轻，身凉食增。刘老说，本例麻疹未透，并发肺炎，由高热引起惊厥，并致皮疹全部隐伏，治宜宣肺透疹解热，本应投以麻杏甘石汤之类，但开方购药已来不及，于是急用民间透气解热的蒸汽疗法，使腠理开而隐疹复现，汗出而体温下降，"表出则里和"，"不治惊厥而惊厥自止"。此变法之变法也，其处变之经验可见一斑。

麻疹并发脑炎案：李某，男，5 岁。1951 年 7 月下旬患麻疹，初起症见发热流涕，结膜潮红，咳嗽喷嚏，口腔有典型的"麻疹黏膜斑"。疹刚出，又出现呕，头痛，嗜睡昏瞀，颈项强硬，腹壁反射与提睾反射均消失，体温 39.2℃，面潮红则有垢腻，疹出稀疏，咳声嘶哑，舌质红、苔白带腻，微汗而黏，大便溏稀，尿赤而短，不饮不食，脉濡细数。省防疫大队根据患儿临床表现及邻近已有散在性"乙型脑炎"发生，诊为麻疹合并乙脑。刘老认为属中医湿温证，治宜清宣温化，结合透疹。用五叶芦根汤、三仁汤加减：藿香叶6克，佩兰5克，薄荷叶3克，鲜菖蒲叶3克，鲜荷叶1张，蝉衣3克，苡仁5克，杏仁6克，白蔻壳2克，鲜芦根24克。水煎服，另用锈铁一块烧红淬水与黄连1克同淬浸汁兑药服。1剂后汗出黏手，麻疹出齐。再服1剂，呕吐、便稀症减轻。3日后疹渐收靥，仍昏瞀嗜睡，汗虽出而不退，胸腹灼热如焚，四肢见抽搐，舌质软深红，苔黄而干。刘老认为此属湿已化热，深入营分，改用清营汤加减：生地12克，丹参6克，丹皮6克，赤芍6克，银花6克，鲜菖蒲3克，鲜荷叶1张，水牛角60克（另熬2小时兑药服）。另以牛黄清心丸1粒，分二次磨水服。并以深层软细黄土铺地，垫以凉席，将患儿安卧于上，胸腹部敷以水调黄泥饼，干则易新饼再敷。约2小时后，体温降到37.6℃，次日下午体温又复升高到39℃，仍内服原方结合外治，体温逐日下降，12日后热已退清，虽不嗜睡，但神呆语钝，仍咳嗽声嘶，息弱气促，幸已开口进食，舌转淡红而干，知渴喜饭，改叶氏养胃汤加减：沙参10克，麦冬6克，玉竹6克，甘草4克，桑叶3克，扁豆5克，鲜荷叶1张，鲜菖蒲叶3克。5剂后咳减声清，食增神旺，皮肤呈秕糠样落屑。3个月后，神志复常。泥疗退热，来自民间。刘老经验：这是透表后，对高热惊厥比较安全的物理疗法。其用甚广，其验甚确。

（2）安危转化之际，注重察"几"

小儿脏腑娇嫩，形气未充。不仅发病容易，且变化迅速，易实易虚，易寒易热，易于恶化这是一个方面。另一方面，小儿脏器清灵，生机活泼，反应敏捷，活力充沛，修复力强。因此，虽危重险症，只要诊断正确，治疗及时，用药恰当，护理得宜，则一有转机，就比成人易于康复。麻疹逆证，危重凶险，毫厘有差，则危殆立至！因此，刘老特别强调持重察"几"。"几"者，细微变化之端倪，毫不放过，做到防患于未然或救治其始萌。如前述疹毒内陷，阳气欲绝，用回阳救急汤温中回阳以救逆时，认为只要见到"神疲、色、肢清、脉弱、小便清长，大便溏泻"等等主症中之一二主症，就是阳虚外露之"几"变，应放胆用之，否则，等到诸证见全，则救治为难。又如泄泻瘀陷证，大便泄泻之疹点不见或见得很少，或已见疹点而忽然隐没，均为邪气下陷，当用葛根举其下陷之邪以透疹。然则，邪气下陷，病将剧变，故宜细察转化之先兆，急时救其始萌。如见舌红绛而干，粪臭甚，为热邪下陷之"几"，主以葛根升陷透疹；若见舌淡苔白，大便清腥，则为寒邪下陷之"几"，则当以炮姜为主，温中散寒，辅以葛根，举其下陷之邪；再如麻疹初期，若见气急鼻煽，即是邪毒壅肺之"几"，急当宣肺清透。诸如此类，举不胜举，援引医案二则，以窥刘老临证察"几"之鳞爪。

麻疹并发白喉案：王某，男，3岁。51年初冬患麻疹，疹出才2日，出现喉痛声嘶，随即麻疹隐伏不现，高烧（体温39℃），神呆，鼻煽气喘，喉中痰鸣，烦躁不安，舌质红，苔白带黄，脉浮数。检查咽部，见咽后壁及扁桃体有灰白色假膜成片，边缘清楚，拭之不去，颈淋巴结可扪及，诊为麻疹并发白喉（时当地有白喉流行）。饲入汤药，呛咳不已，从鼻孔溢出，顷刻突发口噤，两手握拳，两眼上戴，四肢厥冷，面色苍白，口唇发绀，痰鸣气急，呈窒息状。刘老认为"痰鸣气急，呈窒息状"是痰厥之征兆，故予桔梗白散（桔梗三份、川贝三份、巴豆霜一份和匀），一绿豆大，化水饲入，患儿摇头挣扎两分钟左右，呱的一声，吐出稠痰稀水半盂，危症立解。转方辨治，渐次康复。刘老认为此症用桔梗白散，又当掌握心脏情况，如心悸、气促、脉细数无伦或促者，只要见其症征之一二者，即为心脏受损之征兆，用之不当，则可因吐泻致虚脱而死。

　　麻疹后并发痢疾案：任某，男，6岁。1952年夏末秋初患麻疹，皮疹收靥后咳嗽，低热不退。复因饮食不洁并发痢疾，大便为红白黏液，日夜20多次（量少），里急后重，面白无神，噤口不食，饮水多则恶心呕吐，舌质淡红，苔薄白而腻，脉濡细带数。刘老诊为麻后痢之脾胃虚弱，湿热错杂之症。以益气升清，清化湿热为治：条参9克，石莲肉（打碎）9克，银花炭6克，荆芥炭3克，藿香叶5克，粉葛6克，白头翁6克，黄连2克，广木香3克，甘草3克，生谷芽6克，鸡内金3克，另用白炭2块，烧红淬水代汤煎药。开始服药时，下咽后随即吐出。嘱用鸡蛋清调面粉50克入白酒少许做成团，反复揉擦胸部，再用锈铁一块，烧红放碗内，加黄连1克，同淬水1小盅，先服数次（每次5毫升），以和胃降逆。经此处理后，呕势稳定，又服前方，则纳而不吐。连服3剂，大便次数减少（5~6次/日），红白黏液已无，里急后重减轻，思饮水，略进稀饭汁，精神好转，舌质红带干，无苔，脉濡细带数。改用：条参10克，沙参6克，玉竹6克，怀山药12克，扁豆6克，石斛5克，甘草3克，生北山楂5克，鸡内金3克。煎服。另以小活鲫鱼7~8条，放入香豉、米醋适量，装碗密封，隔汤蒸熟，令患儿先闻其气，然后任意喝汤吃鱼（此为民间验方，对开胃进食有良好的作用），用后果然思食进餐，结合服上方加减6剂后，咳止脉和，身凉病失。本案发现红白痢疾、里急后重，苔腻脉濡细带数等湿热证征，但噤口不食，实乃热炽伤津伤胃之先兆，故首诊即用参、莲益气生津顾胃，若待胃中气阴伤耗症征全露，再予救治，则必难乎其难也。

　　2. 痫症辨治的经验

　　痫证是小儿常见的一种发作性神志异常的疾病，常反复发作，经久不愈，根治颇难。刘老认为本病或由惊恐伤及肝肾或由饮食伤损脾胃，导致肝脾肾三脏功能失调，脾不运，则水谷之湿聚为痰涎，肝肾失调，则肝阳上升，阳气之变动曰风，风阳上扰，触及积痰，乘虚陡逆，壅闭经络，阻塞清窍，发为痫证。由是观之，病虽是属于心肝，而其根本实为脾肾。造成本病久治难愈的原因，是因为重标（心肝）轻本（脾胃）之故。盖由于先天因素者，胎中受惊，元阴不足，不补其精血以固本，病何能愈？即使后天失调者，经久不愈，"久病阴虚，穷必及肾"，亦可导致肾精亏损，不补肾以固本，何能愈病？肝风上扰，触动积痰，即发病，欲肝风之平，舍滋水以荣木，何法能克？然则，先天之本虽在肾，后天之本实在脾，不理其脾，饮食精微何以化精充肾以养先天？积痰触动即发病，不健脾助运，治其生痰之源，积痰之根，何以能拔？由是可知，痫证之治，又当注重调理脾胃。然则，肝阳不升，则见风不动，风阳不逆，则病亦不发，是知痫证之治，又当潜阳熄风以兼治其标，标本同治，始克有济。综观刘老治疗痫证，大致上可归纳为四法：

（1）健脾化痰，培补肝肾法

本法主要用于痫病日久而呈面色萎黄，舌苔腻之脾虚痰结肝肾不足之征者。试举一例。

痫证案：周某某，女，2岁2月。75年4月开始发病，日发40～60次，剧烈时，日发80多次，发时突然倒地，两目直视，口流白涎，四肢抽搐，几十秒钟或1～2分钟即苏醒。用苯妥英钠，止而复发，疗效不巩固。1975年12月就诊时，患儿频发2次，症如上述，面色萎黄消瘦，口干而不多饮，食纳差，大便结，舌苔灰黄厚腻，指纹淡滞。刘老认为此病先天不足，久病又伤脾肾，肾虚则肝失所养而生风，脾虚则运化失常而痰生，痰涎内结，风阳上逆，治当健脾化痰，培补肝肾。药用：条参10克，茯苓6克，法半夏3克，广陈皮5克，鸡内金3克，西砂仁2克，麦芽10克，丹参10克，首乌12克，干地黄 10 克，白芍 10 克，炙鳖甲 12 克，炙龟板 12 克，生赭石 10 克，甘草 3 克，另用猴枣 0.5 克，珍珠粉 1 支共分 6 次服。服药 20 剂，痫证发作次数减少，日发 6～10 次，每次几秒钟则苏醒，食纳增加。仍培补肝肾，健脾化痰，原方加减再服 20 剂，病发逐渐减少，现已两周未发，食纳正常，体重增加。为进一步巩固疗效，着重养心肾、健脑宁神，药用：熟地 12 克，怀山药 12 克，山茱萸 5 克，丹皮 5 克，朱茯苓 10 克，泽泻 6 克，牛膝 10 克，白芍 10 克，芡实 10 克，建菖蒲 0.5 克，炙远志 3 克，炙甘草 5 克，丹参 6 克，牛角 30 克，锈铁烧红淬水兑药服。另用茧壳 30～40 个，煎水代茶服。历 4 年，病情稳定，未复发。

（2）培补肝肾，潜阳息风法

本法主要用于痫证兼见精神差，舌质红之肝肾不足，肝阳上扰之未发时，试举一例。

痫证案：杜某，男，4 岁半。患痫证年余，发作时突然仆倒，两目直视，口吐涎沫，四肢抽搐，数十分钟则苏醒，发作次数逐渐加密，近半月发作一次。1978 年 1 月 30 日诊见：面色苍白，精神差，食纳少，小便多，舌质红，苔薄白，脉沉细。刘老认为此属痫证日久，损伤正气，气血亏虚，肝肾不足，肝阳上亢，扰乱心神，浊痰泛逆而导致病情加重。在未发时，治宜培补肝肾为主，佐以潜阳息风之品。方用：制首乌 12 克，丹参 9 克，怀山 12 克，熟地 10 克，白芍 10 克，甘草 5 克，女贞子 12 克，龟板 15 克，鳖甲 15 克，牡蛎 15 克，枸杞 10 克，地龙 10 克，磁石 10 克，牛膝 6 克，菊花 3 克，大枣 5 个。服前方 20 剂，复发减少，症状减轻，上药奏效，守方再进 20 剂，痫证逐渐停止未复发。

（3）柔剂养阳，潜镇安神法

本法主要用于痫证兼见神差足冷、梦多，舌质淡之肾虚气厥、肝风挟痰者，试举一例。

痫证案：梅某某，男，8 岁，患痫证多年，发作时突然倒地，口流涎沫，四肢抽搐，近来发作频繁，每隔 5 ~ 6 天发作 1 次，每次数分钟苏醒。1978 年 4 月初就诊刘老：精神不振，面色无华，多梦，易汗出，双足冷，食纳差，苔薄白，舌质淡，脉弦细。刘老认为此属久病正虚，既有精血亏损、阴损及阳的一面，又有肝木失养肝风挟痰、随气上逆、蒙及清窍的一面，治以柔剂养阳之法，佐以潜镇安神，方用：制首乌 12 克，丹参 10 克，怀山 15 克，熟地 12 克，枣皮 6 克，丹皮 6 克，泽泻 10 克，白芍 12 克，附片 3 克，牛膝 10 克，磁石 10 克，炙甘草 5 克，龟板 15 克，炙鳖甲 15 克，牡蛎 15 克，龙齿 5 克，浮小麦 10 克，大枣 5 个。服 15 剂，痫证停止发作，精神好转，汗出减少，足已温，原方去附片，继服 20 剂，疗效巩固，未再复发。

3. "乙脑后遗症"治验

"乙脑后遗症"属现代医学病名，刘老综合古典文献及临床所见，以抽搐为主者认为属"肝风痉厥"证。根据叶天士"肝为风木之脏，因有相火内寄，体阴用阳，其性则主动、主升，全赖肾水以涵之，血液以濡之"的学术见解，采用"缓肝之急以熄风，滋肾之液以清热"的方法，养阴清热，疏风通络，继之以健脾助运，培中宫以资化源，得为柔和之体，则肝风自息，抽搐自止。

乙脑后遗症案：袁某某，男，3 岁。两个月前因感冒，高烧不退，抽搐不止，后昏迷 5 天，经当地医院诊为"乙型脑炎"。救治苏醒后，仍神志不清，二便失禁，2 个月来不间断地抽搐，日数十次，经中西药治疗，抽搐如故，辗转来湖医附一院最后诊断为"乙型脑炎后遗症"。转诊刘老时：抽搐不止，日数十次，角弓反张，夜间哭啼不止，烦躁不安，能进流汁少量，小便可，大便干结，舌淡红，苔薄白，脉弦细带数。刘老认为属高热伤津，引动肝风，灼伤脑络，以养阴通络息风为治：太子参10克，沙参10克，丹参10克，制首乌12克，生地12克，白芍12克，地龙5克，蜈蚣1条，全虫1只，怀山药12克，枣皮5克，炙甘草5克，夜交藤12克，银花藤12克，桑枝15克，牛膝6克，另用锈铁一块烧红入黄连1克，淬水兑药以平肝熄风。迭进上方16剂，抽搐次数减少，夜已不啼不吵，能安静入睡，口不干，但神志仍不清，大便干结，3日未解，舌质红，苔润白，脉弦细数，原方加大云10克，草决明10克，女贞子15克，旱莲草10克，养阴通便，又服7剂，抽搐偶发，一闪而过，日2~3次，大便润通，两脚能站立，喜哈欠，舌淡红，苔润白，脉弦细带数，原方去夜交藤、银花藤、桑枝、牛膝，加党参10克，茯苓10克，远志3克，建菖2克，另取淡竹沥兑药。再进20剂，抽搐全止，神志稍清，眼球活动灵活，面见笑容，能听懂大人说话，能搀扶而行，但脚冷盗汗，精神疲乏，舌淡红，苔薄白，脉弦小，易方：党参10克，白术6克，茯苓6克，炙甘草5克，附片3克，怀山药12克，枣皮5克，远志3克，酸枣仁5克，建菖2克，桑枝10克，麦芽6克，鸡内金3克。14剂，饮食增加，汗止神清，舌脉正常，加杜仲6克，牛膝6克，巴戟天6克，丹参10克，骨碎补6克。另用猪脚骨、红枣适量炖汤佐餐，补肾健脾，强筋壮骨，继用2个月，能独立行走，叫"爸"、"妈"等简单词语，守方坚持治疗，疗效巩固。

4. "脑炎后遗症"治验

"脑炎后遗症"临床极为难治，刘老在其"治病必须治人"的学术观点指导下，分析病机，认为面色苍白不泽，神疲嗜卧，肌肉松弛，舌淡脉细者为脾胃损伤气血两虚，四肢末梢麻木冷感者为元阳受损。据气主煦之、血主濡之的理论，守健脾和胃，双补气血为主治；若伴巩膜青，指趾乌紫，则夹络脉淤阻可知，因常佐活血通络之品，结合体育锻炼及食疗，发挥综合治疗之长，常有治愈者。

脑炎后遗症案：吕某某，男，9 岁。7 岁时患流脑，高热惊厥，病后头晕，头痛，神呆，双上肢肌肉无力臂不能举，手不能握，指渐呈鹰爪状，双下肢行步蹒跚，已两年，经广州市当地医院诊断为"脑炎后遗症"。1971 年 10 月到长沙请刘老诊治，症征如上，面苍白不泽，巩膜色青，神疲嗜睡，语言迟钝，四肢末梢麻木冷感，肌肉松弛，指趾乌紫，舌质淡，苔润白，口不渴。刘老认为属气血两虚，寒凝络阻，以双补气血，温阳通络为治：党参 12 克，黄芪 12 克，当归 10 克，白芍 6 克，丹参 10 克，附片 5 克，片姜黄 5 克，桑枝 15 克，鸡血藤 10 克，红花 5 克，蜈蚣 1 条（炙，研末冲服），猪蹄爪 3 个。服 20 剂，头痛止，手足转温，四肢麻木消失，行走较平稳，面色稍润，舌淡，脉弱，仍无握力，原方去附片、片姜黄，加鹿角霜 10 克，猪蹄筋一根（另熬兑）。继服 20 剂，结合体育锻炼及红枣炖排骨以补充营养，手能抬举，渐有握力，行走平稳，体重增加，面色较红润，舌淡红，巩膜青色消失，爪甲红活，原方去蜈蚣加怀山 12 克，枣皮 6 克，炙远志 5 克，建菖 3 克。又 30 剂，智力渐活跃，喜看图书，能自持餐具，恢复上学。

5. 风湿热治验

风湿热症，多阴虚内热而兼络瘀，刘老常用《金匮》防己地黄汤加减，标本同治，治本为主。治本重在壮水以制阳光，治标注意通络以清瘀热，按证投方，屡用屡验。

风湿热案：王某某，9 岁。屡患扁桃腺发炎充血，相继出现长期发热，小关节肿痛，皮肤红斑。经西医院检查：抗"0"阳性，血沉增快，诊断为风湿热。给予抗感染及激素治疗，热退而反复发作，迁延不愈已一年余。诊见：面虚浮，巩膜青黯，脉络充血，潮热盗汗，心烦不安，夜梦中惊叫，手足呈舞蹈状，日中也伴有无意识动作，关节游走疼痛，皮肤间常出现红斑，爪甲淡紫，食欲差，大便干结，3~4 日 1 次，小便黄赤，舌质红，舌尖有赤蕾，苔薄黄，脉细数。刘老认为病属阴虚内热，久病在络，徒治风湿无益，宜养阴熄风，清润通络。药用：生地 24 克，丹参 12 克，赤芍 10 克，丹皮 10 克，牛角片 60 克（先熬 4 小时），防己 12 克，夜交藤 15 克，银花藤 30 克，红花 5 克，桑枝 30 克。10 剂，药后热退，红斑消失，关节痛缓解，梦中仍惊叫，盗汗，大便干，舌质红而带干，舌尖仍有赤蕾，原方去桑枝、银花藤，加条参 12 克，沙参 12 克，玄参 12 克，白芍 10 克，桑叶 10 克。20 剂，热退未反复，盗汗止，食纳增，面色转红润，巩膜赤脉消失，舞蹈动作已不明显，大便 2 天 1 次，舌红不干，脉弦细，原方去防己、桑叶、夜交藤、红花，加制首乌 15 克，玉竹 12 克，甘草 5 克，20 剂以善后，疗效巩固。

6. 再生障碍性贫血治验

"再生障碍性贫血"临床极难治疗，刘老在其"治病必须治人，治人必须调理脾胃"的学术观点指导下，坚持以归脾汤加减，健脾胃双补气血以达到治人为主的目的。刘老还认为血不和则生机不旺，瘀不去则新血不生，故每加红花、鸡血藤之类，活血化瘀通络，以牛角、生地、丹参以活血清血，从而达到流通气血，旺盛生机，使血液恢复其自身的化生，濡养功能的目的。用附片温阳，二至养阴，以平调阴阳，着意于整体调节。守法守方，随症变通，坚持治疗，多有效验。

再生障碍性贫血案：褚某某，男，12 岁，患低烧，面㿠白，卧床不起，病情日益加重，经湖医附二院检查，全血细胞减少，骨髓象增生抑制，诊为再生障碍性贫血，血红蛋白

4.5g/100ml，红细胞 130 万，血小板 74.5000，给以西药治疗，并每隔 20 日输血 300ml，但两周后又逐渐下降，共输血 10 次，病无起色，改用中药治症。诊见：面白浮肿，神疲乏力，头晕耳鸣，心悸气短，四肢清冷，末梢乌紫，眼睑、唇、舌俱淡，巩膜青暗，爪甲失华，口渴喜热饮，眠食俱差，脉细弱无力，血红蛋白 3.5g/100ml，红细胞万。刘老认为：新血不生与血瘀阻络有关，在双补气血的基础上，活血通络，方以：党参12 克，黄芪 12 克，白术 10 克，炙甘草 5 克，当归 10 克，丹参 12 克，鸡血藤 12 克，生地 15 克，红花 5 克，酸枣仁 10克，桂圆肉 15 克，红枣 5 个、附片 5 克，牛角片 60 克（先熬4 小时）。服 10 剂，面浮肿消退，手足转温，已能起床行动，停止输血，原方去附片加制首乌 12 克，女贞子 15 克，旱莲草12 克。30 剂后，血红蛋白 7.5g/100ml，饮食睡眠均好，体温正常，原方去枣仁加驴胶 12 克（蒸兑）。20 剂后，血红蛋白11g/100ml，红细胞 360 万，白细胞 5500，血小板 115.000，面色红润，巩膜青暗消失，体重增加，活动如常，恢复上学，仍原方巩固。随访 3 年 5 个月，疗效巩固。

7. 睑废治验

眼睑下垂，多见于少年及学龄儿童，刘老认为与过用眼力，视力疲劳有关。眼睑虽属脾胃，而其开合则在于气机。脾为肌肉之主，气至则力强，故开合能自如，脾主运化为生化之源，运湿之本。脾失健运，气虚则睁举无力，湿胜则重着难睁，故以补气行湿之法治疗眼睑下垂。若久病，则佐补肾之法。此外，宜坚持守方，使其由量变达到质变，则屡用屡验，其子刘光宪副研究员曾以此法治疗睑废多例均验。

睑废案：钟某某，男，12 岁。左眼睑下垂已 3 个月。经西医院检查，诊为"眼肌型重症肌无力"，治疗无效。诊见：眼睑睁不开，抬头望天，仅有一线光感。疲乏无力，少食懒言，终日嗜卧，不愿活动，口不渴，舌质淡红而润，脉缓弱无力。刘老认为此属脾胃虚弱，运湿无力，温盛则重着无力，治宜益气补中，健脾助运，方用党参15克，白术10克，土茯苓12克，炙甘草5克，黄芪20克，当归6克，广陈皮5克，升麻3克，桔梗5克，苍术10克，蚕砂12克。30剂后，食纳渐增，精神振作，眼能半开，但视力仍较弱，原方减桔梗，加枸杞10克，菟丝子12克，桑叶10克。30剂后，眼开合正常，6年后考入大学，疗效巩固。

8. 尿崩治验

"尿崩症"属中医消渴病的范畴，刘老认为与肺脾肾均相关。肺主治节为水之上源，肺为燥热所伤，治节失权，水液直趋下焦，故小便频数。肺不布津，故口渴喜饮。胃为燥热所伤，故舌燥口干，大便燥结。肾被燥热所伤，气化失常，不能主水，故小便量多。因此临床每以参芪术草健脾益气，怀山药、枣皮、黄精、五味养阴补肾，粉葛升津以止渴，乌梅酸以生津、涩以敛尿，水陆二仙丹、桑蛸补肾缩泉为基础方加减运用每可获效。

尿崩症案：万某，男，8岁。患口渴尿多已半年（每昼夜排尿 3000～4000ml），湘潭锰矿职工医院检查，尿比重低（〈1.006〉），对垂体加压治疗敏感，诊为尿崩症。诊见：面色㿠白，消瘦，口渴喜饮舌质淡红，苔薄白而干，脉弱，神疲力乏，大便干结。刘老认为属气阴两虚，津不上承所致。治宜益气养阴，生津止渴：西党10克，白术5克，怀山药15克，枣皮5克，黄芪10克，黄精10克，金樱肉12克，芡实12克，枸杞6克，菟丝子10克，五味子3克，炙甘草5克，桑螵蛸6克，粉葛10克，鸡内金3克。25剂后，渴减，尿少2/3，面色精神好转，纳食增加，原方加乌梅3个，再服15剂，病已告愈。

9. 躁啼治验

脏躁乃"子脏"发躁,妇人常见之疾也,尤以更年期为最。小儿患此,未之闻也,然则,刘老据陈修圆说"五脏属阴,不必拘于何脏"之说,认为只要脏阴不足,而发躁,即是不必泥于"子脏"。且甘麦大枣汤方后注"亦补脾气",而脾为生化之源,为脏阴化生之根本所在。脏躁不仅为妇人常见之疾,即男性亦可见,循此推理,则小儿亦未尝不可见也。有是证,用是药,何必为"妇人脏躁"限定眼目。曾遇一例躁啼不止2年零7个月的患者按脏躁治而愈,非经验宏富,思路活泼者,何能臻此化境。

幼儿脏躁:万某,女,3岁。出生3个月后,夜啼,烦躁不安,哭无虚夕,服镇静安眠剂,暂时缓解,不能根治。白天精神不振,食纳一般,口干饮水,大便干结,小便夜多。烦躁啼哭时,手足乱动,汗出气急。经中西医治,已近3岁,未获疗效,其父母轮流守护,疲惫不堪。因亲友之荐,远道到长沙请刘老诊治:细察体型瘦弱,面白无华,头发作穗,目有浮光,对周围事物敏感,性情乖戾,哭声尖锐。其父母代诉:近因秋躁,更夜不成眠,口干引饮,尿多便结。舌质红,无苔垢,脉细数。刘老诊为脏躁,予甘麦大枣汤加味:甘草6克,小麦20克,大枣七枚,生地12克,丹参6克,龟板12克,龙齿12克,白蜜30克(蒸兑)。因其头热而足冷,嘱每晚用艾叶30克煎水洗足,头部枕以凉席(温下清上)。其药甜,小儿不拒,以小量多次喂服。服1剂后,夜能睡2小时,10剂后能睡4~6小时,头已不热,足已不冷,口渴大减而夜尿少,汗出止而大便调,舌质淡红,已生薄白苔。带上方回贵阳治疗,1个月内又服完20剂,已眠食正常。改六君子汤加黄芪6克,丹参10克,炙远志2克,酸枣仁5克,生地10克,百合5克,大枣3个,麦芽10克,鸡内金3克。14剂后,疗效巩固。

　　刘老儿科经验极为宏富，绝非笔者所能概括，以上仅举例而已。再举经验二则，以殿其末，供同道参考运用。其一，用钱仲阳七味白术散（党参10克，白术8克，茯苓10克，炙甘草4克，粉葛10克，藿香5克，广木香3克），加生北山楂10克，生谷芽6克，鸡内金3克，另用木炭两块烧红淬水煎药，治疗小儿腹泻（包括部分中毒性消化不良、中毒性肠炎、中毒性痢疾等危重疾病）。随证用药，无不获验，门下弟子及诸同道广泛验证，亦均有效。诚千锤百炼之经验，屡试屡中者也。其二，用变通猪膏发煎治疗小儿蚕豆黄（溶血性黄疸，其症征：身面俱黄，眼睑唇舌俱淡，大便结而尿如苋菜汁。变通之法：以驴胶代猪膏，乱发涤去垢腻入铜瓢内煅如炭用之），曾抢救18例。一般3~4日血尿止而大便润，一周左右，血色素回升，再以健脾胃，益气血药善后，全部成功。

七、刘炳凡外科学术经验撷精

　　刘老所治的外科疾病，多为久治不愈的慢性疑难疾病。因此，我们整理研究刘老的外科学术经验，实际上是以刘老治疗外科疑难疾病为基础的学术经验。凡是卓有成就的中医临床大家，都必独具慧眼，有真知灼见。能在相同的理论框架中，用自己的风格去塑造、形成自己独特的学术思想，即学术见解和临床经验两个方面。我们就这两个方面，进行归纳、综合、分析研究，以资介绍刘老在外科领域内所取得的学术成就。

（一）学术见解

　　刘老认为一位优秀的外科医生，必须具备深厚的内科学术知识。因此，掌握渊博的内科理论知识和积累丰厚的内科临床经验，就成了一位外科学者所必备的基础修养了。刘老是一个内科大家，其对外科疾病脉因证治的研究，也就具有了得天独厚的条件了。综观刘老在外科领域里所取得的成就，就不难发现，刘老的外科学术成就，是以其深厚的内科学术基础并结合外科疾病的特性而有所发挥者。如常从脏腑、气血、经络功能的失调着眼，注重从内因的角度探讨外科疾病发生的机制，即为典型的例证。我们以从以下几个方面分析探讨。

1. 内因为主论

外科疾病（急腹症归属内科，肿块性疾病，另详肿瘤专篇）的发病部位，虽然反映在肤腠之间，但肤腠是人这个有机整体的一部分，因此，与脏腑经络营卫气血息息相关。至其发病的具体原因，"疮"（主要指皮肤疾病）以风湿热为主，"疡"（主要指外科化脓性疾病）以痰瘀毒为主。风湿热邪虽有内生外感之分，而刘老认为当以内生病邪为主，外感病邪仅是诱因而已，痰、瘀则均属内生病邪。毒虽有内外之分，但体内肌肉坚满，肤腠致密，外毒何以能中？是以刘老认为外科疾病虽然只是发生在外，而其发病之原因，实源于内。

刘老认为：从脏腑经络气血方面分析，若脏腑功能失调，外而影响肤腠，即可形成疾病。如脾虚失运，影响津液代谢，若水湿内停，外溢肌肤，浸淫肤腠即可出现湿疮、脓疖、湿癣、脱发等病症；若痰浊内生，流窜筋骨，则外为流注流疾、慢性脓肿等病症；若影响气血生化，气血虚亏，不足以温煦润养肤腠，肤腠失养则易为外邪所客而发痒、癣、斑、疖等病症。肺阴不足，不能布津于皮肤，则皮肤干燥而易生瘙痒、干疥、硬皮病、皮肤干燥症等病症；肝肾精血亏损，筋骨失养，则痰浊易于停留筋骨而为流痰、瘰疬等病症；不能养发，则易患脱发病症。若六腑壅郁，积而为热，郁而为毒，外发肌肤则为痈、为疽、为疖等等。故《外科启玄》说："凡疮疡皆由五脏不和，六腑壅滞，则令经络不通而所生焉。"

营卫气血循行经脉，流注腠理，营养肌肤，使皮肤柔润，肌肉坚满，玄府宣通，腠理致密，难以为病。若气血不足，络脉空虚，肤腠失养则易为邪客而生外症；或气血凝滞，经脉阻塞，壅郁不通，亦可为病，如顽癣、硬皮病、日晒疮、脱节风、病、疣等病症。营血为滋润肤腠的营养物质，营血的病变常可成为皮肤病的主要病因，如脱发、红斑、老年瘙痒、瘾疹、血风疮、慢性湿疮、疖病等等。

从病邪方面分析：如风湿热邪，有内外之不同，内生病邪为机体内在的致病因素，外感病邪乃外界的致病原因。二者互相联系，前者为发病的基础，为病的根本；后者为发病的条件，发病的诱因。如瘾疹，虽每为外风引发，但内生风邪实为瘾疹之根本，设无内风相引，则虽有外风，亦必无瘾疹之患。又如湿疮，虽以居住潮湿、淋雨、涉水等感受外湿为发病的常见原因，但若无内湿与之相抟，则亦难发病。再如面部红斑，烈日照晒，其症即重，显与热毒相关，尚脏腑或血分无热毒，其症亦必不如此。又再如"疡"科的"痰"、"瘀"、"毒"等，痰瘀均为脏腑气血津液功能失调的产物，为内生病邪可知。火郁为毒，一般而言，毒从外染，当属外邪。然则"疽发五脏，痈发六腑"（《外科正宗》），则知毒亦可内生，甚至还可能是转化为外科病的主要因素。

综此以观，刘老强调从脏腑、气血、经络功能失调的角度，认识外科疾病的发生的"内因为主论"，是有其理论基础实践依据的。举病案二例，以印证之。

红斑案：张某某，女，24岁。患环形红斑，奇痒，搔之出黄水，反复发作半年，某院诊为"面三角区红斑"，中西医药治疗无效。刘老以其斑色暗红，渐向面部蔓延，头昏目眩，发热出汗，烦躁失眠，腰酸腿软，月经先期，色鲜红，舌质偏红，苔薄微黄，脉弦细带数。从肾虚阴损、血热生风论治，以益肾滋阴，凉血熄风为方，用生首乌 15 克，生地 15 克，怀山药 12 克，女贞子 15 克，旱莲草 10 克，赤芍 10 克，丹皮 10 克，紫草 10 克，蝉衣 5 克，桑叶 10 克。水煎内服，通过调整整体以改善局部，着眼于内因，10 剂，红斑变淡，烦躁失眠好转，去蝉衣，加枸杞 12 克，菊花 5 克，又 10 剂，头目清爽，月经正常，红斑消失。

鼻齆案：徐某某，男，38 岁。鼻梁红肿作痛，鼻孔齆塞不通，香臭莫辨，语言全系鼻音，鼻内作痒，灼热，西医认为梅毒引起，非割治不可，遂求中医治疗。主症：口腔时时现火，二便秘结，舌质红，苔薄白，脉右寸滑数，左寸弦数。刘老认为：病属肺气壅遏之鼻疳兼鼻齆，以宣壅挟滞，清热利窍为治，重用大黄降胃以通地道，使地道通，肺气降而肺窍宣，亦即通过调整整体以改善局部，着重在内因。方用紫菀、杏仁、桔梗、白英、百部、大黄、土茯苓、桑白皮、皂角刺、细辛、薄荷、为末，炼蜜为丸如橄榄大，每服一丸，嚼化，日夜40 丸。再以蓉黄散醋调敷鼻，三用冰硼散加枯矾、瓜蒂末吹鼻取涎。三周鼻窍通而红肿消，丸方加人参叶、藿香叶仍蜜丸嚼化，一月后症失病愈。

2. 风恋湿邪论

外科病，在上在外者，多兼风邪，皮肤病尤以风邪为主要发病原因。外科痒症每兼风邪，皮肤病瘙痒，尤以风邪为主，此所周知者也。以痒症、头面四肢之外症多兼风邪，故诸家众治痒、治头面四肢之外症，多以祛风为法。然则，临床所见，痒症，头面四肢之风多有久治不效者，明知确属风邪，何以屡用祛风而风不去？医者困之，病者苦之。为此，刘老将此情况长留于心，长怀大慈恻隐之心，刻意研求，终于，通过对经典文献的复习，前人经验的借鉴，在"湿性缠绵"的启发下，领悟出确属风邪为主之病症，投祛风方药治疗无效的病因，为风兼湿邪之故。风以湿为窠巢，能守能攻，湿以风为向导，流窜无穷。风借湿性而缠绵，湿假风威而猖獗，互为因果，狼狈为奸，犹如热病之湿与热合，难解难分。此证但祛其风，则风为湿恋而风亦难去，即使风邪暂去而湿邪犹存，湿又招风，是以累治不愈。刘老认为此症之所以屡治不愈，是因为湿性重浊缠绵，黏腻阻滞，闭塞玄府，使风邪不能向外透达使然。犹如橐龠，若气孔闭塞，则机括失灵，而不能送风外出。此非橐龠中无风气也，亦非橐龠机关坏失也，实乃气孔闭塞，风气不能流通故也。湿恋风邪，正与此同。欲复橐龠之机则必疏通气道，去其堵塞气孔之物，则橐龠之机自复而风气自能送出矣。观此，则知欲愈此屡用祛风而风不去之皮肤病顽疾，当在祛风的同时，注意驱除阻闭玄府之湿邪。故刘老常在祛风的同时，根据人病证症及天候地理等不同的情况，佐以燥湿、运湿、化湿、渗湿、利湿之品如苍术、蚕砂、藿香、砂仁、蔻仁、苡仁、土茯苓、前仁之类，则往往投剂辄中。经此理论实践，实践理论的反复推演论证之后，刘老提出了"风无湿不恋"的崭新论点，为外科皮肤病顽固难愈之证的治疗，提供了新经验，确立了具有普通指导意义的新论点！千锤百炼，历验不爽。试举病案2则，以印证之。

脱发案：苏某，男，17岁。高考以来，头发开始脱落，逐渐加重。头部有油脂，头发瘙痒，脱屑。伴全身瘙痒，湖医附一院诊为"脂溢性脱发"，服光氨酸之类效不显，刘老据其眠差、烦躁，随手抓之头发大把脱落，全身瘙痒，大便稍干，脉弦缓，舌质淡红苔薄白，诊为脾虚湿阻，血虚生风。治从健脾燥湿，凉血疏风，方用：条参12克，北芪12克，苍术10克，藿香10克，土茯苓15克，制首乌15克，生地15克，赤芍10克，苦参10克，荆芥10克，蒺藜10克，桑叶10克，蝉衣5克，蚕砂12克（包煎），外用花椒5克，明矾5克，生姜一坨（抖烂），煎水洗头。服 14 剂，脱发及脂液减少，头部及全身瘙痒亦减轻，但觉视力模糊，大便干，改养血祛风、滋养肝肾之品，仍用苍术燥湿，服 40 余剂，脂液消除，痒止发生，眠食正常，此后发未再脱。

瘙痒案：戴某某，男，46 岁。全身皮肤反复发痒疹 8 年余，久经中西药治疗无效。诊见：全身皮肤有小红点，四肢内侧更多，奇痒，得热尤甚，伴见头晕、眠差，渴不多饮，体倦、舌质红，苔薄微黄，脉弦带数，从血热生风论治，以凉血疏风，用首乌、丹参、生地凉血清热，荆芥、蛇蜕、蝉衣疏风，因风无湿不恋，故又佐以苦参、蚕砂、藿香以治湿，久病入络，再佐皂角刺以疏剔络邪。处方：首乌 20 克，丹参 12 克，生地 15 克，荆芥 5 克，蛇蜕 3 克，蝉蜕 5 克，苦参 12 克，藿香 10 克，蚕砂 12 克（包煎），皂角刺 3 克。服药 3 剂，疹出更多，痒更甚，病邪外透，乃向愈之机，连进 20 剂，疹退痒止，观察两年，未复发。

3. 血瘀化风论

外科尤其是皮肤病，多风症，原其致风之由，则有两种，一曰外来风邪客于营卫之间，一曰内生风邪壅郁肌肤之内。据刘老的"内因为主论"，则风邪致病，当以内风为主。然则，同是内风，尚风生之因不明，则治之亦难起效。揆其内风之由：有营血不足，血不养肝，因不足而生者；有热入营血、血热炽盛，因热极而生者；有血虚肌肤失养成燥、血热灼伤阴血成燥，因血燥而生者。生风之因不同，则治风之法亦别。营血不足而生风者，滋之补之，其风自熄；因血热而生风者，凉之清之，其风自平；因血燥而生风者，润之养之，其风自灭。另有一种顽固性皮肤病，审其症，亦属风邪，治其风，毫无效验，经年累月，久治不痊，甚则肌肤甲错，色素沉着。对此，刘老认为乃血瘀化风使然。盖经络营卫乃气血运行之通路，若瘀血凝滞，阻于经隧，营血不得宣通，肌肤失其营血之润养则风从内生。故其治疗必佐活血化瘀，宣通营卫之品，前人"治风先治血，自行风自灭"。应包括活血化瘀一法，非尽指养血、补血、凉血也。因此，刘老治疗顽固性皮肤病，特别注重化瘀通络以祛风，试举病案一则：

湿疮案：王毅，男，27岁。患者湿疮成片如顽癣已2年，双下肢瘙痒，出桐油样黄水，流到搔破的部位即行扩散蔓延。曾经X线层照射，愈后又复发作。就诊时，双下肢及胯部形成黑斑起疙瘩块，皮肤紫褐，晚上痒甚影响睡眠，食纳尚好，大便秘结，舌质红、尖紫、苔薄黄，脉弦带迟。刘老诊为：风湿化热、血瘀阻络证，治以清宣通络法。方用：苦参12克，丹参12克，生首乌15克，生地15克，赤芍10克，丹皮10克，红花5克，菝葜12克，蚕砂12克（包煎），白蒺藜12克，荆芥10克，威灵仙12克，藿香10克。服15剂，皮肤紫褐消失，黑斑转红，原方又10剂，痒止眠安，去苦参、灵仙、荆芥，加苡米15克，徐长卿10克，10剂，病愈未发。

（二）经验萃要

刘老积60余年临证之经验，其独创之处甚多，外科经验亦十分丰富。由于外科病证繁多，治疗复杂，如何用有限的篇幅，以系统反映刘老丰富的外科临床经验，就显得十分困难。因此，我们以从治法的角度，以法统病，或可执简驭繁，达到以点带面，较好地反映刘老的外科临床经验的目的。

1. 首重调理脾胃

临床所见之疮疡，凡未成者，必赖正气以抗邪，正气充足，抗邪有力，则易驱邪外出，使邪无凝滞停留之机，而消散于未成之先；若邪势鸱张，或治疗稍迟，邪已着而为病者，则又赖正气以箍束之，勿使扩散，减轻病势，促其速成，加速治愈的进程而缩短疗程；若已成者，则有赖正气以腐蚀之，正气充盛，则腐蚀有力，能促其早溃，加速治愈；若已溃者，正气充盛，则托毒排脓有力，促其脓毒外泄，缩短愈合时间；若脓腐将尽者，正气充盛，则能迅速排尽脓毒，促进肌肉生长，加速愈合进程。脾胃为气血生化之源泉，后天正气之根本。若脾胃健运，纳化正常，则气血生化有源，正气自然充足。因此，刘老在外科临床中，特别注意脾胃的功能情况，强调补脾益气，健胃助化，以资气血生化之源而扶正固本。他对明代外科巨匠陈实功"疮疡全赖脾土"之说最为心折，并以之作为外科临证指南针。试举两例，以说明之。

踝疽案：高某，女，26岁。左侧外踝关节溃疡化脓，反复发作已一年余，疼痛灼热，有死骨排出，腐臭，活动困难。经湖医附一院诊断为"化脓性骨髓炎"，用消炎抗菌药治疗，病不愈。曾3次扩创清除死骨，表面愈合，复又化脓，于是反复不愈。建议截肢，自膝关节始。患者极为痛苦，拒绝切肢，遂请刘老诊治。当时：步履艰难，左下肢胀痛，溃烂流黄水，腥臭，口燥咽干，因疼痛影响睡眠，纳差，舌淡红，苔薄白，脉弦小。属气虚下陷，湿热流注，蕴久不化之踝疽。以补气升陷，清热化湿，拔毒生肌为法。处方：黄芪20克，桔梗5克，金银花15克，甘草5克，骨碎补10克，白及10克，薏苡仁15克，天花粉10克，皂刺炭5克，蛇蜕5克（焙）。水煎服，每日1剂。外用：（1）陈艾叶30克，黄药子20克，煎水洗足，日夜2次。（2）红升丹3克，石膏27克，研如面，制成药线插入溃孔，每日换药1次。连用20天，热退肿消，腐片脱落，脓已稀少，痛随减轻，夜能入睡。内服方：黄芪20克，防己12克，银花藤15克，薏苡仁15克，蚕砂12克（包煎），丹参12克，生地15克，丹皮10克，骨碎补12克，蛇蜕5克（焙），皂刺炭5克，土茯苓15克。外用上（2）方加白螺蛳壳10克（漂煅研如面）外涂。15剂后，红肿热痛全失，腐尽新生，唯见烦躁失眠，舌红口干，仍养阴扶正。予叶氏养胃汤加白芍 15 克，甘草 5 克，骨碎补 10 克，龟板 15 克（先熬）。15 剂后，眠食转佳，疮口平复。3 年后追访，已结婚生子，病愈未发。

瘰疬案：袁某某，男，24 岁，工人。去年右颈部淋巴肿大如杏核，皮色不变，推之可动，经青、链霉素治疗后，肿块渐退。今年复发，且日渐增至鹅蛋大，由硬变软，皮色暗红，疼痛异常，夜不能寐。既往家族有结核史，西医诊断为"颈淋巴结核"。经消炎、抗结核数月罔效而请刘老诊治。据其形体消瘦、面白无华、纳呆、寐差、舌质淡红、苔薄白、脉弦小。从瘰疬日久，耗伤气血，脾虚气弱论治。以健脾益气、消肿散结为方：条参 12 克，沙参 12 克，丹参 12 克，白术 10 克，云茯苓 12 克，炙甘草 5 克，法半夏 5 克，广陈皮 5 克，制首乌 15 克，天葵子 10 克，壁虎 3 条、山慈姑 10 克，山楂 10 克，鸡内金 5 克，麦芽 12 克。水煎服，每日 1 剂。外用：五倍子 30 克，赤小豆 30 克，研末茶汁调外敷。用上方 20 剂，肿块明显缩小，疼痛减轻，唯腹胀、纳差，舌脉同前。治宜益气养阴，消肿散结。原方去白术、茯苓、山楂、山慈姑，加白芍 12 克，土茯苓 15 克，海藻 12 克，土贝母 10 克，砂仁 3 克。外用：生鹿角 12 克，山慈姑 15 克，黄药子 15 克，土贝母 15 克，田三七 10 克。茶水磨汁外搽，又 20 剂。肿块消退，诸症缓解，精神大振，原方善后，月余后疮愈，未再复发。

2. 注意滋阴养血

外科疾病，尤其是皮肤病，或因阴血不足，不能滋养肌肤，导致肌肤失养而发。或因皮肤溃烂，滋水淋漓，日久耗损阴血。因此，在外科慢性病，尤其是慢性皮肤病中，阴血不足，常常是其主要的病理基础。故在临床中，刘老特别注意阴血亏耗的审察，特别注意滋阴养血药的运用。试举两案，以案代论，而阐发之。

脱发案：鲁某某，男，25 岁。眉发脱落已一年余，最近全身毛发亦有脱落现象。患者极为痛苦，西医院诊为"脂溢性脱发"，"普秃"，服光氨酸，皮下注射牛奶、胎盘组织液，均告失败。请刘老诊时，头部连绒毛均无，有油脂，伴头痛、头重全身疲乏，腰痛、睡眠不好，烦躁，口干不欲饮水，大便时干时稀，纳谷不香。据此，刘老从肝肾阴亏，血不荣发论治。以滋阴养血、祛风止痒为方，药用：制首乌 15 克，生地 12 克，熟地 12 克，枸杞 12 克，当归 12 克，女贞 15 克，旱莲草 10 克，黄精 12 克，玉竹 12 克，大枣 4 枚、白蒺藜 10 克，桑叶 10 克。14 剂。头部仍有脂液，大便溏稀，增健脾燥湿之品，改方：党参 12 克，苍术 10 克，白术 10 克，茯苓 12 克，炙甘草 5 克，黄芪 15 克，当归 12 克，黄精 12 克，怀山药 20 克，菟丝子 30 克，桑葚 15 克，桑叶 10 克，白蒺藜 12 克，蚕砂 12 克（包煎），粉葛 12 克，藿香 10 克，另用鲜生姜、鲜骨碎补捣汁外搽，服 20 剂，大便成形，新发始生。坚持原方加减，服药近百剂，头发全部长齐，乌黑，疗效巩固。

流痰案：李某某，男，44 岁。患者从 1961 年开始全身多发性血管脂肪瘤，已切除 22 个，术后发展更快，目前全身大小瘤 44 个，大如核桃，小如荔核，分布于全身。湖南医学院附一院做肿瘤切除病理检验报告为"多发性血管脂肪瘤"，西医建议再行手术切除。因手术后继续发展，患者拒绝手术，遂向刘老求诊。症见疲乏无力，全身肿块胀痛，头痛头昏，甚则觉房屋旋转，肉眼血尿，口干大便干结，舌质淡红，苔薄白，脉弦缓。从痰湿凝郁经络，郁久化热伤阴论治，以养阴清热化痰软坚通络为方：太子参 15 克，沙参 12 克，丹参 12 克，女贞子 15 克，旱莲草 10 克，肉苁蓉 12 克，草决明 15 克，白茅根 15 克，田三七 10 克，藕节 10 克，昆布 12 克，海藻 12 克，白芥子 10 克，土贝母 10 克，壁虎 3 条。服 14 剂，血尿控制，全身胀痛减轻，头昏头痛缓解，肿块未再增大。原方增损：北黄芪 60 克，首乌 90 克，女贞子 30 克，旱莲草 30 克，菝葜 60 克，昆布 30 克，海藻 30 克，白芥子 60 克，常春藤 60 克，七叶莲 30 克，腊瓜 30 克，隔山消 30 克，壁虎 15 克，蜈蚣 10 克，全蝎 10 克，乌蛇 30 克，白花蛇 15 克，土贝母 30 克，田三七 15 克。研细末，蜜丸如梧子大，每次 40 丸，每日服 3 次。坚持服丸方 8 个月，肿核全部消失，后未再发。

3. 善用化瘀通络

久治不愈的顽固性外科疾病，尤其是皮肤病，多有血瘀阻络之征，所以然者，以其"久病多瘀"、"久病入络"，且络脉浅布肌表而外科疾病病位在肌表故也。我们通过对刘老近二十年所诊治的顽固性外科病案的分析，发现刘老极为善于运用化瘀通络之法。其"善"主要体现在两个方面：一是注重综合分析，有的放矢，做到绝不随意乱用。如一般诊断血瘀证的所谓客观依据（巩膜青暗或脉络瘀血，舌边青紫，瘀点瘀斑，爪甲紫乌，肌肤甲错，色素沉着，皮损肥厚暗滞乌紫，皮下条块硬结等），当今的社会倾向，是不审病机，不辨标本，"但见一症便是"，一味地使用活血化瘀的药物。刘老认为这是受机械唯物论影响的结果，不切中医遣方用药的实际，因而难以取得预期的临床疗效。刘老在临床中，特别注重综合分析，从不轻易决定取舍。以"巩膜青暗"为例，"巩膜青暗"除可见于血瘀证外，尚可见于多种病症。刘老经验：兼见手足厥冷，多属寒凝；兼见嗳腐恶食多属食滞；兼见腹痛时作时止，唇红，多属蛔虫；兼见低热神疲，多属劳损（包括结核）；兼见胸闷背胀，体肥掌厚指短，多属痰症。二是在具体运用通络法时，除注意疾病的共性"久病多瘀"、"久病入络"及与此相应的症征外，还特别注意病人的个体差异性。如气血阴阳的偏盛偏虚，寒热虚实的错综复杂而伍以不同的治法方药。如病机表现为阴虚阳亢，就要结合养阴潜阳；出现气虚下陷，就要结合益气升陷；出现阳虚，则生外寒，宜益火之原以消阴翳；出现阴虚则生内热，宜壮水之主，以制阳光；出现气血两虚时，就必须在双补气血基础上，再予活血通络。总之，以调整全身机能为主，充分体现"治病必须治人"的学术思想。试举病案两则，以窥刘老善用通络法则之一斑。

日晒疮案：刘某某，女，40 岁。连续 3 次感冒，伴咳嗽、身痛，曾用青霉素、链霉素、庆大霉素治疗，咳嗽身痛虽愈，但双下肢出现红斑，中等结节状，压之不痛、不痒，结节呈对称性，西医诊断为"结节性对称性红斑"，血沉 33mm/小时，抗 0 正常，血液化验未找到狼疮细胞，结节新旧交替。经西医治疗（用药不详）未效，要求服中药。刘老诊时：面部及双下肢浮肿，伴关节疼痛，活动受限，下肢对称性暗褐红斑，见太阳则病情加剧，有少量黄水渗出，食纳尚可，二便正常，舌下静脉瘀阻，脉弦细。故从气虚下陷、水湿停滞、血行不畅、瘀血阻络证论治。以益气行湿，化瘀通络为方：黄芪 20 克，白术 10 克，土茯苓 15 克，甘草 5 克，防己 12 克，五加皮 5 克，丹参 12 克，蒲黄 10 克，鸡血藤 15 克，水蛭 6 克，地鳖虫 10 克，夜交藤 15 克，薏苡仁 15 克，晚蚕砂 12 克（包煎），附片 3 克，麦芽 12 克，鸡内金 5 克，另用生鹿角 30 克，田三七 10 克，茶水磨汁外搽。服药 7 剂，结合外治，局部肿消，结节红斑渐退，新斑未再出现，膝关节疼痛减轻食纳正常，二便尚可，睡食欠佳，脉舌同前，去水蛭、土茯苓，加当归 10 克，菝葜 15 克，服 28 剂，病获痊愈。

硬皮病案：朱某某，男，59 岁。身体素来健康，1988 年 4 月份突然发现右上肢肘关节至腕关节呈局限性皮肤发硬，逐渐皮肤无弹性而麻木，但不痛不痒，无其他不适。西医院检查为局限性硬皮病，建议服中药治疗。因请刘老诊治：察其舌质暗红，苔薄白，纳食正常，体肥胖。诊为顽痰流注，瘀血阻络证，治以消痰软坚、化瘀通络，疏方：明党参 12 克，白术 10 克，土茯苓 15 克，炙甘草 5 克，法半夏 5 克，陈皮 5 克，黄芪 20 克，水蛭 8 克，地鳖虫 10 克，肉桂 1 克（同煎），海藻 12 克，白蒺藜 12 克，炒桑枝 15 克，夜交藤 15 克，鸡血藤 15 克。服 7 剂，病无明显进展，但麻木稍有减轻，原方增片姜黄 12 克，风化硝 10 克，外用生鹿角、田三七、大梅片，茶水磨汁外搽。又服 14 剂，即明显感觉皮肤有弹性，麻木感觉逐渐消失，食纳正常，舌淡紫，苔薄白，再加菝葜 15 克，白芥子 10 克，继进 14 剂，主要症状消失，改六君子汤加白芥子 10 克，海藻 12 克，片姜黄 10 克，风化硝 10 克。服 7 剂，疗效巩固。

　　我们从学术见解和临床经验两个方面，对刘老在中医外科领域里所取得的成就，进行了粗浅的分析介绍。学术方面：最能反映刘老外科学术见解的是建立在他深厚的内科学术基础上的"内因为主论"，而最富独创性的则是刘老的"湿恋风邪论"和"血瘀化风论"；临床方面，则完全是与刘老内科学术经验一脉相承的"首重调理脾胃"、"注意滋阴养血"、"善用活血化瘀"，也可以说是刘老内科的学术思想在外科临床中的应用经验。尽管我们占有的资料有限、我们自身的学术水平有限，因而我们的研究还很肤浅、很粗糙、很片面，但以蠡测海，仍可窥刘老反对单纯的机械的局部的观点，重视整体分析，注重普遍联系，强调"治病必须治人，治人必须重视脾胃"的学术思想之一斑（本文蒙刘老生前亲自审定，特写出以示无限怀念之情）。

八、刘炳凡养生学术思想旨要

刘老从医 70 余年，不仅善治各种奇难杂症，急危重症，且善养生，不仅自己寿高九十，仍行动矫健，思维聪敏，眠食正常，且信奉他的病友，健寿亦多多，诚自寿而寿人者也。晚年著《养生颐年古今鉴》行世，寿世寿民，厥功甚伟。为传播刘老独到的养生思想与养生经验，特借此编著《刘炳凡脾胃学发微》的机会，成此短文，用以窥探刘老一生为民生之康寿而奋献的精神之一斑，也用以满足广大民众养亲寿老的需求。因而不计浅陋，从三个方面，试说一二，让读者对刘老独到的养生思想与养生经验有一个基本的印象，借以成就自己的健康与长寿。

（一）以远大的人生之目标为健寿之关键

"目标"能激发生命活力。"很强的目标感"，对身心的健康有着重要的影响。因为生活中是否有追求，是决定一个人心态的重要因素，而心态又是决定一个人对情绪的管控能力的核心根基，而稳定的情绪又是决定人体健康的重要保障。

一般而言，癌症、动脉硬化、高血压、消化性溃疡、月经不调等病证与心理的压抑感有关，因此，这类病，被称为心身性疾病。人体的下丘脑—垂体—肾上腺形成人体的应激反应中心。碰到危机时，它们分泌去甲肾上腺、肾上腺素等激素，在此类激素的作用下，身体中的各种"资源"被重新调配，减少消化、免疫方面的供给，将重心放到心脏的供血和肌肉的运动中去，以让我们迅速应对危机。如果人整天焦躁不安、发怒、紧张、贪婪等，令去甲肾上腺素、肾上腺素等激素水平长时间居高不下，人体的免疫系统将受到抑制和摧毁，心血管系统也会由于长期过劳而变得格外脆弱。

一个人在大发雷霆时，身体产生的"去甲肾上腺素"、"肾上腺素"等激素，足以让小鼠致死。如果人是宁静而愉悦的，则大脑就会分泌多巴胺等激素。此类激素能让人心绪放松，产生快感，这种身心都很舒服的良好状态，可使人体各机能互相协调、平衡，促进健康，由此可见情绪对保障人体生命健康的重要地位与作用。如前所述，稳定的情绪又来自于健康的心态，而健康的心态却又与目标感有正相关。

人在退休前，如果没有重新调整好人生目标的话，退休后，就会因人生目标的突然消失，而使身体健康和精神健康状况均急剧下降。何以会如此呢？原因其实很简单，那就是因为你失去了追求的人生目标，因而死亡便成了你人生中唯一的"目标"了，那么隐藏在你潜意识里的自毁机制就会悄然启动，让你的身体每况愈下。如果有目标呢？你就会有积极的心态，努力去寻找实现目标的途径，就会勤于用脑。勤于思考的人的脑血管经常处于舒展状态，从而保养了脑细胞，使大脑不过早衰老，因为脑子活动时总是把较多的葡萄糖送到脑中最需要的地方。在安静时，老年人和青年人相比，脑内葡萄糖利用率较低，但用起脑来，脑最活跃的地方所得到的葡萄糖并不低于青年人，所以，用脑可促进脑的新陈代谢，延缓衰老。

"目标"可以激发生命活力，战胜疾病。墨西哥一位老人患了癌症，来日无多。但当他的儿子儿媳出车祸去世之后，他的病突然好了，因为老人有了新的生活动机、新的生活目标，那就是他得抚养无依无靠的孙子。再者，目标实现了，人就会轻松愉悦。诺贝尔奖得主们之所以长寿，有个重要的原因就是，功成名就、获得社会认可，带来了身心的巨大愉悦。要注意的是："目标"一定要切实可行，否则会起副作用。

刘老在其 70 年的医学生涯中，目标非常明确，那就是做一个"苍生大医"。刘老一生坚持不懈地"临证不忘读书，读书不忘临证"，将读书与临证有机地结合起来，以期实现自己定下的为"苍生大医"的从医目标。刘老在学术上，提出了"治病必须治人"的基本原则，即通过调整机体的功能状态以提高免疫力，发挥自然疗法的作用，充分体现出中医学的整体观思想。强调"脾胃为生化之源，肾间动气，为人生之本""五脏不足调脾胃"的以"调理脾胃为核心"的学术思想。在处理先天之本肾和后天之本脾的关系上，尤重脾胃，认为"调理脾胃就是固本，只有资助后天，才能培养先天"，临证处方"必须时时考虑脾胃是否胜药，胃气一败，则百药难施"，故"理气慎用刚燥，恐伤胃阴，养阴又慎用滋腻，恐伤脾阳"。常于平正之中出奇制胜。对于冠心病、肝硬化、乳腺癌、卒中后遗症、食道癌、脉管炎、腹主动脉瘤等疑难杂病，在健脾助化、益气养阴的基础上配合活血化瘀、通络散结等方法，都收到了满意的疗效。对功能性子宫出血，以归脾汤为主加女贞子、旱莲草、蒲黄炭、灵脂炭、荆芥炭，经许多临床医师反复验证，确有良好的止血效果，被誉为"刘氏三炭"。对于老年病的施治亦有独到之处，他认为老年人多阴精耗损、上盛下虚之候，治疗侧重在养阴以配阳，用药慎辛香燥烈，宜甘凉滋润，培养先天之本。

　　刘老还创立了"柔剂养阳"的治疗大法。"柔剂养阳"取类于"炉中覆灰，火不灭"之自然现象，而其内涵则包括养阳慎用刚剂，益阴以配阳。落实于"善补阳者，必于阴中求阳"，"温之则浮焰自熄，养之则虚火自除"。凡机体功能低下，阳虚之证，采用"柔剂养阳"之法，皆能于平正之中屡起沉疴。

　　先生还形成了在脏腑辨证中首重脾胃的诊疗体系，认为：脾胃是人体一切生命活动的原动力；增强脾胃，有预防疾病、提高免疫力的作用；凡病用药勿攻伐太过，必须时时考虑脾胃能否胜药。

刘老主持"抗衰延寿"之研究，根据马王堆出土文物竹简《养生方》"还精补脑"之秘旨，结合自己的实践经验，研究出抗衰延寿之新药"古汉养生精"，既开我国药物养生之先河，又荣登我国保健品长期畅销的榜首。

刘老一生的医学贡献，主要体现在其学术专著《脾胃学真诠》、《黄帝内经临证指要》、《养生颐年古今鉴》、《中国百年百名中医临床家丛书·中医临床家刘炳凡》及合著之《〈脾胃论〉注释》、《金元四大医家学术思想之研究》，《传统老年病医学》，主编之《湖南省老中医医案选》第一、第二两部，《奇效验案》、《高等中医函授教材·中医儿科学》、《湖湘名医典籍精华》等医学著作及60余篇医学论文之中。

刘老终其一生，无论是顺境还是逆境，都能保持良好的心态，稳定的情绪，专心致志于医学的研究与实践，既获得了健康长寿的生命目的，又获得了学术上的卓越成就，而这一切的一切，又都来源于他明确的人生目标，因此，刘老坚持认为很强的人生目标，是身心健康的重要保证。

（二）以真诚的奉献精神，为健康长寿之根本保证。

真诚的奉献，古谓之"为善"。语云："为善最乐。""乐"者，从内心深处生起之愉悦情绪，为善之必然结果也。人只是在有很强的目标感时，才能真正地做到安心定志，随时保持宁静的心态，无论顺境逆境都能令心不动，时时安详。为善则不同，为善在帮助他人解除痛苦、带来福乐的同时，也给自己带来了快乐，即能从心底的深处生起莫名的愉悦，整个身心都很快乐。很强的目标感和真诚的奉献，是一体而两面的事项，其在养生领域中的地位与作用，则是互为表里、互相增益的。很强的目标感，能使人宁静、安详，真诚的奉献能令人愉悦而产生真实的幸福感，而宁静安详与愉悦快乐的心境，则又是健康长寿的根本保证。盖人处于宁静安详与轻松愉悦的心境及满足感、成就感时，就能够刺激内啡肽的分泌。因此，真诚的奉献不仅能令我们的心情轻松愉悦，而且能让我们产生满足感、成就感，由此可知，真诚的奉献是促进大脑分泌内啡肽的最佳法宝。

内啡肽（endorphin）亦称安多芬或脑内吗啡，是一种内成性（脑下垂体分泌）的类吗啡生物化学合成激素，它是由脑下垂体和脊椎动物的丘脑下部所分泌的氨基化合物（肽）。它能与吗啡受体结合，产生跟吗啡、鸦片剂一样有止痛和欣快感，等同于天然的镇痛剂。人体产生内啡肽最多的区域以及内啡肽受体最集中的区域，就是学习和记忆的相关区域，因此内啡肽可以提高学习效率。内腓肽还能够调整不良情绪，调动神经内分泌系统，提高免疫力，缓解疼痛。在内腓肽的激发下，人能顺利入梦，消除失眠症，并使人的身心处于轻松愉悦的状态中，让免疫系统实力得以强化。内腓肽可以对抗疼痛、振奋精神、缓解抑郁，还能抵抗哀伤，掀起兴奋的波涛，让我们创造力勃发，提高工作效率，等等。当机体有伤痛刺激时，内源性阿片肽被释放出来以对抗疼痛。内腓肽还能让我们充满爱心和光明感，积极向上，愿意和周围的人交流沟通还可以帮助人保持年轻快乐的状态。这些肽类物质还能调节体温、心血管、呼吸功能，参与调节腺垂体激素的分泌和消化功能，对摄食、生殖、学习等行为也有影响。内啡肽还能参与感情应答的调节作用，并与女性生殖生理及妇科疾病的病理有着密切关系。内啡肽与体内其他内分泌有相互的联系，可使血清胆固醇降低。

刘老在其70年余年的医疗活动中，坚持做一个"苍生大医"，不仅发愿要为中医学术的继承与发扬奉献他全部的生命，而且也做到了一心一意为病患着想，为人类的健康长寿而贡献了他一生的全部精力。刘老这种"为苍生大医"的明确目标与真诚奉献的人生态度，不仅令他一辈子宁静安详，处变不惊，顺境逆境不动心，而且还使他随时随地随事都能有轻松而愉悦的心态。他的这种宁静而轻松愉悦的心态，不仅使他收获了健康，收获了长寿，还令他收获了成功。仅就他在养生思想与养生方法的成就而言，也都是十分丰富的。在这里，我将首先列举刘老养生学术专著《养生颐年古今鉴》中的一些小标题，从这些小标题中，我们就可以窥知刘老养生思想与养生方法之一斑。如《人生的短暂与永久》、《生命在于运动与社会安定》、《进取心理与长寿》、《道德修养》、《晚婚与长寿》、《免疫与长寿》、《养生之方首在节欲》、《养生应从胎孕开始》、《脾胃与养生》、《养神与养气》、《情志与养生》、《老有所乐》、《老有所为》、《老有所学》、《游目骋怀》、《吾爱吾庐》、《家庭幸福》、《家庭和睦》、《读书之乐》、《读无字之书》、《读〈钱本草〉》、《练字之乐》、《清凉画意》、《练画之乐》、《卧思启智》、《居室养花》等等，这些小小标题，难道还不足以透射出刘老养生思想与养生方法之丰富性与多样性吗，难道还不足以透射出刘老养生思想与养生方法之系统性与实用性吗？

先说丰富性。我们在这里说刘老养生思想与养生方法的丰富性，是指刘老养生思想与养生方法中，无所不包，无一不包，可以说，从尚未出生一直到老死，都包无不尽了。刘老说："养生决不仅仅限于中老年，中老年人，五脏俱已开始退化或已经退化，在这个时候再开始养生就已经晚了，养生一定要从胎孕与幼年开始，才是真正的长寿之道。"如怀孕之初，当选择夫妇双方心情舒畅，感情和美的心与情，风和日丽，气候凉爽，环境安宁的美妙气候与环境，这样的情境条件，占尽天时地利人和，因此所怀之胎，才能是也应当是最健康之胎。怀孕以后，夫妇要节欲，孕妇要保持心情舒畅，劳与逸要结合有度，过劳与过逸都不利于胎儿的健康。

次说多样性。多样性，是指刘老的养生思想与养生方法，是从人们日常的休养生息中提炼出来的，包括人生活动的方方面面，如学习、生产、饮食、劳作、休闲、人文活动、社会活动、生产活动等等，既包括身体的养生保健，也包括心理的养生保健，既养精，也养气，既重视养脾胃，也重视养心肾，既注重动以养之，也注重静以养之，即便如琴、棋、书、画，甚至烹调、缝纫、养殖、栽种、工艺制作、日常走路等都是刘老养生学术的养生用武之地，是刘老认为使身体得以锻炼、精神得以安宁的好处所。原书俱在，可以覆按，我在这里就不多说了。

其次说系统性。这里所指的系统性，是说刘老的养生思想与养生方法，看似五花八门，无所不包，如上所说刘老的养生思想，是从人们日常的休养生息中提炼出来的，这些看似纷繁复杂的养生思想与养生方法，其实是有系统的，说系统是指刘老的养生思想与养生方法是以休养生息为养生之所，以身心并重为纲，而身则又以保养脾胃元气为圭臬，心则以怡情悦志令人能宁静而愉悦为主导，而那些具体的养生方法则是养生之眼目。这种养生思想与养生方法，既有纲又有目，既重点突出，又巨细无遗，既简洁明快，又实用有效，真是一套难得的养生思想与养生方法。

又其次说实用性。实用性指的是刘老养生方法的可操作性与方便性而言。就可操作性而言，如刘老所强调的运动养生，则只要是在心情愉悦的前提条件下，无论是练拳还是站桩，无论是跑步还是练气功，只要是在心情愉悦的条件下的运动就行。即练拳而言，则又无论是太极拳或少林拳，总之，只要是心情愉悦的运动，不管快慢，不管跑跳，无家无派无宗。就方便性而言，则刘老的养生思想与养生方法即是从人们日常的休养生息中提炼出来的，包括人生活动的方方面面，如学习、生产、饮食、劳作、休闲、人文活动、社会活动、生产活动等等，即便如琴、棋、书、画，甚至烹调等都被刘老用在养生上，那当然就是再方便不过的了。

（三）坚持践志与奉献，九十高龄聪而健

刘老终其一生坚持践履"为苍生大医"的从医目标，从不稍懈，坚持为善最乐的价值观，孜孜不倦地奉献于中医事业、奉献于人民的健康事业，因而刘老九十高龄，尚中气充足，身形健康，步法轻捷，耳聪目明，思维敏捷，90岁的那年，还应中国中医药学会的邀请，赴哈尔滨讲学，站着讲课，一讲就是半天，令到会诸君，惊叹不已，举办之方，感佩莫名。诚可谓善养生者，其善养之处，虽有多端，而究其实又不过践履其"以远大的人生之目标为健寿之关键，以真诚的奉献精神，为健康长寿之根本保证"两大宗旨尔。即以远大的人生目标悦志，以真诚的奉献精神、不图名利的超越精神怡情。刘老的这种为中医事业的彻底的献身精神与超越名利的奉献精神，使他在艰难的探索中，时刻保持了内心的平静与安宁，心灵没有了包袱则情不怡而自怡，志不悦而自悦。善养生者，养心为上，善养心者，又以境界为上，确乎哉，然也。

除养心外，刘老亦十分注重养身，而刘老之养身又以保养脾胃元气为圭臬。如在食养方面，饮食以清淡为主，既富含营养又易于消化吸收。具体而言之，则是以五谷杂粮和蔬菜为主，而辅以少量肉食，这样的饮食结构，当然是既不会加重脾胃的负担，戕害脾胃的元气，又能滋养脾胃的元气。除此之外，刘老在保护脾胃元气上，一生坚持的细节尚多，如刘老认为脾胃元气贵在温养，所以刘老终其一生，不饮冷饮，不吃冷饭、冷菜，不吃或少吃生冷瓜果。尤其注重温养脾胃元气，如白胡椒常常带在身上，万一情况特殊，吃了一点生冷瓜果，则立即嚼服几粒生胡椒，或吃一点点干姜，以温散生冷瓜果之寒气而达到保护脾胃元气之目的。

在药养方面，则以温以补以通为原则，志在保护滋养和流通脾胃元气，如老年保健，则既要注重气阴的滋养，又要注意脾胃的元气的保护、充养和流通，所以在遣方选药时，时时注意保护、滋养和流通脾胃元气，以脾胃是否能受药、胜药、化药、行药为重点之重点。刘老等研制的古汉养生精，就是刘老药物养生经验的结晶，古汉养生精行销数十年而不衰，就是刘老药物养生经验之最好的实践证明。

在动养方面，刘老认为贵在脾胃元气的流通，气血的流通，所以刘老一生坚持不拘形式的的运动锻炼，或饭后散步，或晨练太极拳，或耕读之间，微动身躯，行通气血。总之，刘老的一生，除了学习与劳作外，善于抓住各种机会，进行运动锻炼，以保持脾胃元气的流通，气血的周流畅通。

刘老始终坚持以"苍生大医"为人生的追求目标，以真诚奉献为人生的根本态度，以保护脾胃元气为养护身躯的核心手段，追求一生，践履一生，所获非一般人所能望其项背，不仅硕果累累，且老健矫聪，为我们留下了宝贵而又丰富的养生思想与养生经验。

中篇　胡不群脾胃学续貂

一、治病首重脾胃论

1. 治病首重脾胃的学理基础

先师刘炳凡先生，当代中医大家，为我国首批研究生导师之一，首批五百名中医师带徒指导老师之一，白求恩奖章获得者，被中医名宿邓铁涛誉为"中医泰斗"，创"治病必须治人，治人首理脾胃"之论，为医界所重。笔者初涉医林，即有幸师而事之，耳提面命，渐浸渐染，用以指导临床，获益良多。今逢先师仙逝15周年之期，躬逢盛世，本大道无私，学不宜秘之旨，特将随师学习及思考所得，奉献出来，以报先师宏恩之万一。

治病首重脾胃，世称补土派。补土之论，始于《黄帝内经》，发扬于金元时期李东垣的《脾胃论》，后世医家，代有发展，逐渐形成了体系庞大、系统有序、逻辑严明的以脾胃为中心兼及五脏六腑的理法方药完备的临床学体系。先师本70

余年之学习研究与临证所得，著《脾胃学真诠》、《黄帝内经临证指要》，集脾胃学理论与经验之大成，创调理脾胃41法，施之临床，常能应手取效。

先师著书，效法医圣仲景，察证候，言辨证，以纯客观立论，质朴朴地不涉玄理，于学理根据，只字不提，是以于启信稍嫌不足。兹有见于此，特将个人40余年，对《黄帝内经》、《脾胃论》及先贤与先师重视脾胃的学术思想之领悟所及，与大家分享。

外感内伤，五脏为病，治疗首重脾胃，医患费解，乃情理之事也。欲明此理，当先明中医生命之学，宇宙万物生成之理。

未有天地之先，只是虚无之体，先哲名之曰"无极"。此时的无极只是虚无之体，清清静静，无形无象亦无迹。虽然号曰无极，却亦并非什么也没有。当此虚无之体，显现寂静无为之静象时，就是"无极"；当其显现有为之动象时，就称之为"太极"。

太极自蕴两股既相反又相成的力量，氤氤氲氲，推推荡荡，而自然发生一种具有无限生机的"中和之气"，《中庸》所谓"致中和，天地位焉，万物育焉"，老子所谓"万物负阴而抱阳，冲气以为和"，指的就是这种具有无限生机的"中气"。天地由此气成，万物由此气生，生命由此气发，人亦于是乎出现。此种形成天地，生物生人的气，先哲们称之为"元气"，后世道教亦有以"祖气"名之者。

此元气亦自蕴两股相反相成的力量，此两股相反相成的力量，孔子称之为"乾元"、"坤元"。即《周易》所谓"大哉！乾元"、"至哉！坤元"是也。此乾元、坤元，又各自蕴有两股相反相成的力量，且此两股力量之任意一股又各自蕴有两股……如是重重无尽，上推下推都无有尽。《黄帝内经》谓此两股力量为"数之可十，推之可百，数之可千，推之可万，万之大不可胜数"。此两股力量合而为一时，即是上述所谓"太极"，当其出现"轻清"、"重浊"，"上浮"、"下凝"等不同运行轨迹和特性时，就是所谓"两仪"，所谓"阴阳"。若从生成论的角度看，此阴阳可谓是从"无极"、"太极"中化"生"出来的，即所谓"太极动而生阳，静而生阴"是也。

此蕴涵着阴阳氤氲推荡的元气，其流行之情态或曰状态共有五种不同，此五种不同流行之情状的元气，先哲称之为"五行"。因其流行的情状不同，故其表现的特征亦不相同。先哲将具有外向运行特征而性偏温和的元气，称之为木；具有上向运行特征而性偏温暖的元气，称之为火；具有平向运行特征而性偏中和的元气，称之为土；具有内向运行的特征而性偏寒凉的元气，称之为金；具有下向运行特征而性偏湿润的元气，称之为水。

这五种不同的流行情况和性质的元气，每种之中又都蕴涵着乾元、坤元两种既相反又相成的不同特性。《河图》所谓"天一生水，地六成之；地二生火，天七成之；天三生木，地八成之；地四生金，天九成之；天五生土，地十成之"是也。此五行之分阴分阳，皆以天以地为分分之依据也。一、三、五、九，奇数也，皆本乎天，乾元之特性（"德"）也，故称之为阳，二、四、六、八、十，偶数也，皆本乎地，坤元之特性（"德"）也，故称之为阴。所以木分阳木阴木，火分阳火阴火，土分阳土阴土，金分阳金阴金，水分阳水阴水。然后再引入十天干，如甲木乙木丙火丁火之类，极为复杂，因与本文主旨不十分密切，兹不赘。

这五种不同流行的性质和特征，究其实只是一团混合着乾元坤元的中和之元气而已。正由于他们只是一气，而又具有五种不同的流行性质和特征，且这五种不同流行的性质和特征之

间又具有互相增上、互相牵制的作用，此种作用古人称之为气
化。此气化流行，即是生天生地，生人生物的基本动力，人亦
由此而生。只不过人秉五行之全而为万物之灵，金石草木，动
植含灵各禀五行之偏而已。所以中医千言万语，不过一语，也
就是借金石草木、动植含灵所秉的五行之偏而调人阴阳五行之
偏，使之归于平而已。

五行之气的这种互相增上、互相牵制现象，古人称之为生
克乘侮，简称生克。反映五行生克系统最为全面、最为系统的
是《河图》与《洛书》，《河图》已述如上，而"戴九履一，
左三右七，二四为肩，六八为足，五十居中"则为后世总结
的《洛书》也。附《河图》、《洛书》图：

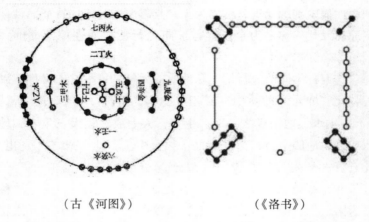

（古《河图》）　　　　　　　（《洛书》）

从《河图》、《洛书》看，我们会发现，那居中的"五"、
"十"土，具有调节或曰中和其他四行的作用，为出入升降的
枢机，能使木不至向外发散太过，金至于向内收敛太过，火不
至于向上升腾太过，水不至于向下沉降太过。土居四季之末，
亦调节中和四时气候之必然体现也。这种居中的中和调节作
用，能使金木不相克，水火不相害，而更好地发挥其气化的功
能，其重要意义，绝非我们凭想象所能全部理解。

脾胃位居中焦，属五行之"土"行，主纳化饮食，吸收营养，化生气血，升降清浊，前人以其在人体生命中的重要性而称之为"后天之本"。这是不言自明的常识，人所共知，但脾胃的重要性，远非仅限于此。脾胃在五行中属"土"行，具中和之性，居中央以运四旁，有中和调节心（火）肝（木）肺（金）肾（水），使心（火）肝（木）肺（金）肾（水）更好地发挥其气化作用，更好地维护人体生命的健康。先师"治病必须治人，治人首重脾胃"的学术主张，理出于此。

2. 临床治验举例

（1）咳嗽（慢性气管炎）

某女，72岁，住湖南省湘潭市。患者反复咳嗽数载，前两年仅发作于秋冬季节，至春暖即渐渐好转。今年却与往年大不相同，虽盛夏亦不见咳嗽减轻。诊见无痰干咳，形体消瘦，呼吸抬肩，纳呆食少，腰酸脚软，舌体偏瘦，舌尖尤瘦薄，舌面光红无苔，脉细软无力。综合诸征，诊为肺燥，处喻嘉言清燥救肺汤原方14剂，以为必效。不料不仅无效，反而食欲更差，舌脉无改变。当时以为系生石膏寒凉之故，未引起我的重视，仅将原方去生石膏，加川贝母润肺止咳，大剂治脱力劳伤而镇咳的仙鹤草予之，不料药后仍无寸效，始引起我的重视。乃重新审视：肺燥津伤，脾不输津也，是标不是本。其病之根本因由，却还是脾胃亏损，肾气不足，故而改投先师自创之健脾止咳汤，药用：明党12克，白术10克，茯苓12克，炙甘草10克，陈皮10克，半夏10克，远志7克，杏仁12克，冬花10克，杜仲12克，补骨脂10克，怀山药15克，木蝴蝶5克，桑叶12克，枇杷叶12克，鸡内金5克，麦芽12克，14剂。药后诸证大减，患者因路远年高，不良于行，未来复诊，自购原方两次，计28剂，诸证悉平。要求巩固，因嘱常服附子理中丸，温暖脾土，令脾土中和之气常充，则心肝肺肾自调而病不生。

（2）肾痨（肾功能不全）

某男，45岁，住湖南省攸县大同桥镇。患者于2004年上半年，因面色萎黄，神疲乏力而去医院检查，结果令他大吃一惊，B超发现左肾萎缩，尿检发现蛋白＋＋＋、隐血＋＋，因再查肾功能，结果是血尿素氮9.7mmol/L、血肌酐189mmol/L、血尿酸516mmol/L。经中西医治疗至今（2006年7月25日），昨日查血尿素氮8.7mmol/L、血肌酐269mmol/L、血尿酸478mmol/L，尿蛋白＋＋，刻下：除上述症状外，还经常头晕，尤以傍晚时为甚，有时心慌气短，尤以饥饿时更明显，右腰有空空的感觉。舌质淡嫩，有齿痕状若荷叶边，舌两侧稍暗，脉沉细无力。诊为肾痨，乃脾气虚弱，清气失升，浊气失降，此外肾气亦有渐亏、肝血亦有渐瘀之象。治宜益气健脾，升清泻浊，佐以补肾活血。药用：黄芪45克，红参12克，白术12克，云茯苓15克，炙甘草10克，半夏12克，大黄7克，黄连7克，连翘15克，草果12克，肉苁蓉15克，巴戟天15克，丹参15克，桃仁12克，土茯苓30克，崩大碗30克，熟附片12克，乌梅3克。水煎服，每日一剂。另方：水蛭3克，田三七3克，共研细末，装0号胶囊，每粒0.5克，每日三次，每次四粒。饮食以素菜，严禁荤腥。患者服至一月后，复查肾功能，血尿素氮9.1mmol/L，血肌酐165mmol/L，尿酸523mmol/L，尿蛋白＋＋＋。头有点昏，精神体力均有恢复，舌转淡红，脉沉细而弦。症征好转，肌酐大降而尿素氮反升，当系素食不严之故，询之果然，因嘱严格饮食禁忌。再步原方，去桃仁，加仙灵脾15克，楮实子15克，苏叶15克，增大黄为10克。因经济困难，断续服至12月底，复查肾功能，血尿素氮3.6mmol/L，血肌酐96mmol/L，尿酸361mmol/L。自以为痊愈，复因经济困难，遂停药。

2007年6月，又出现头昏，脚软，耳鸣，无力，遂去医院复查肾功能，6月18日查得血尿素氮9. mmol/L，血肌酐215mmol/L，尿酸524.30mmol/L，尿蛋白++。遂来就诊，观其舌，淡而胖嫩，舌色偏暗，脉弦迟，尺稍浮且无力。此为由脾及肾，脾肾并重使然。因投黄芪四君子汤合六味地黄汤加味：黄芪45克，红参12克，白术12克，云茯苓15克，炙甘草10克，熟地黄24克，怀山药20克，山萸肉15克，泽泻15克，制大黄10克，黄连7克，连翘15克，草果12克，苏叶30克，丹参20克，桃仁10克，丹参15克，土茯苓30克，崩大碗30克，熟附片12克，乌梅3克。水煎服，每日一剂。另方：冬虫夏草1克，崩大碗3克，共研细末，装0号胶囊，每粒约0.4克，每日三次，每次三粒。饮食为纯素食，严禁荤腥。坚持每日散步不少于两小时，以短时多次为法，切不可为散步而致劳累。患者服至7月28日，复查肾功能，血尿素氮7.0mmol/L，血肌酐171.0mmol/L，尿酸490.6mmol/L，尿蛋白+。耳鸣消失，脚已不软，头昏偶见。舌质淡白而嫩，舌色稍暗，舌苔薄白，脉弦无力。稍事调整，服至9月3日，复查血尿素氮5.6mmol/L，血肌酐129.0mmol/L，尿酸428.7mmol/L，尿蛋白+－。仍步原方增损。

（3）内伤发热（胃癌术后肝转移）

万某某，男，63岁，住汩罗市黄柏镇。胃脘疼痛20余年，2003年1月，因疼痛加重，大便呈黑色，体重迅速下降而医院检查，诊为胃癌，住院行胃癌根治术，送病检发现多个淋巴转移，加化疗，因病人承受不住，而回家休养。回家不到一月，就又出现低烧，肩臂酸痛，遂入岳阳市某省立医院住医院治疗，入院后，不仅烧不能控制，且疼痛渐渐波及全身肌肉关节，病情逐渐加重，精神更加衰弱，渐至形销骨立，无力起坐，170厘米的个头，体重仅38公斤，右胁疼痛，脘痞腹胀，

B超示肝区肿块，结合病史，考虑肝转移性癌可能性大。其大女儿曾与我有过同事之谊，因电话求救。询知除以上诸证候外，还有口干、口苦，食欲全无，小便黄浊，短气懒言，声音低微。据其久病，手术重创，化疗毒伤，及其临床症状，诊为脾胃元气大伤，至元气下流，阴火乘其土位之证，处东垣升阳益胃汤原方予之，药用：黄芪30克，人参15克，白术12克，黄连4.5克，半夏10克，炙甘草12克，陈皮10克，茯苓12克，泽泻12克，防风10克，羌活10克，独活10克，柴胡15克，白芍15克，桂枝12克，生姜3大片，大枣6枚。服药7剂，发烧显著减轻，全身肌肉关节疼痛停止，知饥索食，又7剂，低热退尽，可以独立行走百来米，短气减轻，精神转佳。亲自坐车来长沙就诊，擦其舌，质淡红，苔薄白，脉细弱。为疏黄芪异功散加味，健脾补土以抗癌。药用：黄芪24克，白人参12克，白术12克，茯苓15克，炙甘草12克，仙灵脾15克，枸杞子20克，菟丝子20克。薏苡仁30克，猪苓20克，丹参12克，七叶一枝花15克，半枝莲15克，莪术12克，鳖甲15克，桃仁12克，壁虎12克，田三七10克，鸡内金10克，砂仁7克，澄茄5克，焦三仙各15克。以此方加减，三个月后体重增至110多斤，精神体力增加，能步行1~2公里远。断续服药，又健康存活了三年多，至2006年冬，死于肝昏迷，仅卧床了不到半个月的时间，存活质量较高。

中医学术植根于深厚的传统文化土壤之中，尤其是儒道两家，完全可以说是中医学术基础的基础，因此，没有深厚的传统文化修养，欲真正理解中医，将中医学理自由地运用于临床，并取得卓越的疗效，是绝不可能的事情。诸如"天人合一"、"阴阳"、"五行"、"三阴三阳"、"藏象"、"气血"等等，无一不以深厚的传统文化为底蕴，因此需要学界花大力气，进行多学科合作研究，建立中医学术基础学，本文只是一种呼唤，意在抛砖引玉，粗疏错漏不足之处，敬请诸方贤达，不吝匡正（本文曾以《治病首重脾胃之思考》发表于《第三届著名中医药学家学术传承高层论坛选粹·名师与高徒》，中国中医药出版社2008年11月版，北京，收入本书时，略有改动）。

二、诸病不愈从中治

1985年，余受聘于光明中医函授大学湖南分校任干事、副教务长等职，有幸随拜著名老中医刘炳凡老先生为师，并随之侍诊，耳提面命，获益良多。刘老临证，注重调理脾胃，对金元时期李东垣"脾胃之气既伤，而元气亦不能充，则诸病之所由生也"的病机理论和明代周慎斋"诸病不愈，必寻到脾胃之中，方无一失。何以言之？脾胃一伤，四脏皆无生气，故疾病日多矣。万物从土而生，亦从土而归。'补肾不若补脾'，此之谓也。治病不愈，寻到脾胃而愈者甚多"（《慎斋遗书》）的学术经验研究尤深。创调理脾胃41法，丰富了脾胃学临床经验，为当代脾胃学的开创者之一。余在长期的跟师临证中，细心观摩、消化吸收、重复验证，亦获良效。兹就临证所及，试举验案四则如下。

1. 崩漏

龙睡芝，女，35岁，1987年4月30日初诊。

患者月经1月两次，每次淋漓7～10天始尽，已3年。近年来经量增多，经中西药物治疗未见疗效，经人介绍来诊。刻下月经开始3天，时量多如崩，渐次淋漓约10天，1月之中无3～5天干净时，深以为苦。经色暗淡质稀，经前乳胀，牵引两胁，右腰骶部疼痛，头晕痛，甚则恶心，气短乏力，多梦纷纭，面唇萎白，舌淡胖有齿痕，脉微。辨证：脾虚气陷，血失统摄，兼肝郁血瘀。治法：补脾益气、升陷摄血，佐疏肝活血，以补中益气汤加减：北黄芪30克，党参15克，白术10克，云苓10克，炙甘草5克，陈皮5克，炙升麻3克，软柴胡3克，蒲黄炭10克，荆芥炭5克，仙鹤草15克，地榆炭15克，莲房炭10克。10付，水煎温服。药后月经显著减少，且5天即净，疲乏无力，面白唇淡，舌质淡，脉细弱，予归脾汤原方10付，嘱药后服归脾丸2月善后。1年后随访，月经期、量、色、质均正常，基本治愈。

按 刘老治疗月经过多、崩漏，常从整体出发，以归脾汤加三炭（荆芥炭、灵脂炭、蒲黄炭）健脾益气，化瘀止血而收卓效。本例气短乏力属中气下陷，师其法以补中益气汤加减补脾益气，升陷摄血以治主证，去辛温动血之当归，加地榆、仙鹤草、莲房炭、蒲黄炭、荆芥炭化瘀活血、收敛活血以治标证，且柴胡疏肝，蒲黄活血兼治次证。标本兼顾，主次同治，故获良效。若挟肝肾阴虚者，以桔梗易升、柴，否则耗劫肝阴，造成不良后果。

2. 咳嗽

汤谷云，女，36岁，1988年1月13日初诊。

患者咳嗽胸痛、咯痰47天。47天前出现发热恶寒，咳嗽，继而口渴，呼吸迫促，自服感冒清、四环素，1周后吐鲜血两次，当地医院以左下肺炎收住院，经抗感染等措施治疗，发热、口渴等症消失，但咳嗽胸痛、咯痰量少色白而稠，久治不愈。前天在长沙市某医院检查：白细胞11000/立方毫米，中性77%，淋巴27%，嗜酸1%；X线胸透：左下肺可见密度均匀散在的大小不等的片状阴影，诊为"左下肺炎吸收不良综合征"。经人介绍来诊：面色萎黄，疲乏无力，纳差，食后腹胀，便溏，平素易患感冒，舌质淡，苔薄白，脉弦细。辨证：肺脾气虚，痰湿阻滞。治法：补脾益气，化痰止咳，佐以补肾，以六君子汤加味：明党参 12 克，白术 12 克，云苓 12 克，甘草 5 克，陈皮 5 克，法半夏 5 克，杏仁 10 克，冬花 5 克，杜仲 10 克，木蝴蝶 3 克。7 付，水煎温服。药后诸症消失而愈。

　　按　刘老治疗慢性咳嗽痰饮疾患，常从整体出发，用肃降肺气以治标，健脾纳肾以治本，标本兼顾而获效。本例久延不愈，为肺脾气虚所致，师其法以六君子汤、杜仲等健脾纳肾、扶正祛邪，二陈汤、杏仁、冬花等肃降肺气、化痰止咳，通过调整整体以改善局部的方法从而达到"炎"症吸收的目的。本例面色萎黄，疲乏无力，纳差，食后腹胀，便溏，平素易患感冒，舌质淡，苔薄白，脉弦细，一派脾虚气弱之象，故以六君子汤补脾益气，佐杜仲、破故纸者，补肾气以防子盗母气而虚其肺也。

3. 泄泻

　　邹淑钦，女，39 岁，1988 年 5 月 17 日初诊。

　　患者腹痛、腹泻、呕吐 2 周，经当地医院以中西药对症治疗未效。经人介绍来诊：腹痛即泻，泻后疼痛稍缓，大便清稀，色淡黄不臭，每日泻 5 次以上，时时泛恶，纳差腹胀，体倦无力，神疲欲寐，口干，舌质淡，苔薄白少津，脉弦缓。辨证：脾虚气弱、湿浊下注。治法：健脾益气、胜湿止泻，以钱氏七味白术散加味：藿香 5 克，煨木香 3 克，煨葛根 10 克，党参 12 克，白术 12 克，云苓 12 克，炙甘草 5 克，山楂肉 12 克，鸡内金 3 克，炒麦芽 10 克，木炭一块烧红焠水煎药。3 付，水煎微温服。禁油腻、生冷、硬滞难消化之食物。服至 2 剂，腹痛增重，大便量增多，畅泻 1 次后，腹泻即止，食纳开，精神振，诸症消失而愈。

　　按　刘老治疗腹泻，常从调整脾胃功能出发，用钱氏七味白术散健脾益气以复脾胃运化之功能而治本，木炭焠水收敛止泻以治标，屡获良效。本例加山楂肉、鸡内金、炒麦芽健胃助化，增强脾胃吸收功能，又山楂、鸡内金化积止泻，一物而兼两用，故获效更捷。

4. 癫症

熊树清，女，29岁，1985年11月8日初诊。

患者发病已两年，时而语无伦次，妄言妄见，失眠多梦，甚则彻夜不眠；时而抑郁沮丧，暗自悲泣，喜独居暗室，惊恐不安，甚则神志痴呆，不饮不食，静卧若昏迷状，久治无效，迎余往诊。神情淡漠，精神萎靡，目光呆钝，沉默寡言，时欲悲泣，心神恍惚，夜难成寐，噩梦纷纭，不欲纳食，面色暗滞，舌淡苔薄腻，脉弦小而滑，辨证：心脾两虚，痰迷心窍。治法：健脾化痰，养心安神，以归脾汤加减：北黄芪12克，白术10克，茯神12克，炙甘草12克，当归10克，桂圆肉10克，柏枣仁各10克，生远志10克，菖蒲30克，广木香3克，广郁金10克，鸡内金3克，生麦芽10克，红枣5个。14付，水煎温服。1987年7月，患者前来致谢，知其服药期间大呕1次，吐出大量绵延不断、胶黏透明状痰涎，未吐之先，郁闷难安，即吐之后，神清气爽，药后诸症消失，一如常人。1988年11月10日追访，患者除体质尚弱外，前病未再发作，完全治愈。

按 刘老治疗癫症，常从调整脏腑功能出发，用健脾化痰以治本，养心安神以治标，以归脾汤加减而获效。本例病经两载，表情淡漠，精神萎靡，不欲纳食，心神恍惚，失眠多梦，为心脾两虚，时欲悲泣为脏躁，亦属心脾不足，目光呆钝，沉默寡言，面色暗滞，苔腻脉浮为痰阻气机。故师其法以归脾汤合甘麦大枣汤补养心脾，安神定志，郁金开郁，菖蒲、远志化痰开窍，鸡内金、麦芽开胃助化，药中病机，获效迅捷。然，两载痼疾，竟半月而瘳，殊难尽释，是否与重用菖蒲、生远志

（生远志可引起呕吐）有关，尚待进一步探究。

"人以胃气为本"，人所共知，但苟非经验宏富者，临证岂能时时顾护胃气哉！余浅薄，亦以治脾而愈以上诸疾者，皆跟师临证之得也。由是观之，传统之"师带徒"教学法，于培养中医临床人才，有不可低估的意义（原载《光明中医》1989 年第 2 期，北京）。

三、健脾为主治肿瘤

肿瘤，尤其是恶性肿瘤是一种对人类健康有极大危害的疾病，其发病率与病死率逐年攀升。因此对恶性肿瘤的治疗研究，在维护人类的健康，保护人类的生命安全等方面，具有十分重要的意义，本文以将个人对家传、师传治疗恶性肿瘤经验的理解与体会，总结于次，以就正于方家。

余治恶性肿瘤，既秉家学，又承师传。家传治疗慢性疑难性疾病，重视气化，注重阴阳，先师刘炳凡老中医，积数十年临证与读书之经验，禀岐黄之旨，承仲景之学，继东垣之法，于 70 年代中期，率先提出"治病必须治人，治人首重调理脾胃"的学术观点，受到学界同仁的广泛认同。并在此后的岁月中，复经刘老、刘老门人及广大中医临床工作者，广泛地应用于临床实践，取得了很好的临床疗效。本人的临床实践证明，无论是家传注重气化，重视阴阳还是先师刘老治病必须治人，治人必须首重调理脾胃的学术经验，不仅在治疗慢性疑难杂病中经受住了实践的检验，即使在治疗外感性疾病中，亦经受住了实践的检验，不仅在内科临床实践中，经受住了实践的检验，而且还在其他各科中经受住了实践的检验，如肿瘤科、妇儿科等。大道无私，学不宜秘，为了让更多的医生与患者受到这一学术经验的利益，特将个人的理解与所学，总结于此，供同道参酌。

1. 明理

治疗恶性肿瘤，为什么要健脾为主，为什么要重视气化，注重阴阳，而各种消散肿瘤之法反而次之呢，令人费解。兹事体大，欲深入理解，本非易事，只有深入理解中医生理之学，方有可能领略真旨一二，试申论之：

脾胃位居中焦，主纳化饮食，吸收营养，化生气血，升降清浊，为气血津精生化之源、气机升降出入之枢。前人以其在人体生命活动中的重要性而称之为"后天之本"，这是不言自明的常识，人所共知。但脾胃的重要性，远非仅限于此。盖脾胃在五行中属"土"，具中和之性，居中央以运四旁，有中和调节心（火）肝（木）肺（金）肾（水），使心（火）肝（木）肺（金）肾（水）更好地发挥其气化作用，更好地维护人体生命的健康。诚如张景岳宗师所言"脾为土脏，灌溉四旁，是以五脏中皆有脾气。而脾胃中亦皆有五脏之气，此其互为相使，有可分而不可分者在焉"（《景岳全书》）。

所以《内经》有"五脏皆禀气于胃"（《素问·玉机真藏论》）之论，华佗有"胃者，人之根本也，胃气壮，则五脏六腑皆壮"（东汉·华佗《中藏经》）之说。这些论说，无疑是说明五脏六腑之元气皆自脾胃而出的缘由。东垣宗师说："元气之充足，皆由脾胃之气无所伤，而后能滋养元气。若胃气之本弱，饮食自倍，则脾胃之气既伤，元气亦不能充，而诸病之所由生也。"（金代李东垣《脾胃论·脾胃虚实传变论》），这又说明脾胃气伤是多种疾病的根本所在，士材宗师在此基础上总结说："经言'治病必求于本'，本之为言根也，源也，世未有无源之水，无根之木。澄其源而流自清，灌其根而枝乃茂，自然之理也。故善医者，必责根本，而本有先天后天之辨，先天之本在肾，后天之本在脾。脾何以为后天之本？盖婴儿既生，一日不再食即饥，七日不食则肠胃涸绝而死。经云：
'安谷则昌，绝谷则亡'犹兵家之饷道也，饷道一绝，万众立
散，胃气一败，百药难施。一有此身，必资谷气，谷入于胃，
洒陈于六腑而气至，和调于五脏而血生，而资之以为生者也，
故曰后天之本在脾。"（明代李士材《医宗必读·脾为后天之
本论》）这就充分说明了治病当以调理脾胃为主。诚如吴昆宗
师所言"脾胃者，土也，土为万物之母，诸脏腑百骸受气于
脾胃而后能强；若脾胃一亏，则众体皆无以受气，日见羸弱
矣。故治杂证者，宜以脾胃为主"（明代吴昆《医方考·卷之
四·脾胃门》）、子干宗师"诸病不愈，必寻到脾胃之中，方
无一失。何以言之？脾胃一伤，四脏皆无生气，故疾病日多
矣。万物从土而生，亦从土而归。'补肾不若补脾'，此之谓
也。治病不愈，寻到脾胃而愈者甚众"（明代周子干《慎斋遗
书》）。真可谓要言不烦，深中肯綮者也。

　　张景岳说："脾胃皆属于土，所以生成万物。土为万物之
本，脾胃为藏府之本，故上至头，下至足，无所不及。四时五
藏，皆不可一日无土气也。"（明代张景岳《类经》）

　　景岳宗师之上至头、下至足，一身之气血经脉，外而皮肉
筋骨，内而五脏六腑，以及四时阴阳，无不关乎脾胃之论，直
将生命与脾胃之关系和盘托出，彻底圆彰，治病必须治人，治
人必须重视脾胃，良有以也。

　　治诸病都必须以脾胃为宗，那治疗肿瘤就更加得以脾胃为
主了。

　　盖肿瘤者，气化失常，聚而为积之病也。无论其因于体
质，因于情志，因于饮食，因于环境，还是因于错误的生活等
等，皆不出阴阳五行气化失常之总机制。而气化之机，至简至
易，升降出入四字而已，诚所谓大道至简者也。落实于藏象，
则心火升而肾水降，肝木出而肺金入，能令升降出入不致太

过、不及者，唯治中央的脾土有此德能，盖脾土健运，治中央有力，则升降出入正常，又何升降出入之气化失常，聚而为积之病者哉？

反之，若气化已经失常，肿瘤已经形成，若不重点调理其治中央以运四旁的脾土，令其健运，又何能令已经失常之升降出入，而恢复其中和平衡的正常状态呢？

据首见于明代，相传为朱丹溪所著的《活法机要》记载："壮人无积，虚则有之，脾胃怯弱，气血两衰，四时有感，皆能成积。"足见早在元明时期，中医学界就认为肿瘤（积）是脾胃怯弱所致。脾胃怯弱，不仅是脾胃虚弱而已，怯则包含神志怯弱在内，盖"脾为谏议之官，智周出焉"（《素问·刺法论篇七十二》），说明脾不怯弱，则智慧周全，身体有不法之行为，则能及时发现，通知心君，使心主随时随地，神而明之，不令饮食精微不化气血津液，反化痰、湿、积、瘀而为肿瘤。是以治疗肿瘤，当以调理脾胃为主，调理脾胃，不仅要令脾胃之阴充足，脾胃之阳气强旺，恢复脾胃的健运功能，令失常的升降出入恢复正常，而且还要恢复脾神意志，令脾之智慧周全，谏议不失其职，不仅不令饮食精微转化为肿瘤，还能令心定神安，不被恶性肿瘤所吓倒，保持乐观心态，树立战胜疾病的坚强意志，令精神宁静、心神愉悦。所以治疗肿瘤，不仅要宗治病必须治人，治人必须首重调理脾胃的原则以治形，还要治人之意，令谏议有力，意志坚强，心君明静，消肿瘤于无形。

2. 论治

（1）治神

这里所说的治神之神，首先是指心神。如《素问·灵兰秘典论》中所载："主明则下安，以此养生则寿，殁世不殆，以为天下则大昌；主不明，则十二官危，使道闭塞而不通，形乃大伤，以此养生则殃，以为天下者，其宗大危，戒之戒之。"

其次是指以志为统帅的五藏神，如《灵枢·本藏篇》中所载："志意者，所以御精神，收魂魄，适寒温，和喜怒者也。志意和则精神专直，魂魄不散，悔怒不至，五藏不受邪气矣。"

心主不明，则怨怒恼恨、烦忧悲嫉无可避免地会时有发生，而这些因素恰恰是肿瘤的重要诱因。朱丹溪说："忧怒郁闷，昕夕积累，脾气消阻，肝气横逆，遂成隐核。"（《丹溪心法》）明代薛立斋说"一则是怒动肝火，再则是郁怒伤脾"，张景岳说："噎膈一症，必以忧怒思虑，积劳积郁，或酒色过度，损伤而成。"（《景岳全书》）明代虞抟说："多生于忧郁积忿。"（《医学正传》）皆此之谓也。再从临床实践来看，癌症的发生、发展和转移，与社会心理因素密切相关。情绪忧郁，压抑，心理上的损失以及绝望的心情，与癌症的发生和发展有必然的联系。因为长期不良的精神刺激，可以耗散人体精神气血，使五藏所藏之阴阳五行之精气失调，产生气滞气结、血瘀血凝、痰饮痰块、湿毒湿结、寒凝寒毒、热壅热毒等实邪，聚积日久，经气阻涩，结而成块，坚硬不移。

临床观察发现，乳腺癌病人，多有一年以上的生离死别、忧郁悲伤、焦虑怒恼、嫉怨恨烦之类的非健康心理因素的影响。有人调查过癌症病人的心理状态，结果癌症组中有精神刺激因素的占86%，而非癌症组中，有精神刺激因素的却只占15%，癌症组受到精神刺激强度也比一般组强。如近遇一例，王某某，女，今年4月，遇大事，不能过，几欲轻生。虽自宽自解，勉力生存了下来，但至近日，忽觉右乳疼痛，扪之有块约指尖大，入医院检查，疑为癌，手术切片，果癌也，其神对形之影响往往若此。

因此，疑难杂症之治，首重治神，恶性肿瘤之治尤其如此。治形不治神，往往难应。"帝曰：形弊血尽而功不应者何？岐伯曰：神不使也。帝曰：何谓神不使？岐伯曰：针石道也。精神不进，志意不治，故病不可愈。今精坏神去，营卫不可复收。何者？嗜欲无穷，而忧患不止，精气弛坏，营泣卫除，故神去之而病不愈也"（《素问·汤液醪醴论》）。由此可见，早在先秦时代，医者即已认识到了这一问题，神不使治不应，精神不进，志意不治，则病不可愈。

治神先治心，盖心为神主，主明则下安故也。治心当淡嗜欲，若"嗜欲无穷，忧患不止"，则必将导致"精神弛坏，营泣卫除，神去之而病不愈"的不良后果。

欲淡嗜欲，当先立志明理，志不立，则精神不能统御，魂魄不能收持，寒温不能调适，喜怒不调和，最终结果将必然是"精神不进，志意不治"而病不愈；理不明则嗜欲终不能淡，嗜欲不淡则心终不能静，心不能静则神终不能宁，心神不宁，则阴阳五行之精气不能调适，营卫血气不能畅行，而邪不能除病不能愈也。

又其次是指脾神，脾神，首先是指为"谏议"之官而出周全之智慧的脾，其次是指"藏意"之脾。谏议，就是臣下发现君主有处事不明，行事不当之处，而据理指明之，使其改正。谏议，必具周全的智慧，否则谏不及理或谏不及事而错谏。人之周全的智慧，据《素问遗篇》来自于脾。何以言之？结合《素问·宣明五气篇》"脾藏意"的理论，可得清晰明白的答案。盖"意"地清静，则自然审事周全，自能洞穿事物的本质。欲得"意"地清静，则又当"诚其'意'"。"诚"者，主一无适之谓。诚其意，即意志专一，不为情转，不被境迁。意地清静，主一无适，定也，审事周全、洞穿事物本质的能力，慧也。佛家说"因定发慧"者，此也。

欲令心君明而嗜欲淡，又当诚其意。医患两意互诚，则心君自能明其理，心主明则神全，神全则意治，意治则身自和，身和而阴阳五行之气自然协和有序，而逐渐康复矣。

因此，针对恶性肿瘤患者的个性特征，制定相应的明主、治意方案，就显得尤为重要，完全可以说是决定治疗成败的关键因素，此不可不知者也。如果患者有宗教信仰，则根据其所信仰的宗教对人的观念以制定明主、治意的方法。如患者信仰佛教，则以因果观说其病因，以无常观破其执着，以活在当下教其用心方法。如患者信仰的是基督教，则从主与我同在，我之病苦是主为我清洗罪恶，纯洁我的灵魂，我苦是主以我之身来担当世人的罪恶，犹如当年主被钉在十字架，是何等荣耀，令其心生喜悦，等等，这需要我们医生，对各主要宗教的教义都能了如指掌，否则则不可用此类方法。如果患者没有宗教信仰，则只告知情志与肿瘤的关系，使其知道如果有宁静而愉悦的心态，人体就会自产一些有益身心康乐的激素，会自动启动机体自免疫机制，自恢复机制从而帮助机体恢复健康的这些科学道理，令其知晓：名也得，利也好，那些东西都没有生命重要，那些东西都是生命以外的东西，不值得我们为之焦虑烦心，学会理解，学会宽容，从而更有效地消除怨、恨、恼、怒、烦、忧、悲、惊、恐、嫉等不良情绪与心态，使心神宁静愉悦，更好地朝着病去身康的目的迈进。此明主之大要也，细言之，则人之烦恼个个不同，而对治其烦恼之方法，亦千差万别也。佛说人有八万四千烦恼，而说八万四千法门以对治之，所谓应病与药也，所以一个良好的医师，还必须是一个宗教家和心理学家，否则，人之烦恼多而医之治法少，必不敷应用也。司马氏所谓"人之所病，病疾多；而医之所病，病道少"，此之谓也。

此明心、治意之法也，但明其主，诚其意，非短期可以建功，若辅之以调气静心之法，则可事半功倍。具体操作，则我国之儒释道三家以及后世之所谓气功，都有非常丰富的经验，足资参考借用。此法，虽亦千差万别，但总不离调顺调匀调深调细呼吸也，能用心默照呼吸，吸气冷知冷，吸气热知热，呼气长知其长，呼气短知其短，则虽不中，亦不远矣。医师最好能自修，积累经验，便于指导患者实践操作。若自己无实行之经验，则当令患者自求有经验者指导，深入实行，可收心神宁静之实效，于恶性肿瘤之治疗，功莫大焉，切不可等闲视之。

刘老常说："针对肿瘤病人不同症结实际及个性特点，做到有的放矢，耐心细致地说服、解释、安慰、鼓励等法，动之以情，晓之以理，喻之以例，明之以法，从而能起到改变病人的精神状态和身体状况的作用。病人的精神状态，强烈地影响着免疫系统的功能，是决定治疗成败关键之一，运用心理疗法，能调动人体的自然疗能，切断形神之间的恶性循环，重新建立起恢复健康的生理活动，促使疾病向着有利于康复的方向转化，提高药物疗法的效果。"（刘光宪《刘炳凡临证秘诀》湖南科技出版社）

（2）治形

①调理脾胃

调理脾胃，以恢复脾胃的健运为第一要则。然则，调理脾胃，非一味蛮补，或一味健脾益气。经云："善诊者，察色按脉，先别阴阳。"此处虽言诊法，治疗又何尝不是如是呢？治疗如是，调理脾胃，亦复如是。若阴气损伤补阳气，阳气不足养阴精，则不仅不能愈病，反适足以增病者也。今人治肿瘤，多以攻削为能事，或清热解毒散结，或软坚消肿散结，或攻瘀散结消坚，或涤痰散结消肿，消耗正气，损伤脾胃，亦皆增病之途，杀人之邪法也，司命之工，可不慎哉！

临证中，以舌象分别阴阳，最为简捷有效。只要舌未红瘦，舌面有苔而苔不灰黄干紧、灰黑干敛，皆可作脾胃阳气不足，黄芪四君子汤必用，至其参，则据其阴阳虚实或用太子参或用西洋参或用红参、高丽参或用党参、生晒参；若是气阴不足，则当用先师刘炳凡三参首乌汤，是方由益气养阴之太子参，养阴生津益气之北条参，功同四物之紫丹参和养阴延年益寿的制首乌组成。此外，健脾益气养血之大枣、鸡血藤、当归、桂圆肉、酸枣仁之类，养阴之玄参、黄精、玉竹、女贞子、旱莲草、枸杞子等，皆可随证选用。

二方均加和胃降逆行气醒脾之属，如法半夏、广陈皮之类，或砂仁、藿香之类，务在扶助脾胃之气，令脾土健运，气化复常，则病易已。明代徐春圃在《古今医统》中说："凡治百病，胃气安者，攻之则去，而疾恒易愈。胃气虚者，攻之不去，盖以本虚，攻之则胃气易弱，反不能行其药力，而疾所以自如也。"所以东垣提出"治脾胃即所以安五脏"也。

②依病选药

上二方，令脾健运之主方也，亦扶正之主方也，既寓调脾胃以安四脏之意，亦寓调阴阳以生和气之意，为固本之图。然则，恶性肿瘤之成，必有邪聚之因存焉，是以扶正虽最为首要最为关键之策，但不仅靠扶正邪仍难散难除，因此，应在扶正的基础上，结合病位加用驱邪抗肿瘤之药，如肺部恶性肿瘤，选加白英、冬瓜仁、苡米、蛤粉；鼻咽部恶性肿瘤，选加石见穿、辛夷、天葵子；脑部恶性肿瘤，选加壁虎、全蝎、九香虫、水蛭；肝部恶性肿瘤，选加石见穿、柘木、楤木、半边莲、腊瓜、刘寄奴、楮实子；食道恶性肿瘤，选加壁虎、石见穿、菝葜、急性子、威灵仙；胃部恶性肿瘤，选加壁虎、蜣螂、菝葜；肠部恶性肿瘤，选加刺猬皮、腊瓜；宫颈恶性肿瘤，选加带壳菱角、菝葜、腊瓜；乳腺恶性肿瘤，选用土贝母、菝葜、腊瓜等。

上述用药，乃据其病证选药者也，然则，仅据病位而用驱邪之药，尚不能尽中药之德，尚须结合药性，始成完璧。如以甘温之菝葜与苦寒之龙葵相伍，避其偏寒偏热之短而取其解毒散结、消肿软坚之长，二药与他药配伍，可用于多种肿瘤的治疗，如将其与腊瓜相配，常用于卵巢恶性肿瘤的治疗；刘寄奴与楮实子相伍，一散一养，破瘀通经，具有逐瘀不伤正的作用，二药与菝葜、龙葵相伍，用于治疗子宫肌瘤、子宫癌，诚汪昂所说"散药得补药以行其势，辅正祛邪，尤易于见功"（《医方集解》）；水蛭与肉桂相伍，水蛭咸苦平，性缓善于入，使瘀血默消于无形；肉桂气味厚，温通血脉，且桂之芳香能制蛭之臭腥，用于腹主动脉瘤、脑部恶性肿瘤的治疗；壁虎与土贝母、黄药子相配，壁虎消瘀散结，土贝母、黄药子解毒消肿，化痰消瘿，痰瘀同治，用于甲状腺肿瘤和恶性淋巴瘤的治疗；常春藤与爬壁藤相伍，常春藤消瘤散结，爬壁藤通络消肿，引诸药直达病所，二药协同，作用增强。鸡屎藤通络止痛，与常春藤、鸡血藤相伍，用于肿瘤证属瘀血阻络之肢体疼痛有良效（此三药先师刘老命之为三藤汤）。以辛平之椴木与甘平之半边莲相伍，利小便，散瘀血，消肿毒，用于肝癌及肝硬化腹水；全蝎与蜈蚣合用，解毒散结，祛风止痛，用于治疗颅内肿瘤，缓解各种肿瘤导致的疼痛症状。此据药之性味或特性，或避其害制其劣或避其短用其长或益其用者也，较之单纯据现代药理研究而选用中药，其疗效之优劣，自不待言者也。

此外，藤梨根、猫人参、野葡萄根、蛇舌草、半枝莲、白蚤休、石见穿、冬凌草、蒲公英、夏枯草、鱼腥草、山海螺、薏苡仁、猪苓、绞股蓝等等，均可辨证选用。

③随证治之

这里所说的随证治之，是指在以调理脾胃为主的基础上，其病理机制，出现了痰凝、瘀结、毒壅等病理变化，因此，其治疗就必须结合涤痰软坚，化瘀消肿，解毒散结。从临床来看，肿瘤的主要病机虽然是脾胃怯弱，但有时，痰凝、瘀结、毒壅也可以上升为主要病机，而且脾胃怯弱与此三者互相影响。因个体差异与诱发因素不同，疾病发展阶段不同，其临床表现也就不尽相同了，或表现血瘀为主，或表现痰凝为主，或表现毒聚为主，累及脏腑经络不同，且体质因素的关系，阴阳气血的盛衰也就个个不同。由于肿瘤邻近组织血液的高凝状态则可出现血瘀证，但单纯化瘀不能使病情好转或稳定，有时还会加速肿瘤细胞的扩散和转移，这与没有注意随证治之采取多向调节直接相关。血瘀可致气滞，血瘀可致湿阻，血瘀可致痰凝，血瘀可致毒聚，血瘀可致热壅，且瘀又多与脾胃怯弱同时并存。一般而言，初、中期以气虚血瘀为多，晚期多以阴伤毒聚热壅瘀结并见，故当注意随证治之，注意与理气、化痰、清热、解毒等法联合运用，才不致顾此失彼。晚期恶性肿瘤，又往往血瘀与出血同时存在，治疗若不注意随证治之，则有可能加重出血或造成内脏破裂，因此，化瘀之时，当慎用攻逐，而选用活血止血之法，临床证明，此法有双向调节之能，如灵脂炭、蒲黄炭、荆芥炭（时人誉为刘三炭）化瘀止血，因三七散瘀止血；仙鹤草止血化瘀，二药与三炭，用于晚期肿瘤之血瘀，则化瘀而不动血，止血而不留瘀，此皆随证治之之例也，临证时当遵仲景先圣"观其脉证，知犯何逆，随证治之"之教诲，细心观察，随时留心病情变化，因证遣方，据情用药，方能做到有的放矢，投挤则中，诚如此，方不负司命之工这一神圣而伟大的称号。

④辅以外治

外敷方：

消肿软坚散：生鹿角 30 克，山慈姑 30 克，黄药子 30 克，田三七 10 克，以茶水磨汁外搽。适用于肿瘤邻近浅表，表皮未破溃者，通过透皮吸收，使药力直达病所，具有化痰散瘀、消肿软坚之功，常用于颈淋巴瘤及乳腺癌未溃之肿块。

活鳖鱼：将活鳖鱼置于肿块上方，可起退热作用。

鲜鸡屎藤：将鲜鸡屎藤捣烂外敷痛处，有较好的止痛效果，常用于肺、胃、肝癌等由于肿块压迫脏器出现剧痛者。

去腐方：

蛞蝓鼠妇散：蛞蝓、鼠妇等分烘干，加冰片少量研极细，麻油调敷患处。适用于癌灶组织坏死引起感染者，有去腐生新之功。如此方加入乌梅炭粉则具有去腐生新和收敛瘤体的双重功效，常用于上腭混合瘤及唇癌之热毒炽盛者。

信枣散合蛞蝓鼠妇散：信枣散 1/4，蛞蝓鼠妇散 3/4，诸药共研级细，涂于肿块上，涂药之时，先用甘草、米醋熬汁漱口取涎，然后再涂药，具有消肿软坚、脱腐祛浊的作用，用于肿瘤位居浅表，体积较小而阴凝不化者。

九一丹：红升丹 3 克，熟石膏 27 克，共研极细末，薄上患处，适应于体表肿瘤表皮破溃且有窦道形成者，有去腐引脓的作用，刘老常以用之于附骨疽之冷性脓肿及乳腺癌之溃不收口患者。

温熨方：

艾叶姜黄散：艾叶 40 克，片姜黄 15 克，捣碎，白酒炒热布包熨患处，适应于体表局部冷痛之肿瘤患者。

外洗方：

艾附洗方：艾叶 40 克，附片 10 克，临睡前煎水泡手足，具温阳散寒，平调寒热之功。常用于畏冷之阳虚证或阴阳两虚之寒热错杂证的肿瘤患者，如子宫内膜手术并放疗后，小腹时冷时热，夜间口苦者；鼻咽癌放疗后耳鸣、耳聋、口干、口苦、牙痛、怕冷、双下肢如冷水浸及直肠息肉术后，出现便后肛门热感、手足冷等患者。

荷叶洗方：苍术 15 克，荷叶 15 克，骨碎补 15 克，煎水洗头，适应于肿瘤化疗后引起头晕脱发者，并常使命益气补血的内服药同用。

食尽养之：

《素问·脏气法时论》云"毒药攻邪，五谷为养，五果为助，五畜为益，五菜为充，气味合而服之，以补益精气"，唐代孙思邈所说："食能排邪而安脏腑，悦神志以资气血……"（《千金方》）肿瘤属于慢性消耗性疾病，佐以食疗，可清除余邪，扶养正气。

菝葜肥肉汤：鲜菝葜 250 克，肥猪肉 100 克，炖汤吃，每日 1 剂，本方有消肿软坚、润肠通下功用。

归芪红枣汤：北黄芪 15 克，当归 10 克，红枣 10 克，腊瓜 12 克，蒸瘦肉吃。本方具有补益气血，疏肝散结的功用，常用于肿瘤术后，气血亏虚者。

鹿筋猪蹄汤：鹿筋 10 克，猪蹄 1 对，苡米 15 克，杜仲 15 克，巴戟天 12 克，怀山药 18 克，煎服，本方具有补肾健脾、强筋壮骨的功用，可用于慢性粒细胞性白血病所致的下肢瘫痪，二便失禁者。

参芪葵树子汤：北黄芪 15 克，太子参 15 克，葵树子 15 克，蒸瘦肉吃汤。本方具有益气养阴、消肿散结的功用，适应于肝癌、食道癌、宫颈癌、膀胱癌症属气阴两虚者。

黄芪西洋参苡米粥：黄芪 30 克，西洋参 3 克，苡米随意，能吃多少煮多少，煲成稀粥，代替早餐，每人必用。脾肾阳虚甚者，西洋参改用高丽参。

此外还应注意食物禁忌，原则上禁食动物蛋白，实在不同意禁的人，则鸡肉、鲤鱼、蟹、牛肉、狗肉等属温燥或过凉之品，或生风动火，或损伤微弱之元阳，最宜忌食，以杜诱发之因。

3. 我的治例

（1）高某某，男，43 岁，湖南省望城县航运公司职员，1996 年 1 月 30 日初诊。

患者断续血尿 3、4 年，于 1995 年 10 月 8 日因大量血尿入住湖南省肿瘤医院住院（住院号：065906），完善相关诊断，诊为膀胱癌，以手术治疗，在医院等待手术期间，因见膀胱癌手术后体外引流尿液而对手术心生恐怖，遂逃离医院，寻求中医，经某中医治疗两月余，血尿不止，于 1995 年 12 月 27 日再次入省肿瘤医院局麻下行膀胱镜检查："膀胱内一般所见：膀胱近尿道内口见一菜花样新生物，约 5cm×4cm 大小，肿块位于左前壁。"诊为膀胱癌。检查人：曾福华。查：面色萎黄，血尿断续，小水不畅，精神体力尚可，舌质淡红而嫩，舌边齿痕，舌苔薄白、中心稍灰腻，脉沉细。

辨证：脾虚湿阻，毒结为瘤。

治法：健脾益气，复其气化之机，利湿解毒散结，消其已成之积，佐以活血止血。

处方：北黄芪 30g，太子参 30g，白术 12g，土茯苓 20g，云茯苓 20g，猪苓 20g，苡米 30g，炙甘草 5g，天葵子 12g，山慈姑 10g，半边莲 15g，蛇舌草 20g，海藻 15g，昆布 15g，蒲黄 12g，蛭桂散 6g。7 剂，水煎服，每日一剂。

食疗方：西洋参 3g，苡米 50 至 100g 之间，随其食量，煮粥代早餐。

效果：以上方为主，血多时，出入于刘三炭、田三七、仙鹤草之间；醒脾开胃则出入于鸡内金、陈皮、山楂、麦芽之间，尤其山楂，既能开胃化食，又能活血而消肉积；参则出入于党参、西洋参、丹参之间，甚则同用；行气消积，时加八月札，利湿消结则加楤木等，随症加减，或增一二味，或调整剂量，服药期间，有时小便时，突然中断，努力强排，突然排出白色网膜状肉质组织。

服至 1996 年 5 月 22 日，至省肿瘤医院做膀胱镜复查："膀胱内一般所见：膀胱前部近尿道内口处见一菜花样新生物，约 3cm×3cm 大小，表面有出血。"诊为膀胱癌。检查人：曾福华。

同人同仪器所做的检查，其肿瘤体积已缩小一半稍强，因而信心倍增，又坚持服药至 1996 年 9 月 26 日就诊最后一次，因早已无任何不适，遂自动停药，恢复工作，全天候上班，无不适。建议再去省肿瘤医院复，亦因畏惧膀胱镜检，而不再检查。至今已 15 年，仍健康存活。

（2）聂某某，男，50 岁，岳阳市人，2004 年 7 月 23 日就诊。

患者因直肠癌手术半年后肝转移，其兄系岳阳某医院院长，专攻肝病，对其病情很不乐观，因此上海某医院专家来岳阳会诊，行介入治疗一次，认为最多能存活半年。适因我去岳阳办事，遂请我以中医药治疗，以为尽人事之策。

诊见：消瘦无力，精神差，睡眠差，食纳不佳，大便日 3 至 5 次，右胁下肿块坚硬，且时常疼痛，腹部胀痛，面色晦暗无泽，舌淡红稍暗边有齿痕，苔薄白，脉弱中带弦。

辨证：脾气虚弱，湿结为毒，瘀滞肝经。

治法：健脾益气，化湿解毒，散结消坚。

处方：北黄芪 45g，西洋参 10g，白术 60g，土茯苓 50g，云茯苓 30g，猪苓 30g，苡米 30g，炙甘草 5g，陈皮 5g，半夏 30g，秫米 30g，香附 15g，郁金 15g，元胡 15g，半边莲 15g，蛇舌草 30g，楤木 15g，藤梨根 30g，菝葜 30g，鳖甲 30g，炮甲（研末冲服）3g，生牡蛎 30g，鸡内金 15g，虎七散（包煎）12g。7 剂，水煎服，每日 1 剂。

食疗方：西洋参 3g，苡米 30~60g 之间，随其食量，煮粥代早餐。

效果：上方出入，随证增减，如痛减则去香附、郁金、元胡之类，眠差则增枣仁、远志、夜交藤之类，随症用药，基本方药未做多大的变动，先半年，一日一剂，后改二三日服一剂，近一年后来长沙复查，体重增加 10 千克，面色红润，纳安眠香，精神体力复常，能从事轻微体力劳动。仍以上方加养肝肾阴精之品、减散结消坚之类，隔三四日服一剂，又坚持约年许，至今肿瘤虽未全消，但精神体力好，眠食佳，二便正常，能从事轻微劳动，自觉无所苦，已带癌生存了 7 年，疗效十分满意，目前自己还时不时将我的几张原方选配服用。

（3）钟某某，男，52 岁，岳阳市某医院副院长，2002 年10 月 22 日初诊。

患者于 2002 年 8 月初，出现乏力，自以为是糖尿病，或乙肝，检查血糖，乙肝全套，各项指标正常，未再重视。后又出现腹泻，服抗生素无效，服中药泻遂止。一周后，又出现大便变形、带血，在自己所在的医院做直肠镜检，疑直肠癌，遂入住湖南省肿瘤医院（住院号：109606），入院后，完善相关诊断，于 9 月中旬行直肠切除术，术后癌组织送病理检验（病检号：158696），于 2002 年 9 月 19 日做出报告："（直肠）中度分化腺癌，浸润肠壁全层；（肠旁）淋巴结 3 个，均未见癌转移，手术切缘未见癌。"术后进行化疗，因身体不能支持，一个疗程未完成，即中止化疗，出院休养，待身体恢复些，再行化疗。

患者之女，系我在中医职业中专学校教书时的学生，遂请我用中医药治疗。

诊见：消瘦乏力，小便时小腹疼痛，尤以尿后段更重，几不能忍，食纳一般，眠差，舌质殷红无苔，脉左弦细数，右弦数。

辨证：毒药损伤气阴，正虚为主，邪尚次之。

治法：益气养阴，醒脾安神，稍佐除邪之品。

处方：西洋参 10g，北沙参 15g，紫丹参 15g，怀山药 15g，制首乌 15g，茯苓 15g，炙甘 5g 草，陈皮 5g，半夏 5g，鸡内金 15g，熟地 24g，枣皮 12g，泽泻 12g，黄精 30g，玉竹 30g，枣仁 30g，远志 5g，莪术 6g。7 剂，水煎服，每日一剂。

食疗方：西洋参 5g，苡米 40～80g 之间，红枣 10 个，随其食量，煮粥代早餐。

2003 年 2 月 4 日二诊：上方已服 107 剂，体力体重增加，精神复常，睡眠好，舌上逐渐生苔，能自己煎药，自己做饭，照顾自己。舌转淡红，舌苔薄白，脉转细弱。此阴复之象，但为防复发，当健脾益气为主。更方如下：

西洋参 6g，红参 6g，北黄芪 20g，丹参 12g，白术 12g，茯苓 15g，土茯苓 15g，苡米 30g，炙甘草 5g，陈皮 5g，枳壳 15g，鸡内金 6g，莪术 3g，田三七 6g，附子 3g，熟地 12g，蛇舌草 15g，藤梨根 30g。水煎服，隔日一剂。食疗方同前。

效果：上方断续又服了 158 剂，一直生活自理，能散步二三公里，健康存活至今，已 9 年，完全治愈。

（4）邓某某，男，55 岁，湖北洪湖市燕窝镇人。2002 年 6 月 30 日由其子电话求诊。

2001 年下半年开始下肢无力，未注意，2002 年立春后，双下肢无力逐渐加重至几乎拖不动，身体不能前倾。自认为是血吸虫病（患者系血吸虫疫区）所致，家贫，未管它。5 月 26 日，去镇血防办检查，果发现感染了血吸虫病，口服哔喹酮，半小时后，即大咳而呕，直至咳呕尽胃内容物方止。5 月 27 日，去长江对岸湖北省嘉鱼县人民医院检查。5 月 31 日做 CT（CT 号：1177），发现："右侧胸背部见明显中量积液，右下叶背段后纵隔旁见一巨大软组织密度块影，最大截面约

11cm×9cm，质较均，周围见阻塞性炎症改变；块影质较好，边界不光欠整，右下叶背段支气管及中叶支气管受压狭窄。右上叶前段及右下叶见小结节状欠均密度增高灶，上后纵隔显示模糊增大，未见确定淋巴结肿。"结论："（1）右侧下叶背段巨大肿瘤性病变，肺癌并胸膜侵犯性积液可能性大。（2）双肺多发性小节结，疑为肺内转移灶。"6月4日，去湖北省肿瘤医院做进一步检查，结论与湖北省嘉鱼县人民医院同。因失去手术机会，做化疗一疗程，因恶心、呕吐、脱发，双下肢完全瘫痪而出院。自化疗次日起，12：30左右开始发烧，至24：00左右停止，日日如此，发烧期间并不口渴。自发烧开始，兼见全身肌肉酸软无力，且日渐消瘦，已至形销骨立，其子电话求诊时，体重仅剩43公斤了。

6月30日其子电话求诊，症如上述，据其子描述：舌体偏瘦，舌边尖偏红，舌苔薄白，脉无力不数，脉体不大。因其子系中医中专毕业，故告知其父从中医角度分析，可能系肾精亏损，脾肺气虚，湿邪内蕴，因而悬拟一方，供其参考：

二冬各14g，二地各16g，西洋参5g（另蒸水兑服），玉竹30g，白术12g，土茯苓45g，苡米90g，炙甘草5g，壁虎12g，陈皮10g，半夏10g，藿香10g，砂仁5g，鸡内金15g，北山楂30g。水煎服，每日1剂。

二诊：上方共服30剂，服药期间，恶心呕吐渐止，精神逐渐恢复，体力逐渐增加，双下肢逐渐有力，能步行2公里以上，身体也能前倾，能向前弯腰至90度。唯体重增加不多，仅达48公斤，仍发低烧，约36.7℃～38.4℃之间，右侧卧则干咳，大便尚可，水便色黄时为多，舌淡暗，苔薄腻，脉软无力。

辨证：肾精已复，脾肺气仍虚，湿浊痰凝，此其病机之一。其二，脾肺气虚，脾阳升清无力，清阳不能升则浊阴亦不能降，因而发热不止。

治则：健脾补肺，益气化湿，利湿散结解毒（方1）；升举脾胃清阳，导其上中二焦浊阴下降以除其热（方2）。

方1：北黄芪45g，丹参15g，红参10g，白术12g，土茯苓50g，云茯苓15g，猪苓15g，苡米60g，炙甘草6g，陈皮10g，半夏10g，鸡金15g，北山楂15g。30剂，水煎服，隔日1剂。

方2：羌独活各6g，防风6g，柴胡6g，白芍12g，北芪30g，红参12g，白术12g，茯苓15g，炙甘草6g，陈皮10g，半夏10g，泽泻15g，黄连5g，生姜15g，大枣6个。水煎服，隔日1剂，与方1交替服，服完再诊。

效果：药后未再复诊，三年后，其子来长沙谋职，当面告知，其父药后诸症消失，体重增至58公斤上下，精神体力恢复正常，每日参加农业劳作，也不知倦，自认为病已痊愈，也因家贫，不愿再诊，二年半后，旧病复发，拖延三月余，不治而亡。余闻之，酸楚不禁，叹天下苍生，何富者如是而贫者又复如是耶？

（5）淋巴癌

骆某某，男，67岁，湖南省岳阳临湘市人，2010年4月27日。

患者素有胃痛病史，因春节期间上腹部剧烈疼痛、呕吐、不能饮食，于春节后到长沙市第八医院住院检查，完善相关检查后诊为胃癌。于2010年3月下旬征得患者及其家属同意，请湘雅医院教授主刀，进行根治性手术治疗。谁知打开腹腔后，发现癌体组织已与脾、胰等脏器粘连在一起，形成了一个大的癌块，侵蚀情况严重。主刀教授认为已无切除必要，决定关闭腹腔。术中与患者家属通报病情后，应患者家属要求，遂将病变组织全部切除，除切除了三分之二多的胃体组织外，脾亦大部切除，胰腺全部切除，并清扫了周围淋巴组织及肿块侵蚀部分，手术整整做了10个小时，术后病检确诊为淋巴癌。因患者体质情况太差，不能进行化疗，判断最多还能活3~5个月左右。其子不甘心其父这样离开人世，经其表姐介绍（系我的学生），而来求治，争取其父还能陪他们过一个年。其时，我正在长沙市古开福寺国学班讲《论语》，下课后方予看诊。

患者呈慢性重病面容，形体消瘦，一米七的身高，体重仅40公斤。气短乏力，缓慢移动几步就无力气再走，腹胀纳呆，呕恶、厌食，一两米的粥，一天都吃不完。心悸眠差，大便艰涩，三四日一行，量少色似酱油不成形。舌淡嫩而瘦，苔薄白，脉极细极弱。

辨证：久病损耗脾胃，手术损伤元气血精，脾虚气弱，湿浊停聚。

治则：大补元气，健脾助化，兼化湿浊之邪。

处方：黄芪六君子汤，附子理中汤，归脾汤加减：黄芪45克，高丽人参10克（另蒸兑），白术15克，云茯苓15克，炙甘草10克，陈皮10克，半夏10克，砂仁6克，鸡内金10克，土茯苓90克，白蚤休15克，拨葜30克，守宫12克，田三七3克（研末冲服），半枝莲15克，白花蛇舌草30克，当归12克，炙远志7克，枣仁30克，广香5克，大枣15克，北山楂30克。水煎服，每日1剂，每剂煎3次，混匀分3~6温服。

另方：西洋参3g，苡米30~90g之间，随其食量，煮粥代早餐。

效果：6月2日复诊，患者已服完30剂，体重增加5斤多，面现血色，精神体力饮食增加，一日约能吃二三两米饭，睡眠改善，舌转淡红，苔薄白，脉沉细。仍步原方加减，高丽参价昂去之，易之以普通红参。去当归、远志、枣仁、广香，加丹参 15 克，鸡血藤 30 克，绞股蓝 15 克。

此后又以上方加减，断续服药年余，身体各项指标完全恢复正常，饮食、睡眠、大小便正常，精神、体力恢复，体重 56 公斤，种田种菜养鱼等农活，都能完全胜任。舌淡红，苔薄白，脉沉细。仍以上方加减，做成药丸，又断续服用。至今（2015 年 8 月）已 6 年，仍健康生活，正常劳动。检查各项指标均完全正常。

按语：本案治愈有几个方面值得思考。首先患者不知道自己患有晚期癌症，自以为做了手术就会康复，吃点中药，补补身子就行了，没有精神负担，从而容易达到"精神进、志意治"的有利于疾病康复的心理状态。其次手术切除并清理了肿瘤组织，使消化道获得了暂时的畅通，为中医药治疗赢得了宝贵的时间。虽然有人认为手术会进一步损伤元气，但手术的损伤容易培补，而肿瘤对元气的耗损因素则难以速除。至其未进行放化疗，实因身体虚弱，不能耐受，果身体十分强壮，能耐受放化疗者，还是可以选择放化疗的。所以我认为治疗癌症，中医药药物疗法与心理（祝由）疗法应尽早介入，能手术者，也应尽早手术，至于放化疗，则应根据身体素质审慎使用。

综上所述，肿瘤从中医的角度看，主要病机是本虚标实，本虚以脾虚怯弱为主，标实则为痰凝、瘀结、湿阻、毒壅，故治疗上需健脾与涤痰、化瘀、祛湿、解毒、散结、削坚等法相结合。但健脾并非蛮补或一味地健脾益气，要以恢复脾胃的健运为第一要务，而恢复脾胃的健运，又需从五脏相关入手，治疗时又当刻刻考虑脏腑间的相生相克，所谓"必先五胜"者也。具体用药时，除抓住病机，审因论治外，还需根据病位、病种，结合药性选用相应的有抗肿瘤作用的中药，并适当配合中药外治与食疗。此外，肿瘤又跟情志、心态有密切的关系，特别是在当今这个高压社会，情志的影响越趋明显，所以仅治其形，恐怕只能缓一时之症，当重视患者情志、心态的治疗，而心态的调整又当以明心、治意为主，而明心治意，又当以正心诚意、明白事理为主，盖心正意诚、通情达理才能达到清心寡欲、宁静愉悦的境地，如此则能主明下安，从而达到标本兼治的效果。我常说："人之生命有以神机为主导的心灵生命与有以气立为主持的肉身生命，而心灵生命以心神为主，肉身生命以元气为主，所以治病养生者，当善养人之心神与元气。"（胡不群《黄帝内经理法秘要》，中国中医药出版社 2013 年 1月版）（本文由湖南中医药大学中医学博士生杨丽同学摘要整理发表于《湖南省第六届研究生创新论坛·湖南中医药大学第七届研究生论坛·论文专辑》2013 年 12 月，湖南长沙）

四、健脾为主治肾衰

慢性肾功能衰竭是指各种肾脏病导致肾脏的功能渐进性不可逆性减退，直至功能丧失所出现的一系列症状和代谢紊乱所组成的临床综合征，简称慢性肾衰。21 世纪以来，慢性肾衰已成为世界上继心脑血管疾病、肿瘤和糖尿病后严重威胁人类健康的一大疾病。现代医学对慢性肾衰的治疗，除了对症治疗与透析外，就是肾移植。对症治疗、透析治疗，只能缓解症状，不能延缓或阻止病情发展。肾移植则不仅受到肾源的限制，同时也因价格昂贵、移植后的抗排异等维护费用高而致使普通老百姓无力问津，只有在等待死亡的过程中煎熬。况移植后不是一了百了，而是过几年就又坏了，还得再移植。故探寻既有较好疗效，又费用低廉的治疗方法，就更具学术价值和社会价值了，而中医药正好就具有这种优势。因此，在临床中刻意研求中医药治疗慢性肾衰的方法，就显得十分迫切和必要。笔者从成功治愈第一例肾病而留心肾病的中医药治疗已37年，从成功治愈第一例慢性肾衰而刻意研求慢性肾衰的治疗也已18年，因而对慢性肾衰的认识与治疗都积累到了一定的程度。本文以对这十数年来留心研究治疗慢性肾衰的成功经验作一些回顾性的总结，在众多的病案中，选用具有代表性的成功案例三则，谈谈我治疗慢性肾衰的经验，以贡献于广大中医药工作者，抛砖引玉，期望能引出中医药界治疗慢性肾衰的突破性成果来。

1. 谭某某，女，28岁，住湖南省攸县大同桥镇，2001年10月16日就诊。

患者产后不久，双下肢出现轻度水肿，以为产后体虚，未予注意。三年前因水肿加重，渐及全身，始到当地医院就诊。当时查尿蛋白＋＋＋～＋＋＋之间、尿潜血＋～＋＋之间，血压165～180/115～120毫米汞柱，血脂偏高，诊为肾病综合征，予激素及降血压药治疗。后又转县级医院诊治，诊治大致相同。治疗过程中，水肿时消时肿，治疗时断时续（乡人贫，重病如此治疗，不禁一叹），渐渐出现困倦乏力、精神不佳、面色萎黄、纳食不馨。半年前，水肿逐渐严重，且出现腹部膨满，全身疲乏，尿少，遂入县医院诊治，查尿蛋白＋＋＋、尿潜血＋，血压175/115毫米汞柱，血脂偏高，血肌酐700多，急转入省级某三甲医院肾病研究所，故要求住院血透，并建议换肾。因家境贫寒，只能无奈地回家任病煎熬，后经人介绍找我诊治。其时，我正在望城县一家职工医院养病，因而入住该院。

来院时全身高度浮肿，眼睛只能睁开一条缝，腹部膨大如鼓，缺盆平满，脐眼外突，双脚汗毛出水，按之如泥，久不复起，呼吸急促，恶心呕吐，纳呆，口干，脘腹撑满，精神萎靡，四肢无力，尿少、黄、骚、泡沫多，带下量多、黄、稠、腥臭，外阴瘙痒，大便三日未行，舌淡红，舌体偏大、舌边尖有齿痕，舌苔黄腻而厚，脉象中取虚弦。血尿素氮 31.6μmol/L，血肌酐 847.65μmol/L，血尿酸值正常范围内。

审因论治：此脾胃气虚，三焦壅滞之证也。盖脾胃气虚，运化水湿无力，水湿停滞，壅郁为热，湿热壅遏，气机壅郁，升降失常，气不行津，津又凝而为水为湿，水湿又反过来壅滞气机，形成恶性循环。此病中虚为本，水湿热邪皆为其标，且皆为正气所化之邪，非外来之病邪可比，故补脾胃之气而复其运化之权为第一要义。然则，正气既已化而为邪，且此邪又反过来伤害正气，是以亦当列为重点驱逐之列，方选金代李东垣中满分消汤，补其中气，行其滞气，分化其湿热，以复其气机升降之常。此外，是方还有正肝之用以疏脾土之功，诚良方也，推为首选。

处方：白人参 15g，苍白术各 15g，茯苓 15g，炙甘草 10g，陈皮 10g，半夏 10g，黄芩 10g，黄连 10g，干姜 10g，泽泻 15g，猪苓 15g，厚朴 15g，砂仁 10g，枳实 10g，知母 9g，姜黄 8g，苏叶 30g，草果 10g，竹茹 10g，制大黄 30g，崩大碗 60g，焦三仙各 15g。水煎服，每日 1 剂。

另：每日用刺五加注射液 2 支，复方丹参注射液 2 支，静脉点滴。

停用一切中西成药。

饮食宜忌：

忌：一切动物性蛋白、大豆蛋白及其制品，花生仁、西瓜子、葵花子、杏仁、干莲子，玉米片、生藕、莴笋、金针菜，芝麻或芝麻酱、豆瓣酱。

宜：各种水果，各种萝卜、竹笋、大白菜、小青菜、生菜、卷心菜、苋菜、芹菜、青蒜、菱瓜、冬瓜、南瓜、黄瓜、丝瓜、茄子、番茄、青辣椒、马铃薯，红糖、白糖、蜂蜜、盐少许。

康复运动：

待肿消能起床后，坚持散步，先在室内，身体稍有恢复后，再到室外，由少至多，每日散步时间，从多次累积，不低于两个半小时，到一次能散两个半小时离康复就不远了，或每日不少于 7000 步。

效果：上方服至 3 剂，大便日行二次，脘腹有松动迹象，尿量增多，约有 700 余毫升，服至 7 剂，腹水始消，脚肿已不往外渗水，纳食稍增。原方加减再进，先后用过的中药有当归、丹参、红花、桃仁、赤芍、虎杖、黄芪、乌梅、牡蛎、熟地、肉苁蓉、巴戟天、菟丝子、枸杞子、附子、仙灵脾等中药，计住院 51 天，服中药 47 剂，点滴刺五加注射液、复方丹参注射液 35 天，除下肢仍有轻度浮肿外，余症均已消失，遂带药出院，出院时血尿素氮 9.1μmol/L，血肌酐 348.4μmol/L。

带药如下：白人参 15g，苍白术各 15g，茯苓 15 g，炙甘草 10 g，陈皮 10 g，半夏 10 g，苏叶 30 g，黄连 10 g，砂仁 10 g，制大黄 15 g，崩大碗 60 g，山楂炭 30 g，北黄芪 60 g，当归 15 g，赤芍 15 g，红花 12 g，桃仁 15 g，淡大云 20 g，巴戟天 20g，仙灵脾 15 g，熟地 30 g，牡蛎 30g，黑附片 7 g。30 剂，水煎服，每日 1 剂。

药后以此方加减又断续服药近两年，不仅肾功能完全恢复了正常，且尿蛋白、尿潜血均恢复正常。三年后，又生了一胎，母子均健，截至现在，病愈未发，属完全缓解。

临证经验：

本案患者最早期的典型症状是：渐渐困倦乏力、精神欠佳、面色发黄、食纳不馨、食量减少，说明脾胃之气已虚，此时及时调补脾胃之气，据其轻度水肿尿黄等气虚湿热之象，选用东垣升阳益胃汤之类，补其脾胃升其清阳利其湿热，标本兼顾，当可及时控制疾病发展，甚至完全缓解其疾病。所以对于肾衰，我们一定要坚持防重于治，早期干预，早期检查，早期治疗，并时时注意顾护脾胃。

盖脾胃在五行属土，为气机升降出入之枢纽，既能运化饮食、吸收水谷之精微以充养五脏，又能运化水湿以畅津液之流行，输精于肺以化气，肺气正则化气于上以通调水道，输精于心以化血，血荣则五藏皆荣。输精于肝以养肝之体而达肝之用，输精于肾以化精化血而令肾强，肾强则又能温脾土以化食化水，肾强还能令水谷二道开合正常，毒素正常排泄。所以，我在治疗慢性肾衰的过程中，秉承先师刘炳凡老"治病必须治人，治人首重脾胃"的学术经验，将调补或顾护脾胃贯彻治疗的始终，一般都能收到满意的疗效，且临床中发现，凡脾胃之气未败者，预后均良，反之则预后不佳。

2. 丁某某，女，39 岁，住湖南省攸县酒埠江水库，2001年 31 日初诊。

患者患高血压肾病近 10 年，常有头晕头痛、腰膝酸软之症状表现，治疗有一天无一天，血压控制亦不及时，至 2000年 7 月，病情加重，头晕、呕吐，神疲乏力，纳食不馨，遂入某三甲医院诊治，入院时血尿素氮 15.7μmol/L，血肌酐 796.65μmol/L，血尿酸 574μmol/L，住院一月余，患者拒绝透析，药物治疗，诸指标不降反升，遂出院回家休养，后有经我治愈过的一例肾综患者介绍，要她找我治疗，或许还有一线希望，乡人信神，又去庙里观音菩萨神像前求签问卦，卦上显示找我治疗能治好，遂租车前来我的住地找我，经多方打听得知我在当地某职工医院养病，遂入该院。当时我正离开该院在广东丹霞山锦石岩静养，医院方接诊执业中医师王玉霜电话向我汇报病情，当时血尿素氮 21.9μmol/L，血肌酐 1132. μmol/L，血尿酸 676μmol/L，面色萎黄，形体消瘦，头晕，恶心呕吐，纳食一日不足一两米，口苦口干，舌质淡红，舌苔薄黄少津，脉弦细而疾。

审因论治：此肝肾阴虚，少阳枢机不利，阳明不降之证也。患者素有头晕头痛、腰膝酸软，肝肾阴虚，肝阳亢旺可知。肝阳亢旺则阳明不降亦可知。盖胃气以下行为顺，今为肝阳劫持，壅而不降，胃气不降，则胃土之精气化而为湿热毒邪、壅滞气机，令其升降失常也。阳明气血为湿热壅滞，则少阳出入之机废可知。经言"出入废则神机化灭，升降息则气立孤危"，因此复"气机升降出入之常"而活"神机"、存"气立"为当务之急，此急则治其标也，汉代张仲景小柴胡汤疏少阳之枢机，合大黄甘草汤、苏叶黄连汤降阳明之壅逆堪当此任。

处方：

（1）柴胡 15g，黄芩 15g，旱半夏 15g，白人参 15g，炙甘草 5g，生姜 15g，大枣 10 个，大黄 9g，苏叶 30g，黄连 9g，竹茹 9g，草果 9g，砂仁 5g。水煎服，每日 1 剂。

（2）每日用刺五加注射液 2 支，复方丹参注射液 2 支，静脉点滴。

（3）所服中西成药，除降血压药外，均完全停用。

（4）饮食宜忌、康复运动与例一同。

效果：7 日后，我如期赶回，患者头晕减轻，食纳稍有增加，呕吐全止，口仍干苦，舌淡红苔薄黄偏干，脉弦细，效不更方，原方加减，服至 30 剂后，刺五加注射液、复方丹参注射液已连续使用了 35 天，头晕、恶心呕吐、口苦口干诸证都消失，纳食恢复正常，大便每日一次，质中，维坐久或散步超半小时即腰痛，体力仍较差，舌苔转薄白，脉转弦细。血尿素氮 14.7μmol/L，血肌酐 879.65μmol/L，血尿酸 495μmol/L。

此少阳枢机得利，胃气因和之象，改参芪地黄汤加味以治其病本。

处方：红参15g，西洋参9g，北黄芪60g，熟地40g，山药20g，枣皮15g，泽泻15g，茯苓15g，苍白术各15 g，丹皮9g，附子9g，苏叶15g，黄连6g，制大黄30g，崩大碗90g，乌梅30g，山楂肉30，牡蛎30g，巴戟天16g，肉苁蓉16g，菟丝子16g，续断21g，川牛膝16 g，砂仁10。水煎服，每日一剂。

刺五加注射液，复方丹参注射液，静脉点滴同前。

效果：上方加减，所加减药物大至与例一同，服药127剂，住院5个月，刺五加注射液、复方丹参注射液断续使用，先后用过65天，精神、体力、饮食、恢复正常，舌淡红，苔薄白，脉沉缓。血尿素氮11.4μmol/L，血肌酐236.7μmol/L，血尿酸454μmol/L，尿蛋白、尿潜血阴性，带药回家休养。

处方：红参15g，北黄芪60g，熟地40g，山药20g，枣皮15g，泽泻15g，茯苓15g，苍白术各15 g，丹皮9g，附子9g，苏叶15g，黄连3g，制大黄20g，崩大碗60g，丹参30g，牡蛎30g，续断31g，寄生31g，赤芍15g，川芎9 g，红花9 g，桃仁12 g，当归12 g。水煎服，每日一剂。

上方加减，坚持服用近三年，坚持饮食禁忌，坚持散步锻炼，至今各项指标均属正常，血压亦基本平稳。

临证经验：患者常常出现头晕头痛、腰膝酸软等症，说明肾气（精气）不足，肝气（阳）有余而以肾精之气不足为主，治疗此类患者，当时刻注意顾护肾气，而顾护肾气之法，又须根据肾精、肾气、肾阴、肾阳亏损之不同，分别直接补养之，而补养之法，又当注意气机与津血的流通，如本案之用苓、泽即是针对津液之流通，早期刺五加注、复方丹参注，后期之丹、赤、桃、红等即是针对血脉之流通，切忌一味蛮补，除此之外，先师刘炳凡老有补后天以促先天之法，属隔二隔三之治，临床用之，屡屡灵验，如本案之肾气丸加减，其中就始终加有黄芪人参与苍白术，益气健脾。

此外，本案早期用小柴胡汤合苏叶黄连汤、大黄甘草汤加味，小柴胡汤调少阳之枢以正木之用，木用强则能泄水之壅，畅水之行以正水之用，使肾功恢复，至其用苏叶黄连汤加竹茹、大黄甘草汤则为降阳明泻胃浊，给浊热毒邪以下行之路，浊毒下泻自不上壅，阳明之气下行，则肺金之气清肃下行而生肾水，一法多用，每收浊泻毒解，血尿素氮、血肌酐下降之效果，从而达到间接护肾保肾强肾之目的，应验累累，经得起重复。又，此法当与固护脾肾同时使用，标本兼顾，则收效更佳，此又不可不知者也，是以啰唆反复，三复斯旨。

3. 杨某某，男，23 岁，住汨罗市劳动北路，1996 年 3 月 14 日早上 8 时半初诊：

患者一向身体健康，做水果生意，往返于陕西、甘肃与湖南之间。4 年前出现打不起精神，疲乏无力，自以为劳累过度，未予注意，三四个月后，渐次水肿，且越来越严重，方去某医学院附属第一医院就诊，经医院完善相关检查，诊为肾病综合征，用盐酸泼尼松、环磷酰胺及抗凝与对症治疗，疗效不显，三年后渐渐出现没吃好或稍受寒即呕吐，面色渐渐失荣，精神、体力越来越差，遂于今年正月停用一切西药，停药后肿势益重，至三月上旬，肿至缺盆平满，脐突囊缩，遂入前经治医院住院治疗，入院后完善相关检查，诊为肾病综合征、慢性肾功能衰竭（尿毒症期）等病症。治疗 21 天，既因病情益重也因每天数千元（那时每天数千元则已经是天文数字了），医药费负担不起而自动出院，出院后经人介绍，抱着一线希望来找我诊治，因病太重而谢不敏，但经不起病人家属苦苦哀求而同意救治。除上症外，已几乎不能进食，小便几无，1 日 1 夜不足 50ml，昨日（出院时）血尿素氮 27.6μmol/L，血肌酐 1243.2μmol/L，血尿酸 657μmol/L，尿蛋白＋＋＋、尿潜血＋＋，血压 156/118 毫米汞柱，舌淡紫、胖大、齿痕，苔白厚腻，唇青紫，脉沉伏。

审因论治：此脾肾阳虚，气水不化，津停血滞毒壅之证也。患者既往健康，做水果生意，奔波于陕、甘与湖南之间，劳倦损伤脾元，寒冷戕贼肾阳，至脾肾两虚，先是只是脾肾气虚，故而出现精神不足，疲倦乏力，进而土不制水，肾元不能主水，而至水邪泛滥，流溢肌肤而为水肿，水邪浸渍，脾土益衰，水邪益盛。且阴水势盛，壅郁血脉，《金匮要略》有"血不利则为水"之说，反之，水邪壅郁血脉则经脉瘀滞，血瘀滞则津亦凝，津凝则为水，是以水邪更为猖獗。阴水太盛，反伤阳气，阳气愈虚则阴邪愈盛而血脉愈瘀，如是造成恶性循环。此外，水本湿邪，壅郁积聚，为热为毒，耗损肺、脾、肾三藏元阳、元气，煎炼心、肝、肾三藏阴精阴液。诸因汇聚，重重相因，难怪病日重而愈日无期。治此当以温补元阳元气以治其本，阴已伤而不先不补阴者，一则补阴则碍补阳，二则阳气足则阴精可以自生，气能生精也。成方中黄芪四君合真武，既能补脾肾之气又能温肾化气利水，可以充当此任，再佐以活血化瘀利水、清解湿热毒邪之品以治标，桃红四物加清解之品，足资运用。

处方：

（1）北黄芪 60g，高丽红参 12g，茯苓 30g，苍白术各 15 g，炙甘草 5 g，姜制旱半夏 12 g，附子 9g，熟地 40g，草果 10 g，藿香 15 g，砂仁 10 g，苏叶 15g，黄连 6g，制大黄 30g，崩大碗 90g，牡蛎 30g，当归 15g，丹参 15g，赤白芍各 15g，红花 9g，桃仁 12 g，虎杖 15 g，生姜 15g。另益母草 90 克，煎水代水煎药，每剂煎 3 次，少量呷服，1 日 1 剂。

（2）西洋参5克，冬虫夏草3克，研末，分三次冲兑。

（3）除降血压西药外，停用一切中西成药。

（4）饮食禁忌、康复运动与例一同。

效果：服药当日，整整睡了一整天，是一种呼之能应、不呼又睡着了的浅昏迷状态，早上吃进的一根面条，到晚上吐出来时，还是一根完整的面条，消化力几乎完全消失。次日加灸神阙、关元、水分、中脘、足三里等穴，至16日上午，即来诊时的第三天，始苏醒，且能吃点稀粥，一周后，开始消肿，原方稍事加减，三个月后，水肿方全消，每餐能进食二两米饭，精神体力增强，能帮忙扫扫地了。血尿素氮12.7μmol/L，血肌酐686.5μmol/L，血尿酸559μmol/L，尿蛋白＋＋、尿潜血＋，血压165/129毫米汞柱，但稍劳则腰膝酸软，脉沉细尺弱，步原方合入《金匮》肾气丸加减。

处方：

（1）红参15g，北黄芪60g，茯苓15g，苍白术各15g，炙甘草5g，陈皮5g，半夏12g，鸡内金12g，熟地40g，山药20g，枣皮15g，泽泻15g，丹皮9g，附子9g，苏叶15g，黄连3g，制大黄20g，崩大碗60g，丹参30g，继断31g，覆盆子21g，菟丝子21g，赤芍15g，川芎9g，红花9g，桃仁12g，当归12g。水煎服，每日一剂。

（2）蛭桂散（先师刘炳凡验方）3g，装0号胶囊，随药吞服，余同上。

（3）西洋参5克，冬虫夏草3克，研末，分三次冲兑。

上方加减，除冬虫夏草仅服三个月外，余方药坚持服用年余，坚持饮食禁忌，坚持散步锻炼，肾功能恢复正常，尿蛋白检测阴性，尿潜血检测阴性，血脂、血压等各项指标均恢复正常，追访至今，愈而未发，临床治愈。

临证经验：本案患者初诊时，一派脾胃衰败之象，故急救脾胃，虽有心肝肾三藏阴伤，不计也。其论治时已做说明，兹不赘。当脾肾阳气渐复，水液代谢渐常后，再议补阴，而补阴之法，则取肾为阴精之本义，以补养肾之阴精为主，故出入于地黄丸之间。本案既有肺脾肾三藏阳气之衰，又有心肝肾三藏阴精之损，还有血瘀、津凝、湿阻、毒壅诸多因素。中医治病，本有"急则治标，缓则治本"之原则，而标本之说一般又以正气为本邪气为标，从本例的治验来看，所谓原则，亦需活看，不可胶柱鼓瑟，不知变通也。又本案中用先师刘炳凡老验方蛭桂散，考水蛭一物，最善化瘀，且其"水煎剂对肾缺血有显著保护作用，可降低血清尿素氮，肌酐水平"，故加而用之，尚觉应手。再又单方西洋参冬虫夏草合剂，临床观察多年，每能应手，现代药理研究亦支持我们的临床实践。有研究认为："虫草水提液对庆大霉素和卡那霉素造成的大鼠急性肾功能衰竭有明显保护作用，可减轻急性肾小管损伤程度，促使肾虚的肾功能恢复。虫草煎剂对大部肾切除导致慢性肾功能不全的大鼠可降低死亡率，改善贫血状况，降低血中尿素氮及肌酐水平。"唯近来冬虫夏草价格昂贵，除非病已进展至尿毒症期或终末期，则不轻易使用。此外，上三案中，在不同时期，都用到了熟地、附子、人参、大黄，这四味药，《景岳全书·本草正·附子》条下记载："夫人参、熟地、附子、大黄，实乃药中之四维。"王少华谓："用此四味药组方，故名四维汤。在效用上，人参益气，熟地养血，均属补药范畴。从来补必兼温，附子乃温热药，与参地同用，则补养药可以借温热药的阳热之气，以发挥填补不足之生机；而温热药得补品，又可凭补品的生长资源以合成一点真阳之动力。补品与温药相互依存，从而使邪消正长，生生不息，所以张景岳于附子条又云：'善助参芪成功，尤赞术地建效'。……人参、熟地，一益后天，一滋先天；前者补气，后者养血，似此脾肾同治，可谓药证相对。四维汤中，附子与地黄配用，一壮肾阳，一滋肾阴，使先天阴阳协调，庶几能司开合之职，主气化之能，变病理状态为生理机制，人体水液代谢才能正常运行。又，附子与大黄配用，取附子温肾阳，壮命火以主气化，大黄涤荡泄浊，破积行瘀，推陈致新以除实邪，邪去则正安。"真可谓英雄所见略同，我在临床累累使用，效果良好。

几点结论：慢性肾功能不全是现代医学病名，现代医学认为其形成原因是多方便的，最常见的有：慢性肾小球肾炎类，如 IGA 肾病、膜增殖性肾小球肾炎、局灶节段性硬化性肾小球肾炎和系膜增殖性肾小球肾炎。代谢异常所致的肾脏损害，如糖尿病肾病、痛风性肾病；血管性肾病变，如高血压病、肾血管性高血压、肾小动脉硬化症；遗传性肾病，如多囊肾；感染性肾病，如慢性肾盂肾炎；全身系统性疾病，如狼疮性肾炎，除此以外，近年来药物性肾损害，也逐年增加，既有来自西医西药方面的如氨基甙类抗生素，非甾体类抗炎药物布洛芬、保泰松之类，渗透性利尿剂等，也有来自中医中药方面的如马兜铃、关木通、广防己、龙胆草等，还有来自重金属中毒等多个方面。

然自中医而言，从我 40 年的临床观察来看，当属中医之损病。损病，首见于《难经》，且对损病的治法有高度之概括，其具体治法是："损其肺者，益其气；损其心者，调其荣卫；损其脾者，调其饮食，适其寒温；损其肝者，缓其中；损其肾者，益其精。"（《难经·十四难》）可谓要言不烦，深中肯綮。病以损名，则知病因之非一途，既可以是虚损、劳损，亦可以是逸损、食损，还可以是病损、药损，既致损之由有多端，临证者，首当认清其致损之由而消除之，然后据既损之后的病机，审证求因，随证治之，当收确效。

余从医 40 年，治疗肾病 37 年，深入观察本病之损，有先损于脾而后及五脏者，如本案例一；有先损于肾而后及五脏者，如案例四；有先损于肝肾而后及五脏者，如案例二；有先损于脾肾而后及五脏者，如案例三；认清脏损之先后，亦分别标本之一途，能知标本缓急，则治疗之重点在握，始可做到有的放矢，方能收效确切。

又细审本病之成因，无不有食损、逸损之因素存在，因而禁食与散步，就是治疗之重要措施和策略，切不可以等闲视之。禁食《难经》所谓"调其饮食"，散步又何尝不是《难经》"调其荣卫"之大法则呢！

此外，也往往是取得临床疗效的决定因素之一，那就是，不论其至损之原是先损于脾还是先损于肾，在顾护脾肾的同时，要特别注意气机升降出入是否正常，盖"出入废则神机化灭，升降息则气立孤危"，此不可不注意者也。而调气机之升降出入，除注意五脏六腑气机之升降出入外，还当注意邪气阻遏气机之升降：如湿浊热毒之类是否炽盛，盖湿浊毒邪，可壅滞气机，阻碍气机升降故也。而调气机升降之法，可从少阳，以少阳为枢故也，亦可从脾胃，以脾胃为气机升降出入之枢纽故也，如案二之用小柴胡汤合苏叶黄连汤、大黄甘草汤，即其例。其他如金代李东垣升阳益胃汤，升补脾胃清阳之气，降泻脾胃湿浊之邪而令气机升降出入复其常度，为调升降之名方，可以相机选用。除湿热毒邪壅遏气机外，还要注意瘀热毒邪亦可壅遏气机，清代王清任解毒活血汤对瘀热毒邪壅遏气机有如方名解毒活血之功，毒解血活，则气机自然复其升降出入之常，而达到治愈的目的。归元禅寺有一副对联云"世外人法无定法，然后知非法法也"，此虽禅机，而"法无定法"，又何尝不是中医人临证追求之最高境界呢！让我们在深入掌握治疗常规的同时，突破治疗常规，深入"法无定法"，而走出一条治疗本病的康庄大道来！（本文由湖南中医药大学中医学

博士生杨丽同学摘要整理发布于由湖南中医药研究院主办
《湖湘名医传承学习班》2015 年 4 月）

五、健脾为主治不孕（多囊卵巢综合征）

多囊卵巢综合征（polycysticovariansyndrome、以下简称本
病）为现代医学病名，现代医学认为本病是一种生殖功能障
碍与糖代谢异常并存的内分泌紊乱综合征。目前病因不明。以
持续性无排卵、多卵泡不成熟、雄激素过多和胰岛素抵抗为其
主要特征，以月经紊乱、闭经、无排卵，多毛、肥胖、不孕和
双侧卵巢增大呈囊性改变为主要临床表现。治疗分药物和手术
两类：药物以对抗雄激素的作用，促使卵巢排卵为目的；手术
则是在腹腔镜下，穿刺卵泡，使雄激素水平下降，从而达到排
卵。从我所接触到的患者来看，现代医学的这些治疗方法疗效
多不尽如人意，因而求治于中医的患者也特别多，尤其是以月
经愆期、闭经和不孕为主要临床表现的患者。本文仅就个人临
证所及，谈谈本人对本病所引起的月经愆期、闭经及不孕症的
粗浅认识及治疗经验，作为引玉之砖，冀望引出方家成熟的理
论认识与治疗经验，令更多的患者得到成功的治疗，建立中医
的信仰。

1. 审证求因

本病引起的主要临床表现是月经愆期、闭经和不孕，当前
中医妇科学教科书是作三种病来讨论其辨证论治的理法方药
的。但月经愆期与闭经本属一类，而不孕之治，古人又常谓
"种子不先于调经"，故我认为治疗本病当以恢复正常的月经
为第一要义。

以中医之理衡之，月经之正常与否，关乎天癸与冲、任、
督三脉。据《素问·上古天真论篇》记载："女子二七而天癸

至，任脉通，太冲脉盛，月事以时下。"据此，《黄帝内经》一书的观点认为，月经与天癸、任脉、太冲脉相关联，若天癸、冲任二脉正常，则月经能按时来潮。

天癸者，天一之精气也，直言之，即今日所称之真阴、阴精。任脉者，总任一身之阴经、阴精、阴血也，然阴无阳无以化，故又需督脉总督之阳精、阳气以化之，此就经脉层面说。若就脏腑层面说，则阴气、阴精、阳精、阳气皆肾所主，盖肾在卦为坎，坎卦之中爻为阳爻即肾中之阳精、阳气，坎卦之初、上二爻为阴爻即肾中之阴气阴精，是以任脉、督脉、阴精、阴气、阳精、阳气皆肾所主，清代王清任谓"经水出诸肾"者此也。由是观之，先天不足，或后天失养，损耗肾精，至肾精不足，不能滋养任督，至肾督阳气不能化，肾任阴精不能成，天癸不能时至，而至月经延期或月事不来也。

本病引起的次要症状是肥胖与多毛。形体肥胖之因，多与脾失健运，痰湿内生，流窜经脉，泛溢肌肤相关，且脾失健运，必然升清不及，饮食精微不能很好地上升而化为营血以养冲脉，冲脉不盛而又可至月经延期或不来。先师刘炳凡谓"脾胃为女子之先天"，良有以也。多毛者，痰瘀阻滞经脉，至冲、任之精气、精血循行异常之故也。

又其次则为现代医学所观测到的现象，一则为卵巢内多囊泡多卵子而不能发育成熟，此现象以中医之理衡之，则属天一之精气不足，肾督之阳气亏损，盖坎中之阳气为气化之始原动力，若此阳精之气不足，则阴精无以化生；天一之精气不足、任脉之阴精不足，皆属无阴以成其形而至卵泡不能发育成熟故也。

次则为卵泡壁增厚，卵子即使已经成熟，也不能破壁而出，导致排卵障碍，此现象以中医之理衡之，则为痰凝瘀阻，络脉不通之故。

2. 论治经验

根据以上认识，临床时依据肾精阳气不足，生发之机不足，不能摄精成孕，脾失健运、痰湿阻滞胞络，古人谓脂满胞宫而不孕，冲任亏损，血脉虚寒，胞脉失于温和，寒冰之地，草木不生，又何孕育之由哉！此三种为其主要病因，据此认识，悬拟三基本方，以应临床，收到了显著的疗效，因而不顾浅陋，简介于此，以就正于方家。

（1）理肾毓鳞汤

药物组成：鹿角片 15～30 克（先煎），紫河车 10 克，山萸肉 13 克，巴戟天 16 克，女贞子 11 克，枸杞子 16 克，菟丝子 16 克，覆盆子 16 克，当归 13 克，熟地 31 克，天雄 7～12 克，白芍 13 克，川芎 8 克，续断 31 克，白芥子 13 克，炮山甲 3 克（研末兑服），留行子 15 克，路路通 15 克，益母草 15 克。水煎服，每日一剂。

加减参考：经前有胸乳或腹胀的迹象加香附、川牛膝、鸡血藤，易疲乏加红参等。

方义简释：鹿角片补肾之阴精阳气，通督脉之阳气，消瘀滞，破坚积为君，紫河车补先天之精气精血，以山萸肉、巴戟天之不腻不温不燥以补肾之阴精阳气为臣，以女贞子、枸杞子、菟丝子、覆盆子、蛇床子补肾添精种子，当归、熟地、白芍、川芎养血调经共为臣佐，以白芥子、炮山甲、留行子、路路通化痰瘀、通经络为使，全方合用共奏填阴精、温阳气、畅气化、养血调经、疏通经络之效。

（2）调中毓鳞汤

药物组成：红参 12 克，苍白术各 15 克，茯苓 15 克，炙甘草 10 克，陈皮 10 克，半夏 10 克，升麻 5 克，柴胡 5 克，枳壳 15 克，制南星 10 克，香附 12 克，鹿角片 15～30 克（先煎），紫河车 10 克，山萸肉 13 克，炮山甲 3 克（研末兑服），皂刺 15 克。水煎服，每日一剂。

加减参考：腰痛加续断、熟地、天雄，小腹冷加紫石英、小茴香、艾叶，有胸乳或腹胀迹象加川牛膝、鸡血藤、益母草，经血暗滞加蛭桂散（先师刘炳凡经验方）等。

方义简释：是方以补中益气汤补脾益气以复脾胃健运之能。香砂导痰汤健脾燥湿，祛痰启宫既能复胞宫开合之能，又能畅胞宫孕育之道。其余诸药之义与上方同，兹不再释。

（3）温经毓麟汤

药物组成：吴茱萸 10 克，麦冬（去心）9 克，当归 12 克，芍药 12 克，川芎 8 克，人参 10 克，桂枝 10 克，阿胶 9 克，牡丹皮（去心）8 克，干姜 10 克，炙甘草 10 克，半夏 10 克，熟地 31 克，附子 7 克，鹿角片 31 克，蛭桂散 1.5 克（装胶囊随汤药吞服），炮山甲 3 克（研末兑服），皂刺 15 克。水煎服，每日 1 剂。

方义简释：是方以《金匮》温经汤温养冲任，温经散寒，养血活血以调经，地附汤与鹿角片温养肾之阴阳精气而促进气化，促进生机，以治本，其余诸药之义与上二方同，兹不再释。

总观三方，另有几味药需特加说明，一为熟地与天雄，此二药，来源于广州中医药大学罗元凯教授的地附汤，据罗老的观察研究，此方有补肾精温肾阳促进排卵之效。我学用此方，恒用与附子同功而守成之力大于附子的天雄以代附子。其次是红参、紫河车、蛇床子、续断等药，以中医之药理衡之，有补元气、壮元精而促进生化之功效，以现代药理衡之，则有促进卵泡发育、排卵之功能。白芥子、炮山甲、皂刺、留行子、路路通等药，以中医之药理衡之，白芥子祛皮里膜外之痰而疏通络脉。炮山甲化顽痰死血，软坚散结，透达经络。皂角刺、留行子、路路通均有通络之能。以现代药理衡之，则诸药均有不同程度的促使卵子穿破厚厚的卵泡壁而顺利排出的作用。香附、益母草、鸡血藤、川牛膝等药，以中医之药理衡之，均有不同程度的活血通经促进月经来潮的作用，以现代药理衡之，则诸药均有不同程度的促进排卵的作用。此或将这些药作为组方主药或为据证加减的常用药之原因所在，兹一并说明之。

3. 病案举例

（1）程某某，女，27 岁，湖南省宁乡县人，2013 年 5 月 27 日初诊。

主诉：月经延迟，不孕，多囊卵巢综合征。

患者结婚三年，未避孕，未孕，配偶精子正常。患者 14 岁月经初潮，开始几年尚属正常，至 19 岁月经开始延期，从 30 多天至半年不等，按月使用西药，每月月经能按时来潮，停用西药，月经就又延期，甚则闭经。月经来时颜色尚属可以，但月经量则越来越少，月经期也从 3～5 天尽到 7～8 天方净，月经前脸上的痘痘会增加，心情时有烦躁，有时经前还有 3～5 天的乳房胀痛，经期有轻度的腰酸痛、小腹坠胀痛，近年来未再用西药，又四个半月月经来潮。平时双下肢比较怕冷，余可。观其身形不显肥胖，上嘴唇汗毛浓密似须，舌淡红，苔薄白，脉沉细弦，两尺稍弱。西医生化检查：雄性激素水平升高，B 超示：双侧卵巢稍增大，卵泡均在 15 个以上。

理：此肾精不足，肾气亏耗，气化不及，瘀阻胞脉之月经愆期，不孕（原发性）症也。

法：补肾精阳气，养血调经，通络种子。

方：理肾毓鳞汤加减。

药：鹿角片 30 克（先煎），紫河车 10 克，山萸肉 13 克，巴戟天 16 克，女贞子 11 克，枸杞子 16 克，菟丝子 16 克，覆盆子 16 克，红参 12 克，当归 13 克，熟地 31 克，天雄 9 克，白芍 13 克，川芎 8 克，炮山甲 3 克（研末兑服），留行子 15

克，路路通 15 克，益母草 15 克，鸡血藤 30 克。水煎服，每日一剂。

效果：患者先后经过十余诊，服药近七个月，先后用过的药除上方药外，尚先后用过的药有怀山药、杜仲、鹿角胶、阿胶、香附、川怀牛膝、紫石英、鸡内金、生水蛭等，临时用过的有红藤、败酱草、公英、川黄柏、砂仁等，月经完全恢复正常，于 2014 年 1 月月经又过期未潮，同时伴困乏多眠，诊见脉不沉而稍显滑数，一息 5 至，断为已孕。复经西医复检，确属怀孕，足月顺产一男婴，母子均健。

（2）胡某某，女，29 岁，湖南省长沙市岳麓区人，2011 年 5 月 13 日初诊。

主诉：闭经，不孕。

患者自十五岁月经初潮以来，并逐渐演变为闭经。形体一直偏胖，上嘴唇汗毛浓密，余无所苦。自有性事以来，从未避孕亦从未孕。现结婚已三年余，一直不孕，经多方努力未果。西医检查，诊为多囊卵巢综合征，治疗不仅无效，体重反而增加，且月经量越来越少，颜色转为乌暗，不得已而来找中医治疗。就诊时月经又已四个半月未潮，舌淡微胖，苔薄白稍腻，脉沉细，身形丰腴。余无所苦。

理：此脾胃气虚，气弱不能行津，津凝为湿为痰，痰与瘀血互结，阻滞胞脉之闭经、不孕（原发性不孕）。

法：健脾益气，行湿化痰，疏通胞脉，佐以化瘀通络。

方：自拟调中毓麟汤加减。

药：红参 12 克，苍白术各 15 克，茯苓 15 克，炙甘草 10 克，陈皮 10 克，半夏 10 克，升麻 5 克，柴胡 5 克，枳壳 15 克，制南星 10 克，香附 12 克，鹿角片 15～30 克（先煎），紫河车 10 克，续断 31 克，炮山甲 3 克（研末兑服），皂刺 15 克，蛭桂散 3 克（装胶囊分三次随药液吞服）。14 剂，水煎服，每日一剂，日服三次。

效果：药后未再复诊，自以为无效。一年后，患者抱刚满月的新生儿前来报喜，始知药后次月即怀孕，足月顺产一男婴，母子均健。产后 9 个月，月经来潮，此后仍有些愆期，未避孕又三年未孕，要求生第二胎，再来找我开方，观其身形体质未变，又疏补中毓鳞汤 14 剂，不料又是于药后次月怀孕，足月顺产一女婴。

（3）郑某某，女，32 岁，湖北省武汉市江夏区人，2009年 8 月 27 日就诊。

患者于 21 岁时与前夫结婚，婚后 4 年余未孕，因久治不愈而被离婚，半年后又与现夫结婚，婚后夫妇同居未避孕又 5 年余不孕，男方精液检查正常，女方检查诊为多囊卵巢综合征，西医久治无效，经我的小学老师湖北省武汉市江夏区金口街道南岸社区周伯超先生推荐而来就诊。患者近 5 年来，月经常常延迟，自 32、33 天至 45、46 天不等，月经量越来越少，颜色越来越深，两三天即尽，量最少时，几无流动感，有时自觉小腹发凉，有时腰酸痛，有时经前乳房胀痛，嘴唇常觉发干，甚则起皮，有时手掌心常常觉热，末次月经 8 月 16 日。舌淡暗苔薄白，脉觉细。

理：冲任虚寒，阴精阳气俱不足，血虚血瘀之月经愆期、不孕。冲任虚寒，阴精不足阳气不足不有摄精成孕。

法：治宜温补冲任，温补阴精阳气，养血祛瘀，然则阴精阳气皆赖脾胃为之生化，故又当温补脾胃之助之。

方：温经毓鳞汤加减。

药：吴茱萸 10 克，麦冬（去心）9 克，当归 12 克，芍药12 克，川芎 8 克，人参 10 克，桂枝 10 克，阿胶 9 克，牡丹皮（去心）8 克，干姜 10 克，炙甘草 10 克，半夏 10 克，熟地 31克，附子 7 克，鹿角片 31 克，蛭桂散 1.5 克（装胶囊随汤药吞服），炮山甲 3 克（研末兑服），皂刺 15 克，鸡内金 10 克。30 剂，每日 1 剂，水煎三次，分三次温服。

效果：药后未再复诊，自以为无效。2016 年 2 月 20 日，我到武汉市江夏区金口街道南岸社区赴大兄生日宴，患者的母亲唐爱珍听闻我回了老家，专程前来报喜，告知其女药后次月即孕，足月顺产一女婴，母女均健，今已 5 岁半云云。

下篇　杂病治脾临证效验录

一、咳嗽 2 则（肺部感染，慢性气管炎）

1. 戴某某，男，70 岁，住湖南长沙新城映像。

初诊　2013 年 2 月 25 日。咳嗽多年，有痰，色白，质时稀时稠。伴手脚冰凉，手指发乌，动则气喘。西医诊断为：肺部感染，慢性支气管炎。累经中西医门诊、住院等久治不愈。舌淡紫，苔厚灰白，脉沉弦。

此脾虚不运，湿聚为痰，兼肾虚不能纳气之证也。

此宜健脾补肾，化痰止咳。方拟健脾止咳汤加味。明党参 12g，白术 10g，云苓 12g，炙甘草 10g，陈皮 12g，半夏 12g，杏仁 12g，冬花 9g，杜仲 12g，山药 30g，补骨脂 12g，菟丝子 20g，枸杞子 20g，仙灵脾 12g，巴戟 12g，紫河车 10g，附子 12g（先煎半小时），砂仁 5g，胡桃肉 15g，红参 10g，当归 24g。14 剂，每日 1 剂，水煎，分 3 次温服。

二诊　3 月 14 日。白天咳嗽大减，晚上咳嗽仍甚。服药至第 7 剂时，有头晕现象出现，颈部活动未慎时尤甚。舌苔黄厚腻，脉沉弦而迟。步上方去红参，加鱼腥草 30g，黄芩 9g，栝蒌 15g，枳壳 10g，桃仁 15g。14 剂，每日 1 剂，水煎，分 3 次温服。

三诊　3 月 28 日。晚上咳嗽大减，头前俯或后仰时晕。舌淡紫，苔白黏腻，脉弦小。步初诊方加柴胡 15g，黄芩 15g，生姜 15g，大枣 10 个，泽泻 30g，粉葛 60g，川芎 10g，天麻 15g。14 剂，每日 1 剂，水煎，分 3 次温服。

四诊　4 月 11 日。头晕消失，晚间偶有咳嗽。苔白厚腻，脉弦滑。步初诊方去菟丝子、枸杞子、仙灵脾，加补骨脂 12g，赤芍 15g，桃仁 24g，止痉散 3g（分冲）。14 剂，每日 1 剂，水煎，分 3 次温服。

2. 邹某某，女，60 岁，住湖南省长沙市九尾冲。

初诊　2010 年 5 月 17 日。患者去年 5 月份开始咳嗽至今已整整一年，时好时差，久经中西医治疗无效。近数月来逐渐加重，有时晚上突然咳醒，咽痒，痰清稀色白，伴两腰背疼痛。舌淡红，苔薄白，脉沉细。

此脾胃虚弱，肾不纳气，肺虚气逆之证也。

治宜健脾助化，补肾纳气，化痰止咳，方拟健脾止咳汤加减。明党参 12g，白术 12g，云茯苓 15g，炙甘草 10g，化皮 10g，半夏 10g，杏仁 9g，冬花 9g，杜仲 12g，补骨脂 9g，山药 30g，牛子 15g，百部 30g，连翘 30g，紫菀 14g，粟壳 5g，麻贝散 4.5g（胶囊），当归 30g。7 剂，每日 1 剂，水煎，分 3 次温服。

二诊　5 月 24 日。咳嗽减轻，常胃痛，舌淡红，苔薄白，脉沉细。步上方加仙鹤草 30g，川连 5g，干姜 10g，五味 15g。7 剂，每日 1 剂，水煎，分 3 次温服。

三诊　6 月 7 日。偶有轻咳，咳前仍有咽痒，胃未再痛，腰背痛消失，舌脉如常。步上方去川连、干姜、五味、百部、连翘、紫菀、粟壳、麻贝散（胶囊），加木蝴蝶 9g，广木香 5g，砂仁 5g。7 剂，每日 1 剂，水煎，分 3 次温服。

药后诸证消失而愈。

按　健脾止咳汤，为先师刘炳凡老自拟经验方，由明党、白术、云苓、炙草、陈皮、半夏、杏仁、冬花、杜仲、山药、补骨脂组成，有健脾化痰、润肺止咳、补肾纳气之能，用于咳嗽经久不愈者，投剂辄中。例 1 肾不纳气较重，故初诊即增加了温肾固肾纳气之品，如人参胡桃汤、菟丝子枸杞子附子之类。例 2 初诊时加牛子宣散结气，当归主"咳逆上气"（见载于《神农本草经》），个人经验大剂当归加入二陈汤治咳逆夜甚，甚效，故加而用之，二诊时加入仙鹤草治虚劳咳嗽，干姜黄连调和寒热既能治其素来之胃痛又能治其寒热夹杂之咳嗽。

二、咯血

罗某某，男，67 岁，湖南长沙民政学院。

初诊　2013 年 5 月 20 日。患者因胸痛、咳嗽、咯血不止经当地医院治疗无效而入住湖南省长沙市中心医院（原长沙市结核病医院），于 2013 年 4 月 8 日出院（住院 ID 号：13035583）。出院诊断：（1）继发性肺结核（浸润），左上肺感染，咯血，稳定期可能；（2）支气管扩张；（3）支气管炎，肺气肿；（4）左肾囊肿；（5）左侧颈动脉内膜增厚；（6）右侧锁骨下动脉斑块形成（单发）；（7）非结核分枝杆菌肺病待排。出院后，病情在家口服西药，病情一直不见好转迹象，因而找中医诊治。刻下　左胸仍痛，干咳，有时带少量血丝，脚膝酸软无力。舌淡红，苔薄白，脉沉细。有胃炎病史。

此脾肾两亏，肺失宣肃之气逆咳嗽咯血证也。

治宜健脾补肾，宣肺降逆止咳止血。方拟健脾止咳汤加味。白参10g，明党参15g，白术15g，云苓15g，炙甘草10g，陈皮10g，半夏10g，杏仁9g，冬花9g，黄芩9g，百部30g，杜仲15g，续断30g，寄生30g，补骨脂9g，仙鹤草30g，麻贝散9g（布包），熟地30g，当归30g，桑叶30g，杷叶30g。14剂，每日1剂，水煎，分3次温服。

二诊（略）

三诊 7月18日。上方已服35剂，咳嗽已止，未再咳吐血丝已一月余，但胃胀、胃痛、反酸、频繁呕吐，舌淡暗苔白腻，脉弦细，改投柴平汤加减治其胃病。柴胡15g，黄芩15g，姜半夏15g，党参15g，炙甘草10g，生姜15g，大枣10个，苍术15g，厚朴30g，陈皮30g，白芍30g，大黄5g，隔山消30g，藿香15g，砂仁10g。7剂，每日1剂，水煎，分3次温服，认为患者可去原检查医院摄片复查了。

四诊 8月29日。患者于8月2日去长沙市中心医院CT复查（CT号832476）：右中肺病灶已吸收，左上肺内病灶较前吸收减少，左下肺支气管已通畅。患者除胃仍有点不适外，余无所苦。舌淡嫩，苔薄白，脉沉细，改投香砂六君子汤合三合汤加减以治其胃。

按 本案与上案比勘，两案虽同为脾肾亏虚，但同中有异，故具体用药方向亦当有异。如上案肾虚之表现为肾不纳气，故治肾之重点放在补肾纳气，本案表现为肾之精气不能养筋骨，故治肾之重点放在补肾强筋骨上，此其异之一也；又如上案主症为咳嗽吐痰，本案主症为咳嗽咯血，故上案治以化痰治咳为主，本案治以肃肺止血为主，此其异之二也；上案兼病为颈椎病，本案兼病为素体胃痛，故当主证明显缓解后，其兼病的治疗则完全不同，此其异之三也。临床治病遵循一定的原则性也必要的，但也要根据具体的人、病、症之特征，而灵活变通，否则必将难以取得应有的疗效。运用名老中医的经验方也是如此，既要注意运用的原则性，也要照顾到患者的特殊性而进行灵活变通，做到原则性与发灵活性的高度统一，才能使方药与病机丝丝入扣，投剂辄中。

三、肺积（胸腔积液、肺癌）

李某某，男，43岁，湖南长沙新开铺。

初诊　2006年2月16日。左胸及背痛，压痛明显，湖南省肿瘤医院CT示：胸腔少量积液，软组织肿块6.4mm×6.7mm，疑为肺癌，拟先化疗、后手术，患者家属拒绝，担心患者会因此而知道自己的病情，心生恐惧而至不救，故选择中医诊治。诊见舌淡嫩，舌尖红，苔薄腻，脉沉细稍数。

此脾失健运，痰湿内结为积，津停胸胁为饮之证也。

治宜补脾益气复其健运之常，行气利湿，消坚散结。方拟六君子汤加味。红参15g，白术15g，土茯苓30g，甘草10g，陈皮15g，半夏15g，楤木15g，白英30g，龙葵30g，薏米60g，北黄芪30g，元胡30g，乳香20g，没药20g，白芥子15g，莱菔子30g，焦三仙各30g，虎七散15g（布包），天冬15g，麦冬15g。7剂，每日1剂，水煎，分3次温服。

二诊　3月2日。药后左胸压痛消失，但咳甚时胸胁仍引痛，腰部酸痛，人觉疲乏。昨日X光片示：胸腔积液消失。舌尖仍红，苔白腻，脉已不数，此乃佳象。步上方白术改为30g，加杜仲15g，补骨脂10g，枸杞子15g，寄生30g。7剂，每日1剂，水煎，分3次温服。

三诊　3月9日。咳甚时胸胁引痛消失，但咳吐黄痰，疲乏较重。苔白腻，脉沉细。予丹芪六君子汤合温胆汤、三子养亲汤加减。红参15g，白术15g，土茯苓50g，炙甘草10g，陈皮 15g，法半夏 15g，竹茹 10g，枳实 10g，楤木 15g，白英 30g，龙葵 30g，薏米 60g，北黄芪 45g，元胡 15g，乳香 15g，没药 15g，白芥子 15g，莱菔子 30g，焦三仙各 30g，丹参 15g，虎七散 15g，仙鹤草 30g，枸杞子 30g。7 剂，每日 1 剂，水煎，分 3 次温服。

四诊　5 月 18 日。胸痛未再发作，即咳甚亦无引痛，咳嗽程度已较轻，无痰，呈阵发性，伴四肢无力。舌淡红，舌尖稍红，苔薄白，脉沉细。改方香砂六君子汤加味。红参 15g，白术 15g，土茯苓 30g，甘草 10g，陈皮 10g，半夏 15g，藿香 15g，砂仁 7g，北黄芪 45g，北山楂 30g，澄茄 6g，丹参 15g，浙贝 15g，牡蛎 30g，莪术 15g，虎七散 6g，石打穿 15g，薏米 30g，莱菔子 30g，仙鹤草 30g。7 剂，每日 1 剂，水煎，分 3 次温服。

五诊　5 月 25 日。仍有轻咳，特别疲乏，双脚尤感乏力。舌淡，脉沉细。改金匮肾气丸加味。熟地 30g，怀山药 30g，山茱萸 15g，泽泻 15g，茯苓 15g，丹皮 10g，肉桂 7g，附子 7g，北黄芪 45g，白参 15g，土茯苓 50g，虎七散 7g，石打穿 20g，薏米 60g，莱菔子 30g，仙鹤草 30g，白术 15g，砂仁 10g，炙甘草 10g。7 剂，每日 1 剂，水煎，分 3 次温服。

一年后有患者亲戚来诊，询之谓患者仍不知自己患癌，身体仍很健康。

按　肺积之为病，皆因肺脾肾三脏气虚，阴阳失调，三脏之中，肺脾又为其主也。脾失运化，肺失通调，至津血运行不利，凝为痰湿与瘀血，痰湿、瘀血互相凝滞，结为肿瘤。肿瘤形成之后又反过来阻滞津气运行，致津凝为饮，故又出现胸腔积液之症。从病机来看，该患者主要矛盾为肺脾肾气虚，次要矛盾为痰湿与瘀血互相凝结，但从当前的症状考察，患者的次要矛盾已经上升为矛盾的主要方面了，故而加速恢复津气的正常运行状态，改善患者的疼痛与畅通气道就成为治疗中的重中之重了。对患者来说，也是尤为紧迫的问题，因为疼痛的缓解对患者心理压力的消除，精神意志的恢复有不可估量的作用。通过如是分析，治疗时始终坚持以丹芪六君子汤为主，益气健脾，培元固本就不难理解了。此外，本案患者之痰湿与瘀血互相凝结而成的肿块，也是阻碍气血津液宣布流畅的一个矛盾方面，故予槲木、薏米、白英、龙葵、石打穿、虎七散、乳香、没药等化痰散结、活血化瘀以消肿块，辅助气机的恢复。最后患者仅轻咳、疲乏脾虚之症，而先天肾为后天脾之根，故予金匮肾气丸加味补肾固本、化痰散结以收功。

四、失眠、复发性口腔溃疡

蒋某某，女，35 岁，湖南长沙梓园路。

2011 年 4 月 7 日就诊。患者失眠、伴口腔反复溃疡多年，其失眠表现为既难入睡又容易醒，甚则彻夜失眠，且易疲劳，精力也差，舌淡红稍暗，舌边尖有大量小红圆点突出，脉细滑而迟。

此脾虚生化不足，气血两虚，心神失养，兼夹郁火之证也。

治宜健脾助化，气血双补，养心清火安神。方拟归脾汤黄连阿胶汤合半夏秫米汤加减。北芪 45g，当归 12g，党参 30g，白术 10g，云茯神 15g，炙甘草 10g，制半夏 60g，秫米 30g，远志 7g，炒枣仁 75g，柏子仁 15g，龙眼肉 12g，广木香 5g，大枣 6 个，麦芽 30g，夜交藤 30g，白芍 12g，黄芩 9g，川连 9g，阿胶 9g，封髓丹 30g。14 剂，每日 1 剂，水煎，分 3 次温服。

4 月 21 日二诊　睡眠已安，溃疡已愈合。近日因感冒前来就诊，自诉鼻塞，喉痛，咳嗽，口苦，舌淡红苔白腻罩黄，脉浮细无力。

此小柴胡汤与麻杏石甘汤证也。

治宜小柴胡合麻杏石甘汤、止嗽散加减。柴胡 15g，黄芩 15g，半夏 15g，党参 30g，炙甘草 10g，生姜 15g，大枣 10 个，麻黄 6g，杏仁 12g，生石膏 30g，桔梗 9g，苏子 30g，百部 30g，白前 9g，紫菀 12g，冬花 9g，化皮 12g，粟壳 10g，麻贝散 4.5g（胶囊）。5 剂，每日 1 剂，水煎，分 3 次温服。

5 月 5 日患者因右膝疼痛而来就诊，谓上方服后咳嗽完全消失，口腔溃疡未再复发，睡眠安稳，基本治愈。

按 本案严重失眠与复发性口腔溃疡两种疾病，似乎风马牛不相及，但从中医病机理论的这个层面来看，它们还是相互关联的。其失眠而又易疲劳，心脾两虚可知，而反复的口腔溃疡从我的临床经验来看，不是脾胃虚弱、寒热夹杂的半夏泻心汤证，就是脾胃阴虚夹湿热的甘露饮证，再者就是脾胃郁火所致，本案舌边尖有大量小红圆点，即是心肝脾胃郁火的象征，而方中所用之黄连阿胶汤即可以养心肝之阴清心肝之火令神魂安宁，也可以清脾胃之郁火，两病同治而均获愈者，原因即在于此。当然临床中还有因脾胃虚寒而引起的口腔溃疡，治以理中汤加味，则又当别论。此外本案半夏秫米汤用量超乎常规，临床久久用之，对顽固的失眠不仅疗效速而持久，而且从未见过发生毒副作用。

五、胸痹 2 则（冠心病）

1. 陈某某，男，60 岁，住湖南湘阴县尚书路。

初诊 2012 年 10 月 4 日。患者因常常胸闷、短气而被医院诊为冠心病。就诊时，除胸闷短气外，还常觉中气不足，肠胃不适，常腹泻。上楼梯时双脚无力。舌左侧一条瘀斑，苔薄白，脉沉细弦。

此中气不足，脾肾亏损，血瘀心脉之证也。

治宜补中兼补肾，宽胸理气活血。方拟补中益气汤合丹蒌络薤汤加减。红参 10g，焦白术 15g，云苓 15g，炙甘草 5g，陈皮 10g，半夏 10g，北芪 45g，丹参 15g，橘络 10g，栝蒌 10g，薤白 10g，当归 6g，升麻 5g，柴胡 g，杜仲 12g，补骨脂 9g，山楂炭 30g，14 剂，每日 1 剂，水煎，分 3 次温服。

二诊　（略）

三诊　11 月 8 日。中气已足，能一口气上 6 楼，大便 1 日 1 次。仍有点胸闷，舌左侧瘀斑转淡，脉沉细略弦。步上方加粉葛 30g，蒲黄 15g，灵脂 15g，田七 10g。14 剂，每日 1 剂，水煎，分 3 次温服。

四诊　（略）

五诊　12 月 13 日。胸闷已不明显，仔细观察又似仍有一点点不适感。舌左侧瘀迹隐隐若存，苔薄白，脉沉细。步初诊方去升麻、柴胡、杜仲、补骨脂，加降香 15g，粉葛 30g，蒲黄 15g，灵脂 15g，田七 10g，制首乌 20g，草决明 15g。21 剂，每日 1 剂，水煎，分 3 次温服。

六诊　2013 年 1 月 7 日。胸闷完全消失，膝有时酸。舌转淡暗，脉转沉细。步上方加杜仲 12g，补骨脂 9g，北山楂 30g。30 剂，每日 1 剂，水煎，分 3 次温服。

2. 万某某，女，36 岁，湖南长沙五一中路小学。

初诊　6 月 4 日。胸痛多年，加重月余，痛感以膻中穴为中心向四周扩散，呈刺痛伴心慌，自觉似猫抓。近来胃痛，左腰痛，时时有尿意，面色萎黄。舌淡紫，苔薄白，脉沉细。

此痰瘀闭阻心脉，兼脾胃虚寒之证也。

治宜宽胸理气活血、健脾散寒止痛。方拟香砂六君子汤合丹参饮、良附丸、栝蒌薤白半夏汤、失笑散加味。藿香15g，砂仁10g，党参15g，白术12g，云苓12g，炙甘草10g，陈皮10g，半夏12g，丹参30g，檀香10g，良姜12g，香附12g，栝蒌10g，失笑散20g，薤白10g，元胡15g，台乌15g，橘络10g。7剂，每日1剂，水煎，分3次温服。

二诊　6月11日。胃痛消失，心痛减轻，眠差。新病已愈，后乃痼疾也。改方为血府逐瘀汤合栝蒌薤白半夏汤、失笑散、半夏秫米汤加味。柴胡6g，当归6g，赤芍15g，白芍15g，川芎6g，生地7g，红花7g，桃仁6g，枳壳6g，桔梗5g，川膝6g，炙甘草6g，半夏60g，秫米30g，枣仁30g，失笑散30g，元胡15g，丹参15g，栝蒌10g，橘络10g，薤白10g。7剂，每日1剂，水煎，分3次温服。

三诊　6月18日。胸仍有点痛，左腰疼痛。步上方去栝蒌、橘络、薤白，加乳香15g（布包），没药15g，续断30g，台乌15g。7剂，每日1剂，水煎，分3次温服。

四诊　6月25日。胸口痛已很少见，腰痛亦消失。但睡眠又差些，有时烦躁。舌淡胖，有齿痕。步上方枣仁改为75g，加夜交藤30g。7剂，每日1剂，水煎，分3次温服。

7月2日因经净后2日出现带下赤色就诊。反映上方服后胸痛、失眠、烦躁均消失，基本治愈。

按　当今中医治疗冠心病，多宗活血化瘀，遵经者，则以《金匮要略》瓜蒌薤白剂通阳宣痹为法，或效或不效，究其实，皆盲人摸象之见，执一偏以概其全故也。如此两案，既有痰浊瘀血阻碍心胸气机之象，更有脾胃虚弱之机，且例1尚有中气不足、肾气不足之病理体质，若不解决这一病理体质，仅以瓜蒌薤白剂加丹参三七蒲黄灵脂之类，则可能更耗中气，损伤脾肾，仅可收一时之效，而以长远论之，病情将或更重，虽曰益之，实则害之，无益于病者也。故例1之治，始终以补中益气、健脾补肾以调理其病理体质，以活血化瘀、通阳宣痹以治疗其局部冠脉不通之病。而例2首以香砂六君子汤健脾益气为主，宽胸理气活血剂为辅，待脾胃健运后予血府逐瘀汤、栝蒌薤白半夏汤、失笑散加味活血化瘀、行气散结止痛为主，再随证加减：予半夏秫米汤、枣仁、夜交藤调节阴阳、养肝宁神以助睡眠，予乳香、没药、续断、台乌活血行气、散寒止痛、补肝肾以治腰痛。此两案均既调节体质以治人，又活血通痹以治病，故而投剂辄中。先师"治病必须治人"，实临证之金鉴，治病之宝筏也。

六、胸痛、头肩颈痛

王某某，男，58岁，住湖南省湘阴县教育局。

初诊　2013年10月7日。患者左胸胀痛，甚则胀痛至左后背已1年，西医诊为冠心病，治疗无效。又肩颈酸痛多年，头部太阳穴区胀痛，一直胀至后颈，十分难受，偶有嗳气。舌淡红，苔薄白，脉沉细弦，颈椎活动自如。

此脾虚痰浊阻于胸中空旷之地，至胸中阳气窒碍不得宣通之证也。

治宜健脾化痰以拔病之本，通阳宣痹以除病之标。方拟丹芪六君子汤合瓜蒌薤白半夏汤、丹参饮加减。党参15g、白术15g、云苓15g、炙甘草5g、陈皮10g、半夏10g、丹参30g、栝蒌30g、薤白15g、橘络15g、北芪45g、田七12g、檀香10g、砂仁10g、青皮10g、广香10g。7剂，每日1剂，水煎，分3次温服。

二诊　10月14日。胸胀痛虽已大减，但仍牵引至后背。舌嫩，苔薄白，脉沉弦。此客于太阳之俞的邪未散故也，步上方去广香、青皮，仿乌头石脂丸意，加制川草乌各3g，赤石脂30g。7 剂，每日 1 剂，水煎，分 3 次温服。

2014 年 1 月 19 日因发作性头痛就诊，诉其上方服后，不仅胸背痛未再发，肩颈酸痛亦愈而未发，且甚赞其疗效之神速。

按 本案初诊，从脾虚不能运化水湿，水湿之气聚而为痰，痰浊之邪窒碍于胸中空旷之阳位，令胸中之阳气不得宣通，故以丹芪六君子汤健脾益气以杜生痰之源，二陈汤化痰浊以拔胸中之病邪，瓜蒌薤白半夏汤通阳宣痹化浊以通胸中之气脉，至其青皮行肝经之气令疏泻之机正常，广木香行三焦之气令一身之气皆畅。二诊时，胸中胀痛大见减轻而头肩颈背酸胀痛不减，患者颈椎活动正常，可以判定不是劳损所致之颈椎病所引起，仔细推究，结合心胸胀痛考虑，确认系寒邪客于太阳之经俞，故加入乌头石脂丸意，加大辛大热之川乌头以祛太阳经俞之寒邪，加赤石脂以镇阴寒之水气上逆犯胸中空旷之位，故可愈而不发。

七、足踝肿（心功能不全）

徐某某，男，70 岁，住湖南常德市。

初诊 2012 年 2 月 20 日。患者患冠心病已多年，三年前已装一个起搏器。去年起出现脚踝肿，西医诊为心功能不全二级，刻下：足踝肿，全身无力、双脚尤甚，常至提脚不起，纳差，四末冰冷。舌淡暗，苔薄白，脉细。

此心脾肾阳虚三脏阳虚，气化不及，水湿流下之证也。

此宜健脾化湿，温补心肾之阳，但得春暖阳和，津气自化，水湿自行。方拟：黄芪六君子汤合真武汤加减。红参10g，白术 10g，云茯苓 12g，炙甘草 6g，陈皮 6g，半夏 6g，杜仲 12g，怀山药 20g，补骨脂 9g，香加皮 3g，北黄芪 45g，玉竹 26g，鸡金 10g，砂仁 5g，澄茄 5g，鸡内金 10g，附子 9g。7 剂，每日 1 剂，水煎，分 3 次温服。

二诊　2 月 27 日。精神好些，脚有力些，口味好些。舌淡红，苔薄白，脉沉细涩。步上方加鹿衔草 20g，附子改为 15g。7 剂，每日 1 剂，水煎，分 3 次温服。

三诊　3 月 5 日。脚肿已消，力气好些，胃口已好，但有时有干呕，舌淡暗，苔薄白，脉沉细。步初诊方去香加皮，加麦冬 10g，五味 9g，鹿衔草 20g，麻黄 3g，附子 7g，细辛 2g。28 剂，每日 1 剂，水煎，分 3 次温服。

四诊　5 月 3 日。（其女代诊）足肿消失后未再出现，干呕已经消失，面色转红润，精神已好很多，但走路稍久仍乏力，有时有点头晕。步上方加天麻 15g，蒺藜 15g，杭菊 15g。28 剂，每日 1 剂，水煎，分 3 次温服。

按　本案以辨病结合辨证论治。从证而论，确属心脾肾三脏阳虚，故治以黄芪六君子汤温补脾气，真武汤温心肾之阳，但得离照当空，阴霾自散，此治本之道也。以病而论，则方中除附子红参黄芪等药，能扩张血管，强心利尿外，香加皮有显著的强心作用，玉竹亦有增强心肌收缩的作用。综观全方，既能调节心脾肾之阳气以治人，又能增强心脏功能以治病，治其病而又不忘治其人，治病必须治人，此之谓也。

八、水肿（风心病）

邱某某，女，78 岁，住湖南省长沙市远大路太平洋西店外贸宿舍。

初诊　2010 年 12 月 30 日。2008 年初发病，全身浮肿，下肢为甚，稍劳则心悸怔忡、短气，咳嗽，吐白色泡沫痰，腹胀，纳呆，消瘦。西医诊断：风心病合并慢性心功能不全。舌淡暗，苔薄白，脉细弱。有关节疼痛病史。

此脾阳不足，寒湿阻肺，宣肃失常，郁久化热之证也。

治宜寒温并用，补泻兼施，补脾益气、温肺散寒以复其宣肃之能，清热解毒化气利水以复其津运之常。方拟丹芪六君子汤、四逆汤、参附汤、黄芪防己汤、桃红饮、决渎汤加减。附子9g，红参12g，白术15g，云茯苓15g，炙甘草5g，陈皮5g，半夏5g，干姜5g，细辛3g，五味5g，灵仙12g，桃仁12g，红花9g，北芪30g，丹参30g，郁金15g，银花30g，前仁30g，丝瓜络15g，木防己5g，仙鹤草30g，鱼腥草24g，澄茄5g，砂仁5g，鸡内金10g，焦三仙各15g。7剂，每日1剂，水煎，分3次温服。

二诊　2月24日。咳嗽吐清稀泡沫痰消失，浮肿减轻，仍腹胀，纳呆，晚上心悸忡。舌淡暗，苔薄腻，脉沉细。步上方去干姜、细辛、五味，加藿香12g，苏叶9g。7剂，每日1剂，水煎，分3次温服。

三诊　6月16日。药后又自配二诊方30余剂，直至咳嗽未再出现、全身浮肿、腹胀均完全消失，食纳有味方停药。近来又脚痛，头疼，乏力，舌淡红，苔薄白，脉沉细。步初诊方去木防己、仙鹤草、鱼腥草、干姜、细辛、五味，加吴茱萸10g，藁本10g。7剂，每日1剂，水煎，分3次温服。

患者半年后以外感咳嗽来诊，原水肿心悸未再出现，获得了较久的缓解。

按　稍劳则心悸怔忡、短气，心气虚损明显，咳嗽，吐白色泡沫痰，为水饮之气阻肺可知，消瘦，为脾虚不化饮食不为肌肤所致，腹胀，纳呆，不仅脾虚而且胃弱，全身浮肿，下肢为甚，心脾肾阳气皆虚，不能温阳化气行水。此外，心主血，心气亏虚，行血无力而致血瘀，血瘀则津亦凝而为水，津血同源，水气互化故也。证情复杂，病机涉及多个层面，故治当兼顾。方用参芪益心脾之气，参附干姜温心脾肾三脏之阳，心气足则行血有力而瘀可自化，阳气复则水化为气而肿可消，姜辛味夏温化阻肺之水饮而咳嗽可止，六君子汤加澄茄、砂仁、鸡内金、焦三仙补脾健胃助化燥湿而化其痰饮，决渎汤化气行水而消其已成之水肿，桃红饮以丹参易川芎，活血化瘀以治其次要病机，且方中有威灵仙能通行十二经而祛其久客之风湿，药味多而不杂，如韩信将兵，多多益善也。周学廷谓"有杂合之证，斯有杂合之方"，良有以也。不仅方与证合，且药与病机，亦丝丝相扣，故而投剂辄中。

九、胃脘痛 2 则（慢性浅表性胃炎、胃窦炎）

1. 陈某某，男，39 岁，住湖南长沙市东方新城。

初诊　2014 年 2 月 27 日。患者胃脘胀痛四五年，常常胀气，发作无明显规律，胃镜检查提示：慢性浅表性胃炎，胃窦胃炎。夜寐易醒，醒后难再入睡，无心烦现象，大便色暗。舌质淡红、舌苔白腻，脉沉细。

此心脾两虚，脾胃湿滞之证也。

治宜补养心脾，兼化湿滞。方拟归脾丸合平胃散加减。北黄芪 30g，党参 30g，当归 12g，二术各 15g，云苓 15g，炙甘草 5g，陈皮 10g，半夏 10g，龙眼肉 12g，广木香 10g，炙远志 7g，酸枣仁 30g，大枣 10 个，厚朴 12g，潜阳丹 12g，草果 3g。14 剂，水煎服，每日 1 剂，分 3 次温服。

二诊　3 月 20 日。胃脘胀痛消失，矢气转多，夜寐稍好。步上方加丹参 30g，降香 10g，赤白芍各 15g，藿香 10g，砂仁 5g。14 剂，水煎服，每日 1 剂，分 3 次温服。

三诊　4 月 17 日。胃痛消失，胃脘部胀也已不明显，纳食可，睡眠好很多。步上方加焦三仙各 30g。14 剂，水煎服，每日 1 剂，分 3 次温服。

药后脘舒眠安，基本治愈。

2. 舒某某，女，59 岁，湖南长沙雨花区妇幼所。

初诊　2007 年 1 月 8 日。患者胃痛 40 余年，以左上腹胀痛为主，晚上痛得睡不着，伴大便坠胀感，呃气可稍缓，下午 3、4 点开始，晚上七八点加重，零点以后逐渐缓解，受寒或吃东西未注意则加重。舌淡红，脉沉细弱。

此中气下陷，脾胃虚寒之证也。

治宜升阳举陷、散寒止痛。方拟补中益气汤合三合汤加味。北芪 45g，当归 10g，党参 12g，白术 10g，炙甘草 10g，陈皮 10g，升麻 3g，柴胡 3g，枳壳 30g，丹参 30g，檀香 10g，砂仁 10g，良姜 12g，香附 12g，百合 30g，乌药 12g，公英 30g。7 剂，每日 1 剂，水煎，分 3 次温服。

二诊　1 月 18 日。大便坠胀感消失，天明前有泻感，但可强忍不泻，日中必泻一次，质稀。大便坠胀感消失，说明中气已得补，但天明前有泻感，却符合肾阳不足引起的五更泻症，故改香砂六君子汤合四神丸、丹参饮、良附丸加减。广香 10g，砂仁 10g，党参 15g，白术 12g，茯苓 15g，炙甘草 10g，陈皮 10g，半夏 10g，吴萸 10g，五味 10g，补骨脂 10g，肉蔻 10g，丹参 30g，檀香 10g，良姜 12g，香附 12g。7 剂，每日 1 剂，水煎，分 3 次温服。

三诊　1 月 25 日。胃已未痛，大便较前好些。步上方加罂粟壳 10g。7 剂，每日 1 剂，水煎，分 3 次温服。

按　胃脘之痛，据教科书载：有寒邪客胃者，香苏散合良附丸加减主之；有饮食伤胃者，保和丸加减主之；有肝气犯胃者，柴胡疏肝散加减主之；有湿热中阻者，清中汤加减主之；有瘀血停胃者，失笑散合丹参饮加减主之；有胃阴亏耗者，一贯煎合芍药甘草汤加减主之；脾胃虚寒者，黄芪建中汤合理中丸加减主之。而此两则均非上七证之治也。例1观其脉证，胃脘胀痛、夜寐易醒、醒后难再入睡、无心烦、脉沉细说明其有心脾两虚之机，舌苔白腻又有湿邪阻滞之象，故处归脾汤合平胃散加减；例2观其脉证，胃痛以胀痛为主，且痛则有大便坠胀感，显为中气不足；又据其发作的时间及受寒加重的特点，则又与肾阳不足之五更泻相合也。再则病程已久，久病必瘀，故又当参合化瘀，是以处方时予补中益气汤合三合汤加味，补益中气、散寒止痛、活血化瘀，待中气得复，肾阳不足显露之后，又处以健脾益气温阳补肾之方以此收尾。治随证变，药随法立，随证施治，病药相符，故而投剂辄中。

十、腹胀、头晕、消瘦（肝硬化失代偿期）

胡某某，男，51岁，湖南娄底双峰县子门桥镇，2011年3月17日就诊。

患者于2010年9月19日因纳差1年、呕血2天、黑便1天入住湘雅二医院，2011年1月7日出院（住院号824044），出院诊断乙肝后肝硬化（失代偿期），食管胃底静脉曲张，套扎＋组织胶注入后，腹水，脾大，十二指肠球部溃疡，失血性贫血（轻度），高血压病3级（极高危组）。刻下头晕，腹胀特甚，面色晦滞，舌淡白而嫩，脉细弦无力。

此脾虚气滞，肝络瘀阻，结于胁下之证也。

治宜补脾益气，化瘀通络，消坚散结。方拟丹芪异功散、平胃散合下瘀血汤加味。党参15g，白术60g，云苓15g，炙甘草5g，陈皮10g，苍术30g，厚朴30g，大黄12g，地鳖虫12g，桃仁15g，炮甲5g，土贝母5g，鳖甲30g，牡蛎30g，鸡内金10g，焦三仙各30g，北芪45g，当归12g，丹参30g，黄精30g，鸡血藤24g，7剂，每日1剂，水煎，分3次温服。

二诊 3月28日。今日大便色黑，腹胀稍减轻，仍头晕耳鸣，舌淡苔厚腻，脉细弦。原方减味。党参30g，白术30g，云苓15g，北芪60g，当归6g，陈皮15g，田七12g，白及15g，大黄3g（研末冲），红参15g，厚朴30g，苍术30g，砂仁10g，海藻30g。7剂，煎服法同前。

三诊 4月4日。黑便转为黑绿，仍不成形、极臭，口味稍好些，脸色稍润。苔腻减薄，脉弦细缓。步上方去白及，加鳖甲30g，牡蛎30g，鸡金10g，炮甲5g，土贝母5g，大枣10个。7剂，煎服法同前。

四诊 4月11日。黑绿色大便大部分已转为黄色，体力稍增，人已有神。苔转薄白，脉转弦小而缓。上日方加椌木15g，半边莲15g。7剂，煎服法同前。

五诊 4月25日。黑绿色大便有时有一点隐现有时又无，舌淡红，苔薄白稍腻，脉弦小。转方如次。党参30g，白术60g，云苓30g，炙甘草5g，苍术15g，厚朴30g，陈皮30g，北芪60g，丹参15g，鳖甲30g，生牡蛎30g，大黄10g，桃仁15g，地鳖虫12g，海藻30g，半夏10g，椌木15g，半边莲15g，鸡内金15g，焦三仙各30g。7剂，煎服法同前。

六诊 5月5日。黑绿便已完全消失，臭亦大减，头昏，药后复诊。舌转淡嫩，苔薄白，脉沉细。步上方北黄芪减为45g，加砂仁5g，澄茄5g。7剂，煎服法同前。

七诊 5月19日。大便已不臭，但不成形，肚子仍有点胀，头昏，乏力，纳少，舌淡红，苔薄白，脉沉细。步4月25日方去海藻、半夏，加枸杞21g，前仁30g，白参10g，丝瓜络10g，潜阳丹15g。7剂，煎服法同前。

此后又以上方加减先后经过12诊，随访年余，症征消失，眠食均安，病情稳定，基本缓解。

按 本案从西医的角度看，疾病甚多，而以中医理法衡之，无非脾虚气滞津停瘀结之证，故治疗时在坚持辨证论治结合对症治疗的同时，始终抓住脾胃这个核心，这个重中之重，本中之本，坚持健中焦以运四旁，补脾土而旺四脏，因而取得了可喜的疗效。

十一、口腔溃疡 3 则

1. 李某某，男，54 岁，住湖南长沙人民东路。

2012 年 10 月 11 日就诊。患者口腔反复溃疡已多年，久治不愈。观其溃疡面中心白腐，四周边缘，稍现红色，常疲乏无力，稍有点口干，舌淡蓝，苔薄白，脉沉细。红参 10g，炙甘草 10g，大枣 10 个，半夏 10g，干姜 10g，黄连 10g，黄芩 10g，黄柏 16g，砂仁 10g，黄精 30g，天冬 30g。7 剂，每日 1 剂，水煎，分 3 次温服。

二诊　10 月 25 日。溃疡已完全消失。舌淡暗，苔净，脉弦缓。步上方加二地各 15g，麦冬 15g。7 剂，每日 1 剂，水煎，分 3 次温服。

三诊　11 月 15 日。溃疡未再长，口有点干，舌淡红，苔薄白，脉弦小。二冬各 24g，二地各 21g，石斛 20g，茵陈 15g，枳壳 15g，黄芩 15g，炙甘草 10g，黄精 30g，杷叶 15g，封髓丹 30g。14 剂以善其后。

2. 祝某某，男，54 岁，住湖北省石首市。

初诊　2010 年 10 月 28 日。患者患口腔溃疡，反复发作已 10 年，今又发作一周，口腔溃疡满布，溃疡处虽覆以白色但溃疡周边仍隐隐一线红圆圈。舌苔白厚稍腻，舌尖前部稍有剥苔，脉弦滑无力。

此脾虚湿热之证也。

治先宜辛开苦降，补脾而清化湿热，以复脾胃升降之常。

方拟半夏泻心汤加味：半夏 10g，干姜 10g，红参 10g，炙甘草 10g，黄连 10g，黄芩 10g，大枣 10 个，封髓丹 30g。7 剂，每日 1 剂，水煎，分 3 次温服。

二诊：11 月 4 日。溃疡全部消失，白腻厚苔转白薄苔，脉转弦小。再据久病阴虚、穷必及肾之旨，改投金匮肾气丸加减：熟地 21g，山药 30g，枣皮 15g，泽泻 20g，茯苓 15g，丹皮 9g，肉桂 7g，碎补 30g，玄参 30g，细辛 5g，生石膏 15g，怀牛膝 30g，封髓丹 30g。7 剂，每日 1 剂，水煎，分 3 次温服。观察两年，未见复发。

3. 杨某，女，35 岁，住湖南长沙市四方坪金帆小区。

初诊 2014 年 2 月 17 日。患者口腔溃疡反复发作 10 余年，久治不愈。畏冷，手足不温，产后起出现腰膝酸软至今不愈，大便正常。舌淡嫩，苔薄白，脉沉细，观其溃疡面中心色白周边近中心一圈色红，靠外一圈色白。

此脾肾虚寒，虚火上浮，夹脾胃湿热之证也。

治宜温补脾肾，引火下行，兼清湿热，方拟理中丸合潜阳丹、封髓丹、半夏泻心汤加减：党参 30g，白术 15g，炮姜 15g，炙甘草 10g，大枣 10 个，半夏 10g，干姜 10g，黄连 10g，黄芩 10g，封髓丹 30g，潜阳丹 15g。14 剂，每日 1 剂，水煎，分 3 次温服。

二诊 3 月 6 日。口腔溃疡全部消失，舌淡红，苔薄白，脉沉细。步上方去干姜，黄连改为 6g。14 剂，每日 1 剂，水煎，分 3 次温服。

三诊 3 月 31 日。上周又长两个溃疡，只是随发随愈，今早舌边尖又一针尖大小痛点。舌尖稍红苔稍薄腻，脉沉细。步初诊方加藿香 10g。14 剂，每日 1 剂，水煎，分 3 次温服。

一年后，介绍他人来诊，谓服药一剂，舌尖痛点即消失，药后至今，溃疡未再复发，真的是好了。

综按　复发性口腔溃疡，大要言之，有肾虚火浮者，桂附地黄丸加骨碎补、砂仁、牛膝主之；有脾胃虚寒者，理中丸加砂仁、黄柏主之；有阴虚湿热者，甘露饮主之；有脾虚寒热夹杂者，半夏泻心汤主之；有中焦郁火者，许氏泻黄散（武汉许晴瑄教授家传方，由升麻白芷防风石斛黄芩山栀半夏甘草组成，有清宣疏散之能，治脾胃郁火久治不愈之口腔溃疡，用之则效）主之。

上案例 1，既有脾胃阴虚的一面，又有湿热的一面，本可以甘露饮主之，但初诊时湿热明显，甘露饮滋腻太甚，且平时易疲乏，显见脾虚，故主以半夏泻心汤合封髓丹，二诊时，湿热已化，阴虚显露，恐炉烟虽熄，灰中有火，故仍用半夏泻心汤，靖其未尽之邪。三诊时，湿热已尽，阴虚显露无遗，故以甘露饮合封髓丹以善其后，从而达到了愈而不发的目的。

例 2 始从脾胃寒热夹杂着手，终以加味肾气丸收功，层次井然，足资师法。

例 3 从临床表现分析，可谓是既有脾肾虚寒，虚火上浮之象，又有脾胃湿热之征，治疗较为棘手，既要用甘温辛苦以温补脾肾，引虚火下行，又要用苦寒清燥脾胃湿热，故选方用药必慎之再慎，若甘温稍过，即可能为湿热之邪增力，若苦寒稍过，又会再损脾肾之真元。故选用理中丸以炮姜易干姜，炮姜能引虚火下行故也，封髓丹、潜阳丹既能补肾中之阴阳而以阳为主，又能引火归源，故加而用之，半夏泻心汤辛开苦降，既能恢复脾胃气机之升降，又能补脾胃之虚，温散脾胃之寒清理脾胃之湿热，一方而多用，一起糅合用之，有杂合之证，即以杂合之方挡之，方证相应，故而投剂辄中。

十二、休息痢（慢性结肠炎）

郑某某，男，48 岁，住湖南怀化辰溪县。

初诊 2013年10月3日。7年前开始出现大便不成形，泻下急迫，甚则失禁，泻止后又逐渐出现便秘，3~5日一行，甚则小腹坠胀，便质黏稠如浓冻、如胶漆，色黑，艰涩难解，如是泻与秘交替出现，平时则呃逆，肠鸣，腹胀，口气重，不欲食，怕冷，睡眠不好，易出汗，纳谷不馨。西医诊为慢性结肠炎，中西医久治无效，深以为苦。舌淡嫩，苔薄润，脉沉细无力。

此久病耗伤脾肾，中虚湿盛，清气下陷之证也。

治宜健脾养胃，燥湿运脾，升提清气。方选七味白术散合补中益气汤加减。藿香15g，粉葛60g，广木香10g，红参15g，白术60g，云苓15g，炙甘草10g，陈皮10g，升麻5g，柴胡5g，当归20g，北黄芪60g，苍术30g，神曲30g，附子7g，炒莱菔子30g，白芍15g。30剂，每日1剂，水煎，分3次温服。

二诊 11月21日：药后大便既不秘，亦不泄，汗亦不易出。但肠鸣仍甚，仍有点呃逆，自觉人轻松多了。舌淡红，苔薄白，脉沉细。步上方去当归、白芍，加干姜10g，半夏10g，川黄连6g，生姜30g，黄芩6g，鸡内金10g。30剂，每日1剂，水煎，分3次温服。

三诊 5月1日。便秘与泄均未再出现，腹胀、肠鸣消失，但偶有大便稀溏现象。舌淡红苔薄白，脉沉细。步上方加减30剂，以善其后。

后因慢性前列腺炎来诊，告知腹泻与便秘消失后，未再复发，基本治愈。

按 慢性结肠炎，西医苦无良法。中医从证候入手，审证求因，随证治之，只要审证准确，多能应手取效。如本案，以证候言之，当属中医之休息痢范畴。察其病机，则既有脾肾虚寒，又有中气下陷，还湿滞气机，病机杂则治法杂而方亦杂也。方中附子汤温脾肾二经而散寒湿，补中益气汤补中益气而升清降浊，再配以主脾胃久虚，呕吐泄泻，频作不止，精液枯竭，烦渴燥，但欲饮水，乳食不进，羸瘦困劣，不论阴阳虚实并宜服之的七味白术散，则方药与病机丝丝入扣，故而取得了相应的疗效，后期合半夏泻心汤者，一者脾肾虽得复，中气得补，但邪气未靖，恐炉烟虽熄，灰中有火。二者，附子汤久服恐其化热，未靖之湿邪若与热合，则不久即将引发痼疾。三者半夏泻心汤辛开苦降，既能帮助脾胃升降，又能驱散未靖邪。故能取得长治久安的局面。

十三、肠积（结肠癌术后）

何某某，女，57岁，湖南长沙书院路。

初诊　2007年10月25日。因患结肠癌于2007年8月29日在湖南省人民医院行根治手术，术后化疗一次，因副作用太大，身体不能支持而未能完成其第一次化疗即终止了。目前白细胞低下。就诊时大便4－5次/日、成形，睡眠时好时差，面色黯滞。舌淡嫩，苔薄白，脉沉细。术后病理诊断：（结肠）溃疡型中分化腺癌，穿破肌层，达浆膜层。

此病肿瘤耗伤正气于先，手术耗损气血，化疗毒耗伤元气于后，至元气大伤，脾胃虚弱之为患也。

治宜健脾补肾，益气补血，佐以行气活血，流通津液，稍佐软坚散结之品。

方拟异功散合当归补血汤加味。红参12g，白术15g，云苓15g，猪苓30g，薏米30g，甘草10g，陈皮10g，北黄芪30g，当归15g，莱菔子10g，鸡血藤24g，川贝5g，炮甲2g，菟丝子15g，枸杞子15g，补骨脂15g，淫羊藿15g，仙鹤草30g，女贞子15g，虎七散4.5g（胶囊）。7剂，每日1剂，水煎，分3次温服。

二诊 11月1日。小便清，大便结，睡眠改善，体力恢复，能步行3里，精神好转。步上方去川贝、炮甲，加广香10g，砂仁10g。7剂，每日1剂，水煎，分3次温服。

三诊、四诊（略）

五诊 11月22日。睡眠时好时差，食欲正常，大便日2～3次，易觉倦怠，舌淡嫩，苔薄白，脉细弱。予补中益气汤加味。北黄芪30g，红参12g，白术15g，炙甘草10g，升麻6g，柴胡6g，当归6g，陈皮10g，茯苓20g，猪苓20g，土茯苓20g，仙鹤草30g，莱菔子30g，虎七散4.5g（胶囊）。7剂，每日1剂，水煎，分3次温服。

六诊（略）

七诊 12月6日。患者已知自己患结肠癌。近几日出现喉痒，胸痛，无力。舌淡，苔薄，脉沉细。予逍遥散、理中丸、丹蒌络薤汤加减。柴胡8g，当归12g，白芍12g，白术10g，云苓15g，炙甘草10g，北黄芪30g，党参20g，干姜10g，丹参12g，橘络10g，薤白10g，陈皮10g，半夏10g，鸡内金10g，焦三仙各30g，仙鹤草30g，枳壳30g，防风9g。7剂，每日1剂，水煎，分3次温服。

八诊 12月13日。胸闷消失，有时仍无力。舌淡红，脉沉缓。步上方去橘络、薤白、柴胡，加猪苓21g，薏米46g，枸杞子15g，菟丝子15g，补骨脂15g，淫羊藿15g。7剂，每日1剂，水煎，分3次温服。

九诊（略）

十诊 12月27日。精神体力恢复。舌脉同前，予十全大补丸加味。党参15g，白术15g，茯苓20g，炙甘草10g，当归12g，白芍12g，熟地21g，川芎8g，北黄芪30g，肉桂3g，菟丝子15g，枸杞子15g，补骨脂15g，淫羊藿15g，鸡内金10g，莱菔子 30g，仙鹤草 30g，砂仁 3g。7 剂，每日 1 剂，水煎，分 3 次温服。

十一诊　2008 年 1 月 3 日。晚上有点口干口苦，大便有点结，腹胀，苔薄净，脉沉细。步上方加天冬 15g，麦冬 15g，石斛 12g，川黄柏 31g，虎七散 4.5g（胶囊）。7 剂，每日 1 剂，水煎，分 3 次温服。

十二诊（略）

十三诊　1 月 17 日。近几日尿频、尿痛，吃车前子即消失，又时有疲乏，舌转淡红，苔转薄白。予补中益气汤加味。北黄芪 45g，党参 15g，白术 10g，炙甘草 10g，当归 10g，陈皮 10g，升麻 3g，柴胡 3g，枸杞子 15g，菟丝子 15g，补骨脂 15g，淫羊藿 15g，滑石 30g，台乌 15g，阿胶 9g，仙鹤草 30g。7 剂，每日 1 剂，水煎，分 3 次温服。

十四诊　1 月 24 日。诸证消失，舌淡脉细，步上方去仙鹤草，加猪苓 30g，薏米 30g，云苓 30g，前仁 21g。30 剂，每日 1 剂，水煎，分 3 次温服。以为巩固之图，此后前三年每月常来开上十剂以预防之，观察至今，仍健康存活。

按　清代张璐云："壮人无积，惟虚人则有之，皆由脾胃怯弱，气血两衰，四时有感，皆能成积。"足见，早在元明时期，中医学界就认为肿瘤（积）是脾胃怯弱所致。脾胃怯弱，不仅是脾胃虚弱而已，怯则有神弱在内，所以治疗肿瘤，应以调理脾胃为主。调理脾胃，不仅要恢复脾胃的健运功能，令失常的升降出入恢复正常，而且要恢复脾神志意。《素问·遗篇·刺法论》载"脾为谏议之官，知周出焉"，谏者，规谏也，身体各职能部门，行有不正，脾神则规谏之，使复其正，各脏器功能正常，则自能神清气爽智慧周全，智慧周全则自知癌症只不过一较难治疗的身心疾病，就不会被恶性肿瘤吓倒，就能保持乐观的心态，能树立战胜疾病的坚强意志，令自己的精神宁静、愉悦。诚能如是，则病之康复有期。正如《灵枢·本藏》所言："志意者，所以御精神，收魂魄，适寒温，和喜怒者也……志意和，则精神专直，魂魄不散，悔怒不起，五藏不受邪矣。"故健脾益气补血之思想贯穿整个治疗过程。至其具体选方用药，不过随证治之，平平淡淡，并无奇巧，读者自能辨识，无须我再赘言。

十四、腰痛（右肾结石）、肠风

杨某，女，31 岁，住湖南省长沙市阳光 100。

初诊 2014 年 5 月 1 日。左侧腹常隐痛，下半夜右腰胀痛，B 超示：右肾结石、仅谷粒大小。常有痔疮出血，舌尖红，脉沉小弦。

此清气不升，浊气郁热，迫血下行，凝结为石之证也。

治宜升清气，止痔血，化结石。方拟补中益气汤加味主之。北黄芪 45g，当归 12g，党参 30g，白术 15g，炙甘草 10g，陈皮 10g，升麻 5g，柴胡 5g，槐花 30g，枳壳 30g，防风 9g，芥炭 9g，地榆 30g，灵脂炭 15g，败酱草 30g，台乌 15g，滑石 30g，前仁 30g，芒硝 6g，（冲）鸡内金 10g，附子 6g

白芍 15g。14 剂，每日 1 剂，水煎，分 3 次温服。

二诊 6 月 23 日。上方服至 7 剂，痔血即止，继续服完 14 剂，下半夜右腰胀痛消失。B 超复查：未见结石声像。易方治其左侧腹痛。

按 补中益气汤加枳壳、防风、荆芥炭、生地榆、槐花为我 40 余年临床摸索所得，名之曰补中愈风汤，以之治肠风痔血、中气不足之崩漏，疗效甚佳。方中台乌、滑石、前仁、芒硝、鸡金、附子、白芍、甘草再加金钱草、川牛膝为化气消石汤，为治疗泌尿系结石的基本方，如中气不足者，合补中益气汤，如本案；肾气不足者，合金匮肾气丸；肝气郁结者，合四逆散，湿热郁结者，合八正散；瘀滞严重者，再合桃红四物汤，治疗结石不下百例，记忆中，无效极少，惜早年未作病案记录，殊觉可惜。以上两方，均疗效确定，请同道参考使用。

十五、腰痛

侯某某，女，48岁，湖南长沙丁字镇周湖，2011年4月4日就诊。

腰痛数年，痛在脊柱两侧腰眼处，睡后翻身都疼痛难受，坐久弯腰稍久亦痛，伴晨起即感乏力，余皆正常，舌淡红苔薄白，脉沉细。

此中气虚馁，脾失健运水湿之能，至湿邪阻滞腰肌之证也。

治宜补中益气，健脾化湿，佐以补肾壮腰。方拟补中益气汤加味。北黄芪45g，当归30g，党参12g，白术30g，炙甘草3g，陈皮5g，升麻3g，柴胡3g，狗脊30g，碎补30g，香附12g，台乌15g，沙苑子15g，枸杞子15g，补骨脂15g，仙灵脾15g，菟丝子15g，地龙12g，杜仲12g，续断30g，徐长卿16g。7剂，每日1剂，水煎，分3次温服。

4月14日二诊。晚上睡后翻身已不疼痛，但坐久仍痛，唯程度大见减轻，舌淡红苔薄白，脉沉细。步上方加潜阳丹15g，温以化之，以为善后之计，愈而不发。

按　《黄帝内经·素问·脉要精微论》载："腰者，肾之府，转摇不能肾将惫矣。"故治腰者，多从肾着手。而笔者临床中发现，不少腰两侧肌肉疼痛的患者，多有脾虚湿滞之征，盖脾主肌肉而腰肌亦肌肉也，腰肌属于脾当无疑义。故多以补中益气汤重用"利腰脐"的白术为坐底方，随证加减，收效常常满意。

十六、腰痛（慢性肾功能不全、尿毒症期）

罗某，男，40 岁，攸县大同桥人，2010 年 11 月 18 日就诊。

患者在深圳打工，因尿中泡沫多，右腰痛两个月，于2010 年 11 月 11 日入北大深圳医院检查，B 超（检查号：20101111377）示"双肾弥漫性肾损害"，血清尿素氮、血清肌酐均增高。而于同日，以慢性肾功能不全而收住医院，因无经济支付能力而于同月 17 日出院，住院仅七天。住院期间完善相关诊断，出院时诊为"慢性肾炎；慢性肾衰竭（尿毒症期）；CKD5 期；肾性高血压；断发性甲状腺旁腺功能亢进"。出院时，血尿素氮 20.79mmol/L，血肌酐 741.2μmol/L，血尿酸 571.9μmol/L。

刻下：精神极度疲乏，语言低微，语声断续，全身疲软无力，手脚麻木，面色萎黄晦暗，唇乌暗，指甲血色乌暗不畅，舌质偏红，苔黄腻，脉沉细无力。据此诊为气虚血瘀，湿浊毒邪壅郁为毒之脾肾衰败证，以大补脾胃元气为主，佐以补肾活血利湿解毒之品，处方：

红参15g，白术 15g，茯苓 20g，炙甘草 10g，半夏 10g，砂仁 10g，草果 10g，黄芪 60g，丹参 15g，苏叶 15g，黄连 9g，黄芩 9g，大黄 15g，熟地 30g，天雄 9g，赤芍 15g，川芎 9g，红花 9g，桃仁 9g，崩大碗 60g，土茯苓 50g，生牡蛎 30g，乌梅 9g，另冬虫夏草 2g（研末吞服）。

2011 年 1 月 7 日，已服 35 剂，肾功能：血尿素氮10.7mmol/L；血肌酐 408.2μmol/L；血尿酸 406.3μmol/L。因经济困难，故去冬虫夏草，继续服药。舌转淡白后，去黄芩，加平调肾中阴阳之仙灵脾、枸杞子、菟丝子、补骨脂、肉苁蓉、巴戟天之类二三味。

2011 年 10 月 18 日，已服药 284 剂，血尿素氮降至10.2mmol/L，血肌酐降至 199.μmol/L，血尿酸降至492.3μmol/L。因家贫无力治疗，遂停药。并嘱其坚持素食，坚持散步。

按　本案患者就诊时，神极疲，语低微，声断续，浑身疲软，手脚麻木，面色萎黄晦暗，唇乌暗，指甲血色乌暗不畅，舌质偏红，苔黄腻，脉沉细无力，征之医理，实乃一派脾虚气弱血脉瘀滞湿浊壅聚之象，故以健脾益气为君，以活血解毒利湿兼补肾气为臣佐，故药之即见明显疗效，至其未见明显肾虚而亦用补肾之品如熟地、仙灵脾、枸杞子、菟丝子、补骨脂、肉苁蓉、巴戟天之平补肾气肾阴肾阳之品者，盖脾属土肾属水，水土调和，则万物生机畅茂。万物虽为土所生，但土若不润、土若淤滞、土若板结，皆不能生物也。临证时，遇土之板结者，当扶木之生气以疏松之。遇土之瘀滞而为火之不足者，当温补之以行瘀滞；为湿浊毒气凝结者，当攻下以畅通之；为湿热毒滞者，又当温燥以行化之，不一而足，要当临证知权达变始可以泛应曲当。遇土之不润者，当平补肾水之气以润养之，要之，皆欲使水土调和而畅茂生机也。

十七、肾病（急进性肾炎）

颜某某，男，38 岁，住湖南攸县大同桥镇善桥村。

初诊　2006 年 4 月 24 日。患者晨起眼睑肿、下午双脚肿约 20 天，伴咽痛、咳嗽。当地医院查，发现尿蛋白 3＋，尿潜血 3＋，胸腔积水。经消炎治疗后，咽痛、咳嗽消失，但尿检未改变，且尿酸 504umol/L。刻下：脚仍有轻肿，疲劳，口干，尿黄。舌尖稍红，苔薄稍腻而黄浅，脉沉细、寸浮滑而小。

此脾胃虚弱，清阳不升，浊阴不降之证也。

治宜健脾益气，升清降浊，佐以解毒利湿消肿。

方拟升阳益胃汤加味。北黄芪 30g，黄连 10g，白术 15g，党参 20g，半夏 15g，甘草 10g，陈皮 15g，土茯苓 30g，泽泻 20g，防风 10g，羌活 10g，独活 10g，柴胡 10g，白芍 10g，楤木 10g，半边莲 15g，鱼腥草 15g，楮实子 15g，白茅根 30g。30 剂，每日 1 剂，水煎，分 3 次温服。

二诊 5 月 11 日。上方药仅服 10 剂，患者口干即减轻，尿亦转为黄清，但增恶心欲吐，加以饮食减少，小腹、下肢肿加重，大便次多，故而前来询诊。察其舌淡白，苔薄腻，脉沉细。因思初诊辨为脾胃虚弱，清阳不升，浊阴不降，化为阴火之证，虽然抓住了主要矛盾，但对矛盾的次要方面—阳气不足，重视不够，现在次要的矛盾已经上升为主要矛盾了，故治疗的重点当转移到脾肾阳气不足这个主要矛盾上来，因此改六君子汤合防己黄芪汤、真武汤加味以易升阳益胃汤。党参 15g，白术 15g，土茯苓 30g，连皮苓 30g，甘草 5g，陈皮 10g，半夏 10g，澄茄 5g，鸡内金 10g，杜仲 12g，淫羊藿 15g，北黄芪 30g，汉己 10g，白芍 12g，附子 7g，丑牛 30g，槟榔 15g。7 剂，每日 1 剂，水煎，分 3 次温服。

三诊 5 月 18 日。5 月 15 日查尿素氮 16.1mmol/L，肌酐 156μmol/L，尿酸 494.5μmol/L。药服至第 5 剂时开始消肿。舌淡白，苔薄腻，脉沉细。此时肿虽开始消，但病情仍在发展，苦寒利湿消肿之品如汉己等当慎用，故步上方以芳香化湿、苦温燥湿、淡渗利湿之品以易之。

处方：红参 15g，白术 15g，云苓 15g，甘草 5g，半夏 15g，白芍 12g，附子 3g，草果 12g，黄连 5g，大黄 3g，当归

12g，藿香 30g，砂仁 10g，楤木 10g，崩大碗 30g，半边莲 15g，北黄芪 30g，苍术 15g，苏叶 30g。另：虫草 1.5g，水蛭 1.5g（研末制胶囊分服）。7 剂，每日 1 剂，水煎，分 3 次温服。

四诊　5 月 25 日。5 月 24 日查：尿素氮 5.8mmol/L，肌酐 96μmol/L，尿酸 362.10μmol/L，尿蛋白 3＋，隐血 2＋。脚仍有轻肿，余肿已消，腹胀，皮肤凉冷，二便可。舌转淡红，苔转薄白，脉仍沉细，步上方去草果、黄连、大黄，加鱼腥草 15g，土茯苓 15g，白茅根 30g。14 剂，每日 1 剂，水煎，分 3 次温服。

五诊　6 月 5 日。B 超示胆囊壁毛糙。转氨酶升高，（具体数字不详）血尿素氮及血肌酐均已恢复正常。吃药时常欲呕吐，右胁疼痛，双脚仍轻肿，大便日 3～4 次，纳差。舌淡红，苔净，脉沉细。改丹芪六君子汤加味。红参 10g，白术 12g，茯苓 15g，甘草 10g，陈皮 10g，半夏 15g，藿香 20g，砂仁 7g，苏叶 30g，蝉衣 10g，北黄芪 45g，丹参 15g，干姜 10g，楤木 10g，半边莲 15g，垂盆草 30g，楮实子 15g，土茯苓 30g，蛇舌草 15g。14 剂，每日 1 剂，水煎，分 3 次温服。

六诊　6 月 22 日。转氨酶 154.7u/L，尿素氮 3.6mmol/L，肌酐 83μmol/L，尿酸 376μmol/L。苔中心黄腻，脉弦细。改苏蝉地黄汤加味。熟地 24g，怀山药 15g，山茱萸 15g，泽泻 10g，茯苓 15g，丹皮 10g，桂枝 10g，附子 3g，苏叶 30g，蝉衣 6g，北黄芪 30g，白茅根 30g，益母草 30g，蛇舌草 30g，丹参 15g，连翘 30g，五味 10g，白芍 12g，藿香 15g。14 剂，每日 1 剂，分 3 次温服。

七诊　7 月 10 日。2006 年 7 月 10 日复诊。谷草转氨酶 67.8，谷丙转氨酶 70.3，碱性磷酸酶 164.5，总蛋白 44.3，白蛋白 23.9。病情大为好转，体力、精神、饮食均有增加，尿中未见变化。苔薄白稍腻，脉细濡无力。改丹芪六君子汤合真武汤加减。北黄芪45g，丹参15g，红参6g，白术15g，茯苓15g，甘草5g，陈皮5g，半夏10g，附子3g，白芍12g，楤木10g，半边莲15g，北五味10g，郁金12g，田七3g（研末），蛇舌草30g，连翘30g，鸡内金10g，澄茄5g，砂仁5g，麦芽15g，土茯苓50g。14剂，每日1剂，水煎，分3次温服。

八诊　7月25日。谷丙转氨酶70，谷草转氨酶正常，白蛋白有点上升。苔薄白，脉细。步上方加柴胡10g，黄芩12g，合成小柴胡汤意。14剂，每日1剂，水煎，分3次温服。

后又复诊两次，情况逐渐好转，效不更方，在7月10日方的基础上先后加了仙灵脾、北山楂、藿香3味药，至9月11日最后一次复诊：转氨酶、总蛋白均已正常，且连续2次尿检均为阴性。予丹芪六君子汤、小柴胡汤、真武汤加减善后。北黄芪45g，丹参15g，红参10g，白术10g，茯苓15g，甘草10g，陈皮10g，半夏10g，附子3g，白芍12g，楤木10g，半边莲15g，郁金12g，田七5g，蛇舌草30g，连翘30g，鸡内金10g，柴胡15g，黄芩15g，淫羊藿20g，北山楂30g，藿香15g，砂仁6g。14剂，每日1剂，水煎，分3次温服。

患者药后未再复诊，追访至今，肝肾功能正常，尿常规正常，基本治愈。

按　急进性肾炎起病急骤且多数隐袭发病，常以虚弱、疲劳、发热、恶心、食欲不振、呕吐等为常见症状，最易被忽视，本例即是如此，初、二诊时，因受自己治疗肾病的经验与习惯思维的影响，既未注意到患者才发病20余日，就出现胸腔积液，血尿酸增高的不正常现象，且辨证施方时，也只注意了当前的主要矛盾而未注意到矛盾的次要方面。及三诊时，肾功能已明显损害，方才做出明确诊断，方才引起足够的重视。当然西医的病名诊断虽已确立，但其治疗却仍需依靠审证求因之方法，随证治之，不能囿于西医的病名而忽略审因论治之法。在论治时，既注意抓住主要矛盾脾肾不足的一面，坚持使用丹芪六君子汤健脾益气活血，使用真武汤温肾阳、化气利水或苏蝉地黄汤滋阴补肾、益气活血，也特别注意积极解决矛盾的次要方面，勿使其上升为矛盾的主要方面。如对西医检验指标的重视，在肾功能损害时，用苏叶大黄崩大碗冬虫夏草之类，肝功能损害时用小柴胡汤加连翘白芍五味之类，即属此类。此外，小心谨慎，步步为营，仔细审察，不忽视任何一个小的环节，亦为取得优异的疗效提供了重要的保障。

十八、劳淋（慢性肾盂肾炎）

石某某，女，40 岁，住湖南长沙县。

初诊　2006 年 11 月 2 日。患者小腹胀、尿不尽、阴中胀痛两年余，伴多梦，口苦，睡后腰两侧胀痛，手脚心发烧、欲握冰，易烦躁。西医诊为慢性肾盂肾炎，能消除症状，但稍劳又发。舌淡嫩，脉沉细稍数。此中气不足，湿郁化热，兼肾不化气之证也。

治宜补中益气，温肾化气，清热利湿。

方拟补中益气汤加味。北黄芪 45g，当归 20g，党参 15g，白术 15g，云苓 15g，陈皮 6g，炙甘草 6g，升麻 6g，柴胡 6g，仙鹤草 30g，白茅根 30g，枸杞子 20g，菟丝子 20g，淫羊藿 20g，补骨脂 20g，川黄柏 16g，砂仁 8g，小茴香 10g，香附 10g。7 剂，每日 1 剂，水煎，分 3 次温服。

二诊　11 月 13 日。腰两侧睡后疼痛大减，阴肿胀痛消失，余症好转。舌淡暗，舌尖略显红，脉沉细而迟。步上方加石斛 15g。7 剂，每日 1 剂，水煎，分 3 次温服。

三诊　11 月 23 日。腰痛大减，又出现阴中胀痛，唯较轻耳，尿频，不顺畅。舌边尖红，苔薄黄，此正气已经恢复，而病邪未靖故也。予当归贝母苦参丸合导赤散方。当归12g，浙贝12g，苦参10g，生地12g，木通10g，竹叶10g，炙甘草10g，琥珀4.5g（胶囊）。7剂，每日1剂，水煎，分3次温服。

按 患者小腹胀、尿不尽、阴中胀痛两年余，再结合淡嫩舌、沉细脉考察，当为劳淋之中气不足证也。《灵枢·口问》篇载"中气不足，溲便为之变"及《脾胃论·饮食劳倦所伤为热中论》"脾胃气虚，则下流于肾，阴火得以乘其土位"所示，中气不足、气虚下陷，水谷不化精微，变生湿浊，流于肾间，肾及膀胱气化不及，故致小便异常，中气不足，升清无力，水谷之精微不能化生气血而郁滞成湿热，故而形成东垣所谓之"阴火"。"阴火"虽属脾，而其攻冲流散实无穷尽也，本案之手脚心发烧而欲握冰者，阴火攻于心脾二经故也，故予补中益气汤加白茅根补中益气，升清降浊，配合封髓丹以泻阴火，又肾为胃之关，肾司二便，肾不化气，则二便失利，故予菟丝子、枸杞子、补骨脂、淫羊藿平补肾阴肾阳、化气利水。阳虚则寒，寒凝气滞，故用小茴、香附暖肾散寒、理气和胃止痛。待正气来复，有力抗邪，故而又见阴中胀痛，小便频数也，见及此，故采因势利导之法，予当归贝母苦参丸合导赤散方清心养阴、解郁散热利水以驱未靖之邪即可。

十九、虚损

刘某某，女，35岁，湖南邵阳绥宁县，2011年7月25日就诊。

患者年幼时大病一场后，留下一顽疾，久治不愈，至今已28年，表现为常年头顶、额、背心、脚心、手心出汗而又发冷，今年加重，已发展到全身都冷，动则汗出。并增加了腰腿发抖、发软、疼痛的症状，头还常晕，腹还常泻，稍冷则欲大便而尿频，吃饼干、糖类、菜中油稍多点即腹泻。舌淡暗，苔白腻，但不厚，中根部稍见灰黄，脉弦结。

此虚损之证也，察其临床表现，当以损脾损心损肾为主。

治宜遵《难经》治损之法，以调为主，调其饮食调其寒热调其营卫补其精。方拟王清任急救回阳汤加味。红参15g，焦术15g，炮姜30g，炙甘草12g，天雄15g（先煎），红花7g，桃仁12g，肉桂10g，白蔻6g，砂仁10g，北楂30g，菟丝子21g，枸杞子21g，仙灵脾12g，补骨脂12g。14剂，每日1剂，水煎，分3次温服。

8月25日二诊　药后至今未泻，但腹胀、怕冷。舌苔厚腻，中根部稍见灰黄，脉弦缓。步上方去红花、桃仁、白蔻、北楂，加茯苓20g，陈皮10g，半夏10g，鸡内金10g，焦三仙各15g，麻黄6g，细辛5g。14剂，煎服法同前。

9月8日三诊　最近又有一点腹泻，头、心发冷、腰腿抖已轻，出汗仅背心一点点，舌中根部灰黄苔，脉沉缓。步初诊方去白蔻、红花、桃仁，加吴萸10g，五味10g，肉蔻10g，樱粟壳10g。14剂，煎服法同前。

9月29日四诊　汗又少些了，怕冷亦减，腰胀痛，腹胀肠鸣。舌质稍暗，苔转润白。步初诊方去桃仁、肉桂，加桂枝15g，白芍15g，生姜15g，大枣12个，煅龙牡各24g，鸡内金10g，麦芽30g。14剂，煎服法同前。

半年后陪同他人来诊，谓药后诸症续减，因忙又因诸症皆轻，故未再复诊，不料几个月之后，不期身体渐次康复，多年顽疾，得以根除，不胜欣喜之至，今特借带朋友来诊之便，以申谢忱云云。

按　患者病起于大病之后，本属易治之暴损，稍事调理，即能安可。唯那个时代生活都难为继，哪有精力照顾到这些呀。等到成年，则损之已久，而治损之法在绝大部分医者那里，也早已被虚所代替，针对患者症状而一味蛮温蛮补可知，是以迁延 28 年之久而不得愈也。

据《难经·十四难》"损其肺者，益其气；损其心者，调其营卫；损其脾者，调其饮食，适其寒温；损其肝者，缓其中；损其肾者，益其精"。本案初诊即以附子理中汤温其脾肾以适其寒温，以白蔻、砂仁、山楂化湿行气助化以调其饮食，红花、桃仁、肉桂调其营卫，以菟丝、枸杞、仙灵脾、补骨脂以益其精，是以投剂则中，最后一诊加了完整的桂枝汤调营卫以益其心主，盖心为君主之官而出神明，心主不明则十二官危也。调其心主，心主明则诸脏腑皆安，是以药后诸证渐次消失而愈。

二十、月经不调

刘某，女，33 岁，住湖南长沙市丝茅冲。

初诊　2014 年 9 月 8 日。睡眠一直不好，腰累，易疲乏，月经量少、经色时深时浅、周期提前，起于产后，至今已一年四个月。舌淡暗，舌边尖有小瘀点，脉沉细，末次月经 9 月 7 日。

此心脾两虚，冲任损伤之证也。

治宜补养心脾，调理冲任。方拟归脾汤加调理冲任之品。

北黄芪 30g，红参 10g，当归 10g，白术 12g，云茯苓 15g，炙甘草 10g，陈皮 10g，半夏 10g，酸枣仁 30g，柏子仁 15g，龙眼肉 12g，大枣 10g，广木香 5g，阿胶 9g，川黄连 9g，仙灵脾 15g，补骨脂 15g，菟丝子 15g，枸杞子 15g，封髓丹 30g。7 剂，每日 1 剂，水煎，分 3 次温服。

二诊　9月15日。睡眠稍好，月经5天即干净。舌淡暗，苔薄白，脉沉细。步上方以白参易红参，加条参15g，麦冬15g，知母15g。7剂，每日1剂，水煎，分3次温服。

三诊　9月22日。睡眠改善，但多梦。舌淡暗，苔薄白，脉沉细。步初诊方加麦冬15g，五味9g，红藤30g，败酱30g。7剂，每日1剂，水煎，分3次温服。

药后月经周期恢复，色正量常，眠安神旺，面色红润。

按　本案患者病起于产后，属冲任损伤无疑，但其一直以来睡眠不好，易疲乏，则为心脾两虚之故，方中菟丝子、枸杞子、仙灵脾、补骨脂、封髓丹补肾调理冲任，归脾汤合黄连阿胶汤加减补益心脾明心安神，两本同时获得调理，故而病消于无形。

二十一、经期提前

符某，女，32岁，住湖南省长沙市人民中路家润多附近。

初诊　2011年2月21日。患者月经十余日一行，色深量少，每月煎服当归，月经量可稍稍增加。月经周期仅16天。睡眠差，尤难入睡。舌淡，苔薄，脉细稍滑。

此心脾两虚，肝经郁热之证也。

治宜补养心脾，兼清郁热。方拟加味归脾汤加味。党参30g，白术15g，茯神15g，炙甘草10g，陈皮10g，北黄芪30g，当归6g，枣仁30g，远志7g，柏仁15g，广香5g，茜草15g，乌贼9g，熟地30g，丹皮9g，山栀9g，封髓丹30g。7剂，每日1剂，水煎，分3次温服。

二诊　3月2日。睡眠好转，但仍难较早入睡，伴心烦。舌尖嫩红，脉沉细。步上方加黄连9g，阿胶9g，地骨皮15g，龟板30g。7剂，每日1剂，水煎，分3次温服。

三诊 3月10日。心烦消失，睡眠大好，月经周期已恢复正常，舌转淡红，舌苔薄白，脉沉细。步初诊方去丹皮、山栀，加益母草15g，生地15g，白芍15g，川芎7g，阿胶12g，艾叶10g，仙鹤草30g。7剂，每日1剂，水煎，分3次温服。

四诊 3月21日。面色转为红润，心烦失眠未再出现。舌淡红，苔薄白，脉沉细。步初诊方去川芎、阿胶、艾叶、仙鹤草，7剂，每日1剂，水煎，分3次温服。

药后月经正常，心静眠安，神旺气足，面色红润。

按 本案证候典型，辨治不难。唯月经色黑量少，有作热治者，亦有作寒治者，临床当据其兼证，以定其寒热。可是本案之兼证，寒热现象不明显，所以不好定夺。最后综合其提前与量少色黑，判断为肝经郁热，再结合心脾两虚之证象，用加味归脾汤，利用丹皮山栀以清其肝经之郁热。试验于临床，证明当时的判断是正确的。

二十二、崩漏（子宫肌瘤）

陈某某，女，38岁，住湖南省长沙麓谷和馨园。

初诊 2015年4月9日。患者每月月经淋漓不尽半月余已1年多。月经来潮时先3～4天量中等，色红，有时带血块，此后为量少之酱油色分泌物10余日方止。经期伴小腹痛、腰酸痛，乏力似外感。周期28天。末次月经3月18日开始，至4月5日方净。平时眠差，易醒，醒后难入睡，未睡好则头疼约5年。腹胀，大便3～4日1行，面色无华，纳可，小便可。长沙市四医院B超（2015年4月5日，超声号：44496）示：子宫内见多个低回声结节，较大约23mm×18mm，提示子宫低回声结节，疑子宫肌瘤。舌质淡嫩边有齿痕，苔润白，脉沉细。

此心脾两虚，肾气亏耗，痰湿瘀血凝聚成癥之证也。

治宜健脾益胃养心安神兼补肾气，佐以化湿消瘀散结。方拟归脾汤加味。北黄芪60g，当归20g，党参30g，白术15g，云苓15g，炙甘草5g，广香10g，龙眼12g，枣仁30g，远志10g，大枣15g，苡米45g，鳖甲30g，莪术15g，吴萸10g，消坚散15g，半枝莲30g，石打穿15g，白蚤休15g，败酱草30g，绞股蓝30g，六汗30g，川牛膝15g。14剂，每日1剂，水煎，分3次温服。

二诊　4月23日。腹胀减轻，睡眠转好，4月11日经潮，先2天色黑，带大血块，4天尽，腰痛消失。步上方去续断、川牛膝，加鸡内金10g，焦三仙各30g，枳实10g，厚朴10g。14剂，每日1剂，水煎，分3次温服。

三诊　5月7日。面色转华，睡眠进一步改善，大便有不尽意感，伴脱肛。舌淡暗，脉沉细。步初诊方加枳实15g，厚朴15g，炒莱菔子30g，大黄5g。14剂，每日1剂，水煎，分3次温服。

四诊　5月21日。脱肛程度减轻，大便仍有解不尽感。5月11日经潮，行经第一天特疲倦。舌淡，脉细。步初诊方去绞股蓝，当归改为10g，加陈皮10g，枳壳30g，升麻5g，柴胡5g。14剂，每日1剂，水煎，分3次温服。

五诊　6月4日。脱肛症征消失，大便正常，舌淡，脉细。步初诊方去川牛膝、续断，加桂枝15g，丹皮15g，桃仁15g，赤芍15g。14剂，每日1剂，水煎，分3次温服。

六诊　6月17日。大便已顺畅，睡眠保持正常。初诊方去远志、枣仁、大枣、龙眼、川牛膝、续断，加桂枝15g，丹皮15g，桃仁15g，赤芍15g。14剂，每日1剂，水煎，分3次温服。

七诊　7月2日。无自觉不适，舌淡暗，苔薄白，脉沉细。步方去败酱草、绞股蓝，加桂枝 15g，丹皮 15g，桃仁 15g，赤芍 15g。14 剂，每日 1 剂，水煎，分 3 次温服。

八诊　8 月 1 日。自觉无所苦，舌淡紫，脉沉弦。改丹芪六君子汤加味：北黄芪 30g，丹参 15g，党参 30g，白术 15g，苍术 15g，云苓 15g，炙甘草 5g，青陈皮各 10g，焦楂曲各 15g，苡米 60g，半枝莲 15g，莪术 15g，石打穿 15g，白蚤休 15g，吴萸 10g，桂枝 15g，丹皮 15g，赤芍 15g，桃仁 15g，消坚散 30g。14 剂，每日 1 剂，水煎，分 3 次温服。

九诊（略）。

十诊：8 月 24 日。上方服至 2015 年 8 月 19 日湖湘中医肿瘤医院 B 超示：子宫宫体大小为 57cm×46cm×43cm，实质回声欠均匀，未见明显结节声像，宫内膜显示居中，厚约为 9mm，内回声均匀，未见明显肿块声像。睡眠又有点浅，主要表现为多梦。舌淡红，苔薄白，脉沉细。步上方去消坚散，加枣仁 30g，炙远志 10g，夜交藤 30g，14 剂，以善其后。

按　本案患者每月月经淋漓不尽半月余已 1 年多。显属中医崩漏病之漏证范畴。时带血块及酱油色分泌物、经期伴小腹痛是为湿热毒邪瘀结所致。腰酸痛考虑肾虚与湿邪，乏力似外感，眠差，腹胀，大便 3～4 日 1 行，面色无华，是为心脾两虚之现象，淡嫩齿痕舌、沉细脉则为心脾气血耗损之征。初拟归脾汤加补肾化湿解毒消坚散结之品，待心脾得养，肾气得复之后，仍用健脾之丹芪六君子汤者，以脾属土，土主化之故也，加桂枝茯苓丸则专为消瘀散结而设，至其加味药中，白蚤休有清热解毒软坚散结软缩子宫体之能，专门针对子宫肌瘤所致之宫体增大，石打穿、白蚤体、苡米、鳖甲、莪术、吴萸、消坚散、半枝莲等品，经临床反复验证，确有消散子宫肌瘤之功，方药组合虽杂，但既有辨证论治以调整整体之方又有辨病治疗之药，既治证，又治病，病证结合，针对性强，是以收效满意。

二十三、闭经

黄某，女，42 岁，住湖南省长沙市湘江大道。

初诊　2012 年 9 月 27 日。患者闭经已 3 年，B 超示宫颈纳氏囊肿，盆腔积液，宫体大小 42cm×32cm×40cm。除形体丰腴外，无自觉不适。舌淡胖、苔薄白，脉沉迟、寸滑。

此脾肾阳虚，气不化精，天癸不足之闭经病也。

治宜健脾温肾，化气生精。方拟六君子汤合右归饮加减。红参 10g，白术 15g，云苓 15g，炙甘草 6g，陈皮 6g，半夏 6g，熟地 31g，附子 6g，砂仁 12g，龟板 3g，续断 30g，紫河车 10g，蛇床子 30g，大云 12g，巴戟 12g，肉桂 10g，仙灵脾 15g，菟丝子 15g，枸杞子 15g，补骨脂 15g，鸡内金 10g，山药 30g。14 剂，每日 1 剂，水煎，分温 3 服。另：每日鹿茸 1.5g，大黄 1g，冲服。

二诊　11 月 29 日。患者服药后于 11 月 21 日月经来潮，色红，量中，5 天净。步原方加当归 12g 以养血。7 剂，每日 1 剂，水煎，分温 3 服。

三诊　12 月 20 日。舌转淡红，脉转滑数（一息五至），此月经将潮之兆也。步上方加坤草 30g，7 剂，每日 1 剂，水煎，分温 3 服。

半年后患者以他病来诊，询之，得知三诊后，月经于次日来潮，色红量中五天尽。此后月经一直正常，完全治愈。

按　月经之来潮，需具备几个基本条件，一者肾气盛，二者天癸至，三者任脉通，四者冲脉盛，此四者如果落实到脏腑，则天癸应归之于肾。天癸虽属月经的物质基础，但他需一个前提条件肾气盛，故归之于肾。任脉以通言，则任脉除奇经中循行于胸之前那条经脉外，与月经相关的任脉部分当是一个空腔器官，即胞脉，经言："月事不来者，胞脉闭也。"征之脏器组织，可与子宫联系考虑。冲脉以盛言，则与精气相关，经言："冲脉隶属于阳明"，则其精气当指脾胃之精气。而脾裹血，则知冲脉盛，实因于脾胃气血盛。可见月经的正常来潮与否，与肾脾胞脉密切相关。此外，肝藏血以调节血量，故月经又与肝相关联。征之本案，症状归属并不明显，从月经来潮之机理与临床经验入手，亦取得了显著的疗效。此例说明中医理论真实、科学，确能有效地指导临床实践，从事临床者，切不可轻视医理的修养！

二十四、不孕症（双侧输卵管不通）

周某，女，27岁，住湖南省长沙市四方坪。

初诊　2012年10月8日。患者23岁生第一胎后，未避孕至今已四年仍未孕。有痛经病史，近期痛经加重，月经量少，色偏暗、带血块，平时腹胀、纳少、易饥饿，失眠严重。西医检查：双侧输卵管不通。末次月经：9月25日。舌体小，色暗赤，脉沉小。

此脾虚气弱，毒结血瘀之不孕也。

治宜补脾益气，活血化瘀，解毒散结。方拟归芪六君子汤合当归芍药散加解毒散结之品。红参10g，白术15g，云苓15g，炙甘草10g，陈皮10g，半夏10g，当归15g，赤白芍各15g，川芎10g，蒲黄15g，灵脂15g，北黄芪45g，红藤30g，败酱30g，蛭桂散6g（布包）。7剂，每日1剂，水煎，分3次温服。

复诊　10月18日。除饮食稍增外，未有其他变化。舌脉同前。步上方加远志7g，枣仁30g，夜交藤30g养心以安其心神，小茴香6g，干姜6g，肉桂6g冀其温以化之，化其滞结，温以通之，通其血脉。7剂，每日1剂，水煎，分3次温服。

三诊 10月25日。药后睡眠虽转深却反无精神，脚软，喉咙痛。舌边尖红，脉沉细稍数（一息五至）。改投当归芍药散合五味消毒饮加减。当归15g，白术15g，云苓15g，泽泻15g，赤白芍各15g，川芎10g，红藤30g，败酱30g，公英30g，地丁30g，银花30g，留行子30g，皂刺9g，荆芥9g，蛭桂散6g（布包）。7剂，每日1剂，水煎，分3次温服。

四诊 10月29日。服药两剂，感觉更加无精神，加以晨起恶心，遂去医院检查，确定已怀孕，喜不自胜，遂停药。近日又因咳嗽，吐白稀痰，前来就诊。除咳嗽外，尚见疲乏无力，嗜睡，恶心，稍进食即吐，舌淡红苔薄白，脉沉细滑数。因予健脾补肾固胎，宣肺疏风止咳，方拟五味异功散加味。党参15g，太子参15g，白术10g，云苓12g，炙甘草6g，陈皮10g，杏仁6g，前胡9g，桔梗9g，枳壳10g，鱼腥草30g，苏叶9g，苏子14g，紫菀14g，杷叶14g，麻贝散9g（自拟验方），黄芩3g。5剂，每日1剂，水煎，分3次温服。药后咳止孕安，足月顺产一男婴，母子均健。

按 本案有成功也有教训。先说教训，即对早孕期间出现的无精神、脚软无力与夹杂的外感早期症状喉咙痛的误判，好在患者及时发现自己已经怀孕停药，才未造成不良后果。其误诊的原因，一则因其效果太速而出乎医者的意料之外，二则对喉咙痛未仔细辨识，以为系二诊时所加的三味热性药引起的副作用，而未细审用健脾养心之方药，又怎么会反而出现无精神、脚软无力呢！

再说成功，本例输卵管不通为慢性输卵管炎症所致，中医对于这些所谓的慢性炎症如盆腔炎、附件炎等，要有正确的认识，不能一见炎症，便认为是火毒热邪，而用苦寒泻火，清热解毒之方药，如五味消毒饮、黄连解毒汤之类。我在长期的临床实践中观察发现，这些所谓的慢性炎症，其实多因脾肾虚弱，阳不胜阴，从而导致气不行血而血瘀，阳不胜阴而寒凝，即使有热，亦多为久瘀化热，非真实热毒实邪（即这类慢性炎症，已无病原微生物感染）所致。本案即从这一基本认识出发，以归芪六君子汤健脾益气，二诊时加三味温阳散寒药亦为扶阳胜阴，取温以化之，化其凝结，温以通之，通其阻塞之义。皆为调整其整体，祛除其病因而设，当归、芍药、川芎、蒲黄、灵脂活血化瘀以通胞脉则是为治其局部病变输卵管不通而设，红藤、败酱即能消除久瘀所化之热，又能活血通脉以治其局部之病，蛭桂散为先师刘炳凡老验方，活血通络以通其胞脉（输卵管），临床中，有时还可加炮甲、皂刺、路路通之类，以助其通胞脉之功。

二十五、不孕（单侧输卵管不通、肥胖）

丁某，女，30岁，住湖南长沙市洞井铺红糖村。

初诊 2011年12月29日。患者于2010年12月13日因异位妊娠破裂（输卵管）住长沙市中心医院，12月27日治愈出院，出院后至今已年余未再孕育。月经提前10~15天，甚则一月两潮，经前三天开始腰痛、脚抽筋，经色偏红经质偏稀。输卵管通水显示：一侧不通。素体肥胖，体重严重超标。舌淡暗，苔薄白，脉沉细。

此脾虚痰盛，肝郁肾虚，胞脉阻滞之证也。

治宜健脾补肾，化痰祛湿，疏肝通络。方拟丹芪六君子汤合苍莎导痰汤加减。党参30g，白术15g，云苓20g，炙甘草10g，陈皮10g，半夏10g，北黄芪60g，丹参30g，枳实15g，南星12g，苍术15g，香附15g，皂刺10g，红藤30g，败酱

30g，当归12g，赤芍15g，川芎10g，蛭桂散3g（胶囊）。14剂，每日1剂，水煎，分3次温服。

此后又经过13诊，治疗七个半月，先后加减过的药物有疏肝的柴胡、白芍，补肾益精的仙灵脾、补骨脂、菟丝子、枸杞子、女贞子、蛇床子、续断、紫河车，行气活血调经的益母草、鸡血藤，温经的艾叶，疏通胞络的炮甲、留行子、路路通，解毒的银花，升清的升麻，利湿的泽泻，既能补肝血又能降脂减肥的制首乌，活血的红花、桃仁等，服药近100剂，诸证方才消失，月经始复正常，又服了近100剂，体重共减30余斤，始开始怀孕，孕后一切均属正常，未再服药保胎，足月剖宫产一女婴，母女均健。

按　本案从病史及体质考察，当是先因痰湿阻滞，胞脉（输卵管）不通，而后才出现宫外孕。西医治疗宫外孕时，又进一步损伤冲任二脉及胞宫，致使病情日趋复杂，难以治疗。从中医理法来看，患者既有脾虚气弱、痰湿阻滞的一面，又有肾气耗损、胞脉不通的一面，还有郁久化热、病久肝郁等多方面的综合因素，有杂合之证，即有杂合方，故选方作药亦显杂乱。药虽杂，却有如韩信将兵，多多益善，只要能与病机丝丝入扣，方药之杂与纯无异也。

二十六、不孕（多囊卵巢综合征）

刘某某，女，22岁，住湖南长沙市黎托乡。

初诊　2011年9月26日。夫妻同居两年未避孕而未孕，月经时推迟，月经第一天至第三天小腹疼痛，7天净，前两天量多、色鲜。西医检测：黄体酮呈绝经期表现，促黄体生成素、卵泡生成素呈排卵期表现。B超示（2011年6月27日湖南省妇幼保健院，B超号：90490）双侧卵巢呈多囊样改变。

舌淡，苔薄白，脉濡。

此脾肾两亏，痰湿阻滞，胞脉不通之证也。

治宜健脾补肾化痰通络，方拟归芪六君子汤合苍莎异痰汤加补肾通络之品。北黄芪 45g，当归 15g，党参 30g，炙甘草 10g，白术 15g，陈皮 10g，云苓 15g，半夏 10g，苍术 15g，香附 15g，枳实 12g，南星 12g，鹿角片 12g，仙灵脾 15g，补骨脂 15g，菟丝子 15g，枸杞子 15g，紫河车 4.5g（胶囊），续断 30g，潜阳丹 15g。7 剂，每日 1 剂，水煎，分 3 次温服。

二诊　10 月 17 日。9 月 30 日经潮，7 天净，量少色正，10 月 15 日又潮，量不多，色正。舌淡，苔薄白，脉濡。正值经期，遵经期宜温的原则，改投生化汤加味。当归 12g，炮姜 12g，川芎 7g，桃仁 12g，炙草 10g，坤草 30g，茜草 30g，乌贼 15g，阿胶 12g，北楂 30g，香附 15g，艾叶 12g。7 剂，每日 1 剂，水煎，分 3 次温服。

三诊　10 月 27 日。服上方拉肚子。舌边尖嫩，苔薄润，脉沉细。党参 15g，白术 15g，苍术 15g，云苓 15g，苡仁 30g，炙甘草 5g，陈皮 5g，半夏 5g，熟地 31g，天雄 7g，续断 30g，蛇床子 30g，鹿角片 15g，仙灵脾 15g，补骨脂 15g，菟丝子 15g，枸杞子 15g，巴戟 30g，潜阳丹 15g，紫河车 4.5g（胶囊）。9 剂，每日 1 剂，水煎，分 3 次温服。

四诊　12 月 29 日。患者 11 月 10 日月经来潮，色、量正常。近半月来，晨起恶心，疲乏嗜睡，余无不适。舌淡红，苔薄白，脉沉细滑，圆润有力。经长沙市妇幼保健医院检查：HCG2369.9mIU/ml，黄体酮 41.46，确证怀孕。要求保胎，据其脉象，建议不服药，患者信之。后足月生产，母子均健。

按　多囊卵巢综合征，第一个特点是卵细胞不容易发育成熟，以中医理论衡之，属肾气不足，治以补肾方可以促进卵子发育成熟。此外，还有一个特点，就是卵细胞不容易穿破囊壁，所以当用炮甲、皂刺、路路通、王不留等帮助卵细胞穿破囊壁，临床证明，确实行之有效。

但具体临证时，还得据其体质与证候的不同，随证合方施治，方能获得更好的疗效。

二十七、不孕（多囊卵巢综合征、肥胖）

杨某，女，30岁，湖南长沙树木岭菜市场。

初诊 2011年5月5日。结婚两年夫妇同居，未避孕而未孕，月经常延期，甚则二三月一行，且月经量少，同时伴有严重的痛经、腰痛，经前还有乳房胀痛。形体肥胖，上嘴唇汗毛浓密似胡须。西医诊为多囊卵巢综合征，治疗经年，未能取效，不得已而就诊中医，经人介绍前来就诊。就诊时舌质淡嫩，苔薄白稍腻，脉沉细。

此脾虚气弱，痰阻胞脉，兼肾精不足之证也。

治宜健脾益气，化痰通络，兼补肾经。方拟补中益气汤、苍莎导痰汤加补肾化痰通络为方。北黄芪45g，当归12g，党参30g，云苓30g，苍术30g，炙甘草5g，陈皮5g，柴胡5g，升麻5g，熟地31g，天雄7g，巴戟12g，枸杞21g，菟丝子30g，鹿角霜15g，苡米45g，浙贝12g，香附15g，郁金15g，蛭桂散4.5g（胶囊）。7剂，每日1剂，水煎，分3次温服。

5月12日二诊 药后无不适，舌脉同前，原方加半夏12g，制南星5g。7剂，煎服法同前。

5月23日三诊 月经5月20日潮，正值经期，未出现痛经。舌淡暗，苔薄白，脉沉细。步初诊方加炮姜6g，艾叶10g。7剂，煎服法同前。

6月2日四诊 追诉性欲较淡，舌质淡嫩舌苔薄白，脉沉细。步初诊方加艾叶10g，山药30g，紫石英30g。14剂，煎服法同前。

6月27日五诊　6月24日经潮，未出现痛经，今日月经将净。舌质淡，舌色偏暗红，舌苔薄白，脉沉细。步初诊方去枸杞、巴戟、菟丝子，加紫河车6g，续断30g，蛇床子30g。14剂，煎服法同前。

7月21日六诊　服药以来，体重减轻4.5kg，身心轻利，唯近来又患失眠，一夜仅能睡三四个小时，舌淡暗，苔薄白，脉细弦。改投血府逐瘀汤加味：柴胡6g，熟地21g，当归12g，赤芍12g，白芍12g，川芎7g，红花7g，桃仁9g，枳壳10g，桔梗6g，炙甘草5g，川膝6g，紫石英30g，枣仁30g，天雄9g，紫河车10g，枣仁30g，柏仁15g，远志7g，夜交藤30g，潜阳丹15g。7剂，煎服法同前。

8月22日七诊　睡眠逐渐好转，昨日月经来潮，经色偏暗，夹大血块，痛经大减，乳房未胀，腰未痛，舌淡暗，脉沉细，时值经期，改投生化汤加味：当归24g，炮姜15g，川芎9g，桃仁12g，炙甘草10g，艾叶12g，山楂30g，益母草30g，莪术15g。5剂，煎服法同前。

9月1日八诊　服上方至第四剂时，月经即尽，身心轻利，唯有点腰酸，舌淡红苔薄白，脉沉缓有力，改益母胜金丹加温肾填精之品。当归12g，熟地31g，白芍12g，川芎7g，杜仲12g，巴戟31g，紫河车10g，天雄11g，肉苁蓉12g，菟丝子21g，枸杞子21g，仙灵脾12g，补骨脂11g，覆盆子21g，车前子15g，女贞子16g，沙苑子11g，五味9g，白术15g，茺蔚子15g，潜阳丹15g。14剂，煎服法同前。

药后次月怀孕，足月分娩，母子均健。

按　本按患者前后经过8诊，时历5个多月，服药75剂，始得怀孕。本案成功，有几点值得注意。一则始终坚持辨证论治，如患者就诊时，身体肥胖，舌苔稍腻，故从痰湿治，坚持用补中益气汤合苍莎导痰汤加味，健脾益气，化痰湿通胞络，体重减轻后，遵经期产后宜湿之旨，月经期用生化汤加味，失眠时辨其证为瘀滞心经，神主不宁，则又以血府逐瘀汤加味，后期遵种子以调经为先之古训，用程钟龄益母胜金丹调经种子，此张仲景所谓之"有是证用是药"也。再则所谓之多囊卵巢综合征，以中医医理衡之，当属肾精肾气不足，故治疗始终，坚持以温肾填精以治其本，今日所谓之辨证与辨病相结合者，即此也。然则，以余观之，此仍属辨证论治之精神在临床的运用范围，医师临床，既要有定见，又不能为定见所囿，还要有灵活性，要能"随证治之"。所谓定见者，即清代大医徐灵胎宗师"一病有一病之主药"之谓欤？

二十八、闭经不孕（高泌乳素血症、原发性不孕）

曾某，女，30岁，湖南长沙井湾子。

初诊　2008年12月29日。患者患闭经已三年余，吃黄体酮有效，去年以来月经量开始减少，西医检查，诊为高泌乳素血症，初用溴隐亭有效。今年9月30日后月经未再来潮，服黄体酮、溴隐亭亦无益，近几日已出现乳胀并能挤出黄白色清稀乳汁。形体肥胖，舌质淡红，舌苔薄黄，脉沉细带滑。

此脾虚痰盛肾虚肝郁之证也。

治宜补脾肾益中气化痰湿疏肝郁，方拟补中益气汤合苍莎导痰汤加补肾活血通经之品。苍术15g，香附15g，枳实10g，南星15g，半夏15g，陈皮10g，茯苓15g，炙甘草10g，北芪45g，党参30g，寄生45g，菟丝子30g，鸡血藤30g，茜草60g，乌贼9g，益母草30g，川牛膝16g，泽兰15g。4剂，每日1剂，水煎，分3次温服。

2009年1月5日二诊　药后月经未能来潮。舌脉同前，步上方加柴胡 12g，柏仁 15g，艾叶 15g。7 剂，煎服法同前。

3 月 29 日三诊　服上方后月经来潮，量少，色正，次月准时来潮，量亦少，色正，9 天方净。此后至今已 40 天有经仍未来潮，无其他不适。舌质淡红，苔薄白，脉细中有滑象。步上方去柴胡，加紫石英 30g，石菖蒲 10g，蛭桂散 3g（装胶囊）。7 剂，煎服法同前。

4 月 13 日四诊　药时于 4 月 5 日阴道出了两天血即净。舌脉同前，仍步初诊方茜草改为 30g，加白术 15g，柴胡 8g，当归 12g，柏仁 15g，艾叶 15g。7 剂，煎服法同前。

5 月 4 日五诊　昨日月经来潮，色正，量少，余无不适，就诊以来，体重减了三公斤。舌质淡红，苔薄白，脉沉细，仍步补中益气汤合苍莎导痰汤加减：香附 12g，苍术 30g，陈皮 15g，半夏 15g，制南星 15g，茯苓 15g，炙甘草 5g，北芪 45g，党参 30g，白术 15g，当归 20g，升麻 5g，柴胡 8g，寄生 30g，鸡血藤 24g，天雄 11g，仙灵脾 30g。7 剂，煎服法同前。

此后月经除量少外，余皆正常，三月后正常怀孕，足月生产，母子均健。产后因缺乳前来开药催乳，始知药后病情如上。

按　患者闭经泌乳不孕，诚属难治，但以中医医理衡之，胖属脾虚痰湿，而月经色正而量少来迟或闭当属肾虚，无故泌乳且经前更加明显，则属肝郁无疑，按此推论，以法治之，果获良效。谓中医无理论为经验医学者，实无知之甚也。

二十九、带下（人乳头瘤病毒感染）

李某某，女，42 岁，住湖南省长沙市新民路。

初诊　2013 年 12 月 26 日。带下量多年余，西医检查：人乳头瘤病毒 13 种高危型——阳性。去年 5 月 14 日病检（宫颈）：中度慢性炎症，乳头状糜烂，鳞状上皮化生、点灶增生活跃，显 C1αI 级。刻下：带下仍量多色黄，平时容易疲倦，腰酸痛。舌质淡，舌体偏小，舌苔薄白，脉沉细。

此脾虚湿聚成毒之证也。

治宜补脾祛湿解毒。方拟参苓白术散加祛湿解毒之品。北黄芪 45g，白术 15g，党参 15g，云苓 20g，炙甘草 5g，陈皮 10g，山药 30g，鸡金 10g，砂仁 5g，麦芽 15g，川黄柏 16g，丹皮 15g，泽泻 15g，滑石 30g，前仁 30g，苡米 45g，萆薢 30g，猫人参 45g，土茯苓 60g。14 剂，每日 1 剂，水煎，分 3 次温服。

二诊　2014 年 1 月 9 日（略）

三诊　2 月 20 日。带下仍量多色黄。舌质转老红，苔薄白，脉沉细弦数。步上方去猫人参、土茯苓，加龙胆草 10g，黄芩 15g，山栀 9g，当归 15g，生地 15g，附子 6g。14 剂，每日 1 剂，水煎，分 3 次温服。

四诊　4 月 3 日。带下恢复正常，腰已不酸，但仍痛软无力。舌体恢复正常大小，脉沉小缓。改参芪地黄汤（方药中验方）加减。北芪 60g，党参 30g，苍白术各 15g，黄精 30g，土茯苓 60g，苡米 60g，熟地 30g，山药 30g，枣皮 15g，泽泻 15g，云苓 15g，丹皮 9g，丹参 30g，鸡血藤 30g，鹿胶 10g，补骨脂 15g，菟丝子 15g，枸杞子 15g，仙灵脾 15g，附子 6g，蛇蜕 9g，麦芽 15g。14 剂，每日 1 剂，水煎，分 3 次温服。

五诊　2014 年 4 月 24 日。腰已不痛，但又出现失眠，不仅睡眠浅，而且凌晨 2 点即醒，醒后再入睡困难。受寒则腹泻。舌淡红，苔薄白，脉弦缓。改归脾汤加减：北黄芪 45g，当归 6g，红参 10g，白术 12g，云苓 15g，干姜 10g，炙甘草 5g，陈皮 10g，半夏 30g，龙眼 12g，远志 7g，枣仁 30g，广香 10g，大枣 10 个，夜交藤 30g，苡米 30g，蛇蜕 9g，麦芽 15g，丹皮 12g，秫米 30g，14 剂，每日 1 剂，水煎，分 3 次温服。

六诊 8月18日。2014年7月29日病检：病毒均全部转阴，睡眠稍有改善。步上方去苡米、蛇蜕、麦芽、丹皮，加珍珠粉4.5g（冲），龙齿15g，丹参15g。14剂，水煎温服，每日1剂，水煎，分3次温服，以善其后。

按 本案带下为人类乳头瘤病毒感染高危组，从现代医学的层面看，这种病毒是不可能被治愈的，且有致癌的危险，患者苦之。我们从中医审证求因的方法，患者来诊时根据主要的临床表现认为系脾虚湿盛所致，以健脾渗湿止带为法，用参苓白术散加利湿止带之品。但未考虑脾土虚肝木将来贼害，故三诊时处方中整合龙胆泻肝汤，泻肝木而救脾土，燥湿热以止带下。识证无差，则效验出现，湿除带止邪气一除，脾肾两虚之本质显露，故易之以参芪地黄汤，药后肾气虽复，心脾之亏又显露无遗，故改投归脾汤补脾益气养血安神，机体得到全面调整，自然疗能得以恢复，故虽未用抗病毒杀病毒的药物而病毒得以消除，此不治之治也，当知。又本案在治疗的过程中或健脾除湿或益气补肾或补脾养心，始终都是以健脾为主，以"治病必须治人，治人必须调理脾胃"故也。

三十、阴挺（子宫下垂）

游某某，女，46岁，住湖南省长沙市黄兴镇。

初诊 2014年11月17日。发现子宫下垂10余年，今年加重，稍用力则子宫脱出。夜寐梦多，便秘，拉不尽，1~3日一行。有时突然发晕，自觉气上不来。易口腔溃疡，乏力，腰酸痛。舌淡嫩，苔薄白，脉弱。北黄芪90g，党参50g，白术15g，炙甘草5g，陈皮5g，升麻5g，柴胡5g，枳壳30g，防风9g，续断30g，杜仲12g，补骨脂11g。21剂，每日1剂，水煎，分3次温服。

二诊　12 月 15 日。药后子宫无下垂感了，夜梦减少，精神转好，大便不干结。舌淡嫩，苔薄白，脉沉细。步上方去续断、杜仲、补骨脂，加当归 15g，桑叶 30g，红花 3g，桃仁 6g。14 剂，每日 1 剂，水煎，分 3 次温服。

按　阴挺一病，有脾虚气陷，有肝肾虚亏，有肝经湿热之不同。而以余之临证观之，则均有不同程度的脾虚气陷，只是有兼肾虚，夹肝胆湿热之不同罢了。固恒以补中益气汤加枳壳防风为治疗阴挺之基本方。夹肾虚者，加杜仲、续断、补骨脂；病久者，加当归、红花、桃仁、益母草等活血之品，以流通气血，但得全身气血畅旺，则任脉自通，冲脉自量，子宫自复。夹湿热者，先治其肝胆湿热者，内服龙胆泻肝汤，外用玄明粉冲水坐浴，浴后以手向上推送其复位，待湿热尽除，再依上法论治，累经使用，均有效验。

三十一、尾椎损伤、产后劳伤

陈某，女，28 岁，空十八师。

初诊　2009 年 4 月 9 日。患者产后 11 个月以尾椎疼痛为主诉前来就诊，谓去年产前尾椎摔伤，产后不能坐百日。后虽能坐，但变天时、遇冷时尾椎疼痛都会加重，坐稍久站起时亦会疼痛，偶尔还有手关节疼痛，断奶已月余，月经未潮。舌淡红，苔薄白，脉沉细。

此尾骨伤损，产后将养失宜之证也。

治宜遵产后宜温宜补之旨，以补中益气汤合生化汤加治疗脊椎伤损之品。北黄芪 45g，党参 30g，白术 30g，炙甘草 12g，当归 12g，升麻 7g，碎补 31g，犬片 31g，鹿角霜 15g，元胡 16g，炮甲 3g（研末冲分），炮姜 30g，桃仁 24g，川芎 7g，台乌 13g，沙苑子 31g，续断 31g，川牛膝 16g。7 剂，每日 1 剂，水煎，分 3 次温服。

4 月 16 日二诊　月经昨日已潮，昨晚变天手关节未痛、腰尾椎亦未痛。舌淡红，苔薄白，脉沉细。步上方去炮甲，加茜草 15g，乌贼 9g，益母草 30g。7 剂，煎服法同前。

4 月 23 日三诊　关节疼痛明显好转，坐久起身尾椎已不疼痛，变天时也不疼痛了。自怀孕起即有咳而遗尿的现象。月经仍未净。舌脉同前，步初诊方加艾叶 10g，仙鹤草 30g，贯众 30g。7 剂，煎服法同前。

5 月 4 日四诊　咳而遗尿消失，尾椎与手关节均未再痛。转方调理其口臭。

按　本案尾椎骨痛起于外伤，当初怀孕不敢治疗，分娩以后又考虑产后体虚和哺乳的因素，患者不敢治疗其尾椎骨的损伤，因而一拖再拖，拖至断乳以后，方敢前来就诊。接诊时，作为医者，也必须考患者生产、哺乳等因素，不可只疗其伤而不顾及其身体因素。本案治疗中补中益气汤为其产后体虚而设，生化汤则为产后当温之理论的实践，是根据焦树德老中医对妇女肢体疼痛的治疗不管其年纪多大，患病时间多久，只要是起于产后，就都要在对证的方药中加入生化汤意的经验而施用的，证之临床，确有疗效。至其骨碎补、狗脊片、鹿角霜、元胡、炮甲、台乌、续断、川牛膝等治疗脊椎损伤之品，皆是既能活血疗伤止痛，又能补肾强筋壮骨，有补而不壅，活而无伤之特点，常用于虚性体质之外伤患者。

三十二、石疽（非转化型鳞形细胞癌，又名低分化鳞癌）

杨某某，女，43 岁，江西省宜春市。

初诊　2013 年 11 月 28 日。患者因左耳后长一包块，上宜春市就医。经宜春市第二人民医院对其包块切片检查，2013年11月20日病理诊断（病理号：132734）：左颈部淋巴结恶性肿瘤，转移性癌可能性大，（左颈部淋巴结）转移性癌，符合非转化型鳞形细胞癌（低分化鳞癌）。2013年11月25日宜春市第二人民医院 CT 诊断（CT 号 52112）：左侧腮腺占位。头颅、胸部，平扫未见异常。白天无不适。舌淡，脉细。

此脾虚肝郁，气湿痰凝之证也。

治宜健脾祛湿，疏肝化气，消坚散结，方拟丹芪六君子汤合疏肝饮加减。柴胡 10g，郁金 10g，姜黄 10g，薄荷 3g，香附 12g，北芪 60g，白参 15g，玄参 15g，黄精 30g，白术 15g，苍术 15g，云苓 15g，炙甘草 10g，焦楂曲各 15g，丹参 15g，天葵子 30g，虎七散 12g，爬壁藤 30g，消坚散 10g。21 剂，每日 1 剂，分 3 次温服。

（2、3、4、5、6、7、8、9 诊略）

十诊　2014 年 12 月 1 日。患者初诊后，又经过八诊，先后加入过初诊方中的药有白芍、夏枯草、土贝母、白芥子、山慈姑、青皮、陈皮、山慈姑、牡蛎、夏枯草、黄药子、苏子、炮甲 3g（冲）、鸡内金、麦芽、蛇蜕、海藻、红豆杉，每诊处方 30 剂，共服药 240 剂，并外敷消坚散。上月 17 日，在湖南省肿瘤医院复查，其结果如下：湖南省肿瘤医院 PET/CT 示（2014 年 11 月 17 日，ID 号：0000529655）：（1）相当于左侧腮腺浅叶稍高密度结节影，PET 于相应部位未见明确异常放射性浓聚影，考虑混合瘤可能性大；（2）双侧颈部淋巴结增生；（3）肝右前叶钙化灶；脾大；（4）右侧卵巢畸胎瘤；（5）全身其他部位未见明显异常。自觉无不适，舌淡红，苔薄白，脉沉细缓。步初诊方加夏枯草 30g，川贝 9g，牡蛎 30g，海藻 30g，红豆杉 15g，鸡内金 15g。30 剂，每日 1 剂，分 3 次温服。另：消坚散 100g（外敷）又服药 91 剂，观察至今，已近两年，患者无有不适。

按　肿瘤之治，当扶元固本，而扶元固本，又当以脾胃元气为先，肾命元气继之。具体临证时又当据其临床证征，或扶脾元或扶肾元或脾肾同补。如本案从病位判断，当属肝经郁结，肝病则木不能疏土而致脾亦病，故遵仲景先师"见肝之病，知肝传脾，当先实脾"之旨，以黄芪异功散鸡金焦三仙之类益气健脾助化，使肝邪不传而治其本，用疏肝散疏解肝经郁滞，但得气机一行，郁滞自散，再配合软坚散结解毒消瘤之品以治其局部病变，整体与局部结合，治人与治病结合，故而获得了满意的疗效。

又，方中消坚散，为先师刘炳凡验方，由生鹿角、田三七、山慈菇、黄药子组成，既可内服，又可外用，验之临床，对于肿块性疾病多见效机。

三十三、腹胀（结肠脾曲癌根治术后）

廖某某，男，58 岁，住湖南省长沙市捞刀河镇。

初诊　2013 年 11 月 7 日。患者因间断性下腹部隐痛 6 月余，加重 10 天，于 2013 年 10 月 8 日入住湖南省人民医院，入院后完善相关检查，诊为结肠癌。于 2013 年 10 月 14 日在全麻下行结肠癌根治术。术后病检结果（病理号：171412）示（左半结肠）腺癌（快速）；普切（左半结肠）溃疡性中—低分化腺癌，伴神经内分泌分化，浸透肠壁全层，肠旁淋巴结反应性增生（0/6）。出院诊断：（1）结肠脾曲癌；（2）冠心病心绞痛型；（3）内痔（中度）；（4）高血压 3 级 极高危组；（5）复合溃疡；（6）十二指肠球炎。刻下：腹胀痛，腹皮冲起如有头足。舌淡嫩，苔白薄腻，脉沉细。

此脾虚气滞，湿毒凝聚之证也。

治宜补脾行气，利湿解毒，方拟丹芪六君子汤加减。北黄芪60g，丹参15g，红参12g，白术15g，云茯苓15g，炙甘草5g，陈皮12g，半夏12g，薏苡米60g，土茯苓30g，花椒10g，吴茱萸5g，猫人参30g，蛇舌草20g，半枝莲20g，守宫7g，三七3g（冲），鸡内金10g，焦三仙各30g，藿香15g，砂仁10g，菝葜30g。21剂，水煎服，每日1剂，分3次温服。

二诊　12月9日。药后大腹气窜，窜处扪之有硬块，足胫稍见水肿，余无不适。舌淡暗，苔中心白厚腻，脉较前有力。步上方去藿香、砂仁，加草果10g，蔻仁5g，附子9g，银花30g，前仁30g，丝瓜络10g。21剂，水煎服，每日1剂，分3次温服。

三诊　10月16日。药后诸证消失，神旺力强，眠安纳香，二便顺畅，舌淡红苔薄白，脉沉缓。10月15日去湖南省人民医院复查：各项生理指标、脏腑组织等各项检查全部正常，步初诊方去吴萸、花椒、藿香，21剂，隔日一剂。药后观察至今，无有不适。

按　本案以健脾益气扶元固本以治其发病之因，但得脾元充足则旧邪易除而新邪不易生，配软坚散结、解毒消瘤以清理其已成之邪，则病易愈且不易复发也。或问曰：肿瘤已经切除，还有何毒何结可散何瘤可消何坚可软？答曰：肿瘤虽但切除，但已成未聚之邪流散经络腑脏而未靖也，若不予清理，日后可能再结再聚而复发也，只是手术之后，当以扶元固本为主为重耳。

本案之取效迅捷不在上述常法之运用，而在对仲景仙师"其脉证、知犯何逆、随证治之"的精神的贯彻。初诊时患者出现腹胀痛"腹皮冲起，如有头足"之症，师《金匮要略》大建中汤法，因无呕吐，故不用偏于走上中焦的干姜而作偏于走中下焦的吴萸，用经方而不泥于经方，则病机当清药性当精也。二诊时，患者足胫水肿而舌苔中心厚腻，此元气得复之征象也，气能聚津，若是平人，则只需损谷，足胫之肿即消，但患者脾元初复，不敢令其损谷，而是加草果、蔻仁，芳香化湿，加附子、银花、前仁、丝瓜络，化气行水，故药后肿消，诸证消失而愈。

三十四、睑废（重症肌无力眼肌型）

陈某某，男，20 岁，湖南长沙理工大学。

初诊　2009 年 12 月 28 日。患者今年 3 月开始出现右眼睑下垂，去湘雅医院检查，诊断为：重症肌无力眼肌型。服新斯的明即好转，但停药后就发作，且伴复视，中西药治疗至今，均无效验。刻下：除眼睑下垂难睁、复视外，不能侧视，易流泪，全身无力，脱毛衣手上举费力，走一二里路脚即不听使唤，怕冷。舌淡红，苔灰腻，脉沉细滑尺弱。

此脾虚气弱，清气升举无力，兼肾精亏损之证也。

治宜升补清气、兼顾肾气，拟补中益气汤加补肾之品。

北芪 60g，党参 30g，炒白术 15g，炙甘草 10g，当归 12g，升麻 6g，柴胡 8g，陈皮 10g，枳壳 15g，防风 9g，菟丝子 21g，枸杞子 21g，仙灵脾 12g，补骨脂 16g，覆盆子 30g，巴戟天 30g，淡苁蓉 16g，天雄 7g，鹿胶 11g，另：马钱子 0.1g，止痉散 2g（共装胶囊），14 剂，每日 1 剂，分 3 次温服。

2010 年 1 月 21 日二诊　已能向上看物，但侧视仍费力。步初诊方去白术，加金樱子 30g，沙苑子 15g，苍术 15g。14 剂，煎服法同前。

后又经过 4 诊，服药 56 剂，完全康复。

按　重症肌无力眼肌型，临床常见，西医采对症治疗，仅能控制，难以治愈。吾师刘炳凡老认为本病为脾肾两虚，清气不能升湿浊不能降之故，治以补中益气汤加补肾之品，多获良效，吾师而用之，并结合邓铁老（邓铁涛）用马钱子治疗重症肌无力的经验，再从阴阳相推相荡激活生化之理，以马钱子合止痉散，一能引起肌肉痉挛一能止痉舒挛，增强肌力，临床用之，疗效十分满意。

三十五、睑废、嗜睡

易某某，男，63 岁，住湖南长沙县江背镇伍美乡。

初诊　2014 年 6 月 16 日。眼皮下垂一年余，嗜睡，午时最甚，晨起心慌四五年，口气稍重。舌淡红，苔薄黄，脉沉弦。北芪 60g，党参 50g，当归 12g，陈皮 10g，白术 15g，炙甘草 5g，陈皮 10g，半夏 10g，枳壳 30g，防风 15g，麻黄 9g，附子 7g，细辛 5g，另：蛭桂散 2g，制马钱子 0.6g（共装 0 号胶囊分服）。14 剂，水煎服，每日 1 剂，分 3 次温服。

二诊　8 月 18 日。眼皮已能睁开撑起，晨起心慌亦消失，唯仍嗜睡。舌淡红，苔薄白，脉沉弦。熟地 12g，山萸肉 12g，巴戟天 12g，淡大云 12g，石斛 12g，麦冬 9g，五味 9g，炙远志 7g，茯神 15g，建菖 30g，附子 7g，桂枝 10g，薄荷 9g。14 剂，水煎服，每日 1 剂，分 3 次温服。

后因颈椎病来诊，知其药后嗜睡消失，眼睑开合正常，完全治愈。

按　眼胞属脾，晨时属胃，眼皮下垂，晨起心慌，说明脾胃气虚，午时嗜睡则心阳亦弱，故予补中益气汤加枳壳防风升补脾胃之清气，麻黄附子细辛汤补心肾之阳散久客之寒邪，蛭桂散制马钱子化瘀疏风通络，清气得升，阳气得补，风寒之邪得驱，故眼皮开合自如，晨起心慌消失。唯仍嗜睡，据我临床观察，老年嗜睡多属肾之阴阳不足，阳不化阴，津凝为痰，痰阻清窍，阳气不得宣通，故而嗜睡，因予地黄饮子，补阴扶阳，化痰开窍，阳气一通，则嗜睡自除。

三十六、肌痹（硬皮病）

周某某，男，65 岁，湖南长沙德雅路。

初诊 2010 年 9 月 16 日。患者因手指、前臂、足背足胫皮肤发紧、增厚，并逐渐变硬而于入湘雅医院检查治疗，2009年 6 月 25 日病理检查报告（病理号：26594）"符合硬皮病病理改变"，诊为系统性皮肤病肢端型。治疗 1 年 3 个月未见疗效，而改求中医治疗，经人介绍前来就诊。就诊时以手抓患者前臂掌侧皮肤无皱褶，硬而无弹性，抓不起来，皮色呈花斑样色变，全身无力。半年前腰部患带状疱疹，患处皮肤仍灼、麻、痛、痒，舌淡暗苔薄白，脉沉细弦。

此脾虚不能化温，湿聚为痰，气虚不能帅血，血行迟滞凝而为瘀，痰瘀交滞于营卫、肤腠之间也。

治宜健脾益气化湿化痰活血化瘀调和营卫，方拟变通六君子汤、活络效灵丹、通窍活血汤合补阳还五汤加减。丹参15g，当归 15g，乳香（布包煎）12g，没药（布包煎）12g，北黄芪 50g，党参 30g，苍术 15g，土茯苓 15g，炙甘草 5g，陈皮 5g，半夏 5g，桂枝 12g，赤芍 12g，川芎 9g，地龙 9g，桃仁9g，红花 9g，生姜 3 片，葱白 7 根，麝香 0.15g（冲服）。7剂，每日 1 剂，分 3 次温服。

9 月 27 日二诊 皮肤颜色转为暗淡，时有脑鸣。舌淡暗，脉沉细弦。步上方加泽兰 10g，麻黄 3g，熟地 21g。14 剂，煎服法同前。

10 月 18 日三诊 皮肤颜色几近正常，皮肤变软了点，乏力感减轻，腰部皮肤灼痛消失，麻痒减轻，口苦口干，舌淡暗，苔薄黄干，脉弦细沉。步上方加石斛 20g，玄参 20g，止痉散 3g（胶囊）。14 剂，煎服法同前。

11 月 4 日四诊　皮肤又软了些，舌脉同前。步二诊方加菟丝子 21g，枸杞子 21g，仙灵脾 12g，补骨脂 16g，蕲蛇 1.5g（胶囊），止痉散 2g（胶囊）。14 剂，煎服法同前。

11 月 23 日五诊　皮肤继续变软，腰膝无力稍轻，且有轻微头晕，舌淡暗苔薄白，脉沉细弱，转方地黄饮子合通窍活血汤加减：北芪 60g，熟地 12g，山萸肉 12g，淡苁蓉 12g，巴戟天 12g，石斛 15g，麦冬 15g，五味 9g，远志 7g，石菖蒲 15g，茯神 15g，桂枝 12g，天雄 7g，桃仁 12g，红花 7g，赤芍 12g，白芍 12g，川芎 7g，葱白 7 根，生姜 15g，香白芷 7g，丹参 15g，当归 15g，蕲蛇 1.5g（胶囊），止痉散 2g（胶囊）。28 剂，煎服法同前。

2015 年 10 月 23 日因腰椎间盘突出之腰腿痛前来就诊，谓硬皮病症征完全消失，五年来未见任何异常，属完全缓解。

按　硬皮病属于难治性疾病，本案从症征入手分析病机为脾虚不能行津液化湿气，津湿凝聚为痰，脾虚气弱，气不能行血，血行迟滞凝而为瘀，痰瘀交阻，凝滞于肤络肌腠之间而致皮肤失养而失其柔软失其光泽失其故有之特性之硬皮病。病机既得，选方亦不可忽略，方选定后，再选药以成对证之方。本案选黄芪六君子汤，益气健脾行湿化痰，其中选药又有讲究，选苍术而不用白术者，以苍术长于燥湿也，选土茯苓而不选白茯苓者，以土茯苓能搜剔隐惹于络脉之邪结也。选通窍活血汤者，以其辛香走窜之力强，能搜剔头面四肢皮肤腠理之瘀也，故王清任创此方还以之治酒精鼻、紫癜风、白癜风、紫印脸、青记脸如墨等顽固难治性皮肤病，至其张锡纯之活络效灵丹通络而止痛也，别无深意。

又最后一诊以地黄饮子易六君子汤者，以其脾气已得补湿邪已得化而肾之亏未得复故也，临床中效不更方效毕更方之妙，贵在临证察机。

附　篇

传统中医、中医传统
与中医的继承发展

　　中医学是中华民族的先辈们自己创造的一种以疗疾和保健为目的的应用科学。以其诊法的无创伤性、简便易操作性和疗效的确实可靠性而代代相传，沿袭至今。是中华民族自己的传统医学。故又有祖国传统医学之称，简称传统中医。但祖国传统医学又与世界范围内其他国家的传统医学不同。因为祖国传统医学在数千年的传承与发展过程中，逐渐形成了自己优秀的学术传统，是一种有优良传统的实践性很强的临床疗效很高的实用型应用科学。在以现代自然科学为基础的现代医学的兴起并广泛普及的今天，世界范围内的绝大部分传统医学都已经淡出或消亡，而祖国传统医学却一枝独秀，耀古辉今，且越来越受到世人的广泛关注与普遍重视，其根本原因就是因为祖国传统医学有她自己优秀的学术传统。中医学的这种优秀的学术传统相对于"传统中医"来说，我们可以称之为"中医传统"。

本文拟就我们对"传统中医"、"中医传统"的肤浅认识及传统中医、中医传统与中医的继承发展之关系进行阐述。冀能引起中医同道对此问题的高度重视，深入思考和广泛讨论。若能以此为契机，而真正引起同道们广泛而深入的思考、普遍而真情的关注、认真而切实的行动，进而为形成中医的新传统起到一点促发的作用，则是我们所不敢奢求的了。

1. 所谓"传统中医"，应该是指传统的中医，有两个概念要厘清。一个是"传统"，这个"传统"是相对于现代中医而说的，是时间概念，有历史的意味；一个是"中医"是相对于以西方文化传统为基石的现代医学而说的，是地域概念、有文化的意味。综合这两个概念，我们可以认定"传统中医"是指在历史上出现过的以中华民族文化传统为基石的以治疗疾病和保健为目的的一切医疗保健措施原则和方法。如中草药治病方法、针灸、火罐、泥疗、刮痧、按摩乃至祝由等疗法，通常所说的中医宝库即是指这些内容而言。地域则除中华民族以外，尚包括日本、朝鲜、韩国等在内的一切历史上曾经存在过的以中华民族文化传统为基石的医疗保健活动的地区。传统中医产生于过去，带有深深的历史印迹，创始于中华民族的先辈，是中华民族传统文化所孕育出来的医疗科学，骨子里渗透的是中华民族文化的精神，故又带有浓浓的文化特征。

凡是存在过的自然有其存在的理由，在历史上也必然产生过积极的作用。它们或与时俱进，演化出新的内容与形式，如从《素问·热病论》到张仲景《伤寒论》、吴又可《瘟疫论》、叶天士《温热论》、杨粟山《寒温条辨》、吴鞠通《温病条辨》、今日之"非典"诊疗方案之类，等等；或抱残守缺，退化为明日黄花，如祝由符咒之类等等（当然以今日目光视之，则祝由、符咒之类中所包含的暗示疗法、心理疗法的合理内核，仍有其潜在的生命力，加以研究或可演化出具有中华民族文化传统的新的精神疗法）；或传播外帮，声名显赫，如人豆接种法预防天花病传入欧洲之类等等。但不管怎样，不管其内容如何，作用如何，历史地位如何，影响范围如何，只要它们曾经出现过，便都是传统的中医。所谓的发掘、抢救、整理之类多是针对传统中医而说的。传统中医的主要存在方式，是浩如烟海的中医典籍文献，其次是老中医与民间。我们要继承中医，首先是要继承这些曾经存在过的，并已经将这些"存在"记录了下来。对中医古典文献的整理工作，就是这种继承工作的具体施行。其次，是要继承老中医所保存的传统中医学术内容；再其次，则是要继承遗落在民间的传统中医学术内容。继承整理名老中医的学术经验和对民间医药的调查研究，正是这种继承工作的具体施行。由于中医同行对此继承工作多有共识，故在此不展开论述。

2. 所谓"中医传统"，实际上指的是中医的传统。中医传统与传统中医不同，它没有具体的形式，它不可触摸，仿佛不在，又实实在在无所不在。中医传统是存在的，是一种真实的客观存在。它既存在于一切传统中医的内容与形式之中，又存在于一切现代中医的内容与形式之中，中医的一切内容与形式是可触摸的，具体可见的。这些可触摸的、具体可见的内容与形式，如果可以称之为"器"的话，则中医传统就可以称之为道了。道不离器，道在器中，器不离道，器因道存。离道之器如枯木顽石，是没有生命力的，因而也是不可思议的。

中医传统是中医的灵魂，它产生于历代中医先辈们的漫长而反复的医疗实践，已经成为中医的集团意识或集团无意识。中医传统是中华民族文化传统的家族成员之一，是中医的真精神所在。

任何一种文化传统都有一种惰性力量。它范围着人们的思维方式，支配着人们的行为习惯，控制着人们的情感抒发，左右着人们的审美趣味，规定着人们的价值取向。文化传统成了一种无声的指令，凝聚的力量，集团的象征。没有文化传统，我们很难想象一个民族能够如何得以存在，一个社会能够如何不涣散，一个国家能够如何不崩解，一门学术能够如何不消亡。中医传统也不能外乎此一般规律，中医面对世界范围内的用现代自然科学武装起来的现代西方医学的冲击而未涣散、未崩解，面对以西方科学文化传统为基石的唯科学主义或者说泛科学主义的歧视、面对科学常识层面上的不可通约性而形成的不信任甚至反对、面对着"制度陷阱和资本阴谋"而未被消灭，且日益显示其强大的生命力，则正是中医传统的力量所在，中医传统的力量所直接作用的结果。

当然，这并非是说只要是中医传统就一定是科学的，就一定是真理，就一定是不可改变的。因为时代在前进，经验在积累，知识在更新，观念在转换。传统中某些东西会变得无所可用或失去了使用对象自然无用而逐渐淡出或消失。诊疗实践中，有些新的因素会慢慢积淀、整合、升华而成为传统的新的组成部分。

由此可知，我们所说的继承，首先是要继承中医的传统。而中医传统首先是存在于中医的典籍之中，如《黄帝内经》、《难经》、《伤寒论》、《针灸甲乙经》、《神农本草经》、《脉经》、金元四大家、明清八大家、温热四大家等著名医家的经典著作。因此，只有熟读一定数量的中医典籍，方才有可能秉承中医的传统、领悟中医的精神实质、把握中医的活灵魂，而成为一代优秀的中医大家。其次是存在于名老中医的身上。因此，我们一定要拜师学艺，跟师诊疗，虚心向名老中医求教，经过名老中医的言传身教，渐浸渐染，久而久之，自然领悟中医的精神，获得中医的传统。再其次则是到民间采风，向群众学习，亦有可能受到中医传统的熏陶。若行有余力，则当读一定数量的中国文化典籍，特别是儒、释、道三家的元典，宋明理学著作，受到优秀的中华民族文化传统的熏陶后，则更容易契入中医传统之中。山东科技社的《名老中医之路》共三集所刊载的名老中医的成才之路，基本上都可以视作这种观点的直接例证。

我们所说的继承，其次是指在尊重中医传统基础上的继承。不尊重中医传统而欲继承中医学术是一种不可思议的事情，不尊重中医传统而欲取得较高的临床效果也是不可能的事情。广州中医药大学诊治"非典"的成功，也可以视为上述观点的直接例证。如南京中医药大学周仲英教授提出的"有是症便用是药"的治疗总原则，就直接体现了中医的传统精神。在非典的诊疗方案中，无论是邓铁涛教授的4期9证10方诊治方案还是彭胜权教授的8证9方诊治方案无一不是对中医传统的尊重。至其危重患者出现了手撒口开、四肢冰冷的阴厥症状加用苏合香丸，抢救中出现心动过缓（西医症名，此时的中医脉象当为迟微欲绝），在注射几种强心药物（指西药）未能奏效的情况下，根据西医的观点：是内毒素的攻击，使细胞线粒体失去作用，而中药附子经现代研究表明有重新激活线粒体的作用，而上参附注射液之类抢救成功的案例，亦是对中医传统辨证论治的尊重，因为此时的脉迟微欲绝，不正是亡阳脱阴之证吗？

我们所说的发展，首先是指以尊重中医传统为前提的发展。如上海医科大学姜春华教授治疗温病的"截断扭转"法，湖南省中医药研究院刘炳凡研究员"治病必须治人"的以人为本的治疗学思想，湖北省中医学院朱曾柏教授"五脏生痰"说的脏象理论，上海铁道医学院颜德馨教授"衡法"的治法理论以及广州中医药大学这次诊治非典型肺炎时静脉滴注清开灵、鱼腥草、生脉、丹参、参附等注射液无一不是在尊重了中医传统的基础上的发展。再如配合西药也可以视作对中医治疗手段的一种发展，但当在用西药的过程中出现疲乏加重、高热不退反升、头晕等现象时，即认为西药抗生素类其性苦寒，有伤败胃气的副作用，而采取果断措施停止全部抗生素，不就是在尊重中医传统基础上的发展吗？即使这一次对"非典"的中医治疗，何尝又不是中医温病理论在尊重中医温病诊治传统上的发展呢？"非典"毕竟是一种新的病种吗？那些一闻"非典"是病毒感染，就参照用西医的传统、研究出来的有所谓抗病毒作用的中药如板蓝根、大青叶、贯众之类的治法，相对于传统中医来说，与其说是一种"发展"，还不如说是一种对中医传统的背叛，是一种纯粹意义上的背离了中医传统的"发展"。这种背离中医传统的发展方法，充其量只能是为西医传统意义上的现代医学增添几种药物而已。欲求发展中医，不仅是不可能的，而且将把中医直接带上废医存药的危险道路之中。欲爱之，实害之，相对于发展中医大计来说不仅是一种十分愚蠢的行为，而且也必然是一种非常危险而有害的行为。

按我们的这种说法，好像中医传统是不可改变的，其实并不尽然。因为任何一种文化传统在接触外来文化的过程中，经过碰撞、交流、观摩等过程之后，也必然会受到某些影响，使其内容相应地得到某种改变。每当不同的文化相碰撞时，首先的反应就是惊奇，接着便是观望，进而就会互相攻讦，彼此拒斥，最后乃是互相学习，彼此交流。其交流所得，仍待经过自己文化传统的这个载体的咀嚼、消化、吸收，才会加入传统而成为传统的一个新的组成部分，进而带来传统的变化，这是历史与现实反复证明并将仍然证明的事实。佛教传入中国，历经数百年的与中国文化的接触交流不仅成了中国文化传统的一部分，而且也影响了儒家文化传统、道家文化传统而出现了既带有明显佛教文化传统色彩又没有背离传统儒家与传统道家的根本精神的宋明理学与唐宋道学就是最鲜明的例证。中医学术的发展，也不可能比传统儒家传统道家走得更远。因此，我们绝不是要抱残守缺，不敢越雷池一步，也不是要固守传统不求发展，而是要在尊重传统的基础上，寻求突破、寻求发展。从而改变传统、超越传统，形成一种具有时代特色的世界意义的中医新传统。这次广州中医药大学对"非典"诊治时，当发现这个疾病在发病后可以在很短的时间里达到峰期，伤津耗气的表现往往在峰期就出现。在对死亡病例的分泌物进行取样时，发现有出血，在抢救时通过支气管纤维镜观察到镜下有大量的出血时，根据"春温伏湿"是"非典"的本质，再结合临床传变特点和临床表现，使用益气活血法，根据西医病毒攻击免疫系统造成淋巴细胞绝对值明显下降，使用大量黄芪提高免疫力。放开手脚，打破框框，改进方法后，很多患者都反映体力大大增加，精神也格外好了起来。病在高峰期就用益气活血法是在尊重传统的基础上的发展，而在峰期即用黄芪益气则是在以改变传统为前提的原则下的发展。因为《伤寒论》在治疗热病耗气或气虚体质感热病需要益气时，是用人参而不是用黄芪，而《金匮要略》在治疗内伤杂病需要益气时则常常用黄芪，后世都遵循《伤寒》、《金匮》的这一法则，久而久之，外感热病用人参益气，内伤杂病就变成了中医的传统。"非典"是外感热病，益气用黄芪，就是对中医传统的改变，对中医传统的突破，其意义既不可低估，更不容忽视。

但是，我们必须明白一点，那就是这种在改变传统基础上的发展，必然是缓慢的，渐进的，绝不可能一蹴而就，大改特改。任何想在短期内改变中医传统的做法，都只可能是危害中医的发展，是没有任何实际意义的。因此，我们要发展中医，必须是以尊重中医传统为基础，并将随着时代的进步，知识的积累，经验的增加而逐步改变中医的传统，在改变中医传统的基础上的发展，是具有重要的划时代意义的。只有这种发展才有质的突破，才是中医在新时代的飞跃，才是我们所由衷祈望早日实现的。

由上可知，所谓传统中医是指中医学术发展及其传承过程中所出现过的理法与方术。它既存在于中医的一切典籍文献之中，又存在于传统中医医生及民间群众之中。所谓中医是一个伟大的宝库即是指此而言，它良莠不齐，真伪夹杂，需要我们花大力气对之进行整理研究，以去粗取精，去伪存真。所谓中医传统是指中医学术在其发展传承的历史进程中所逐步形成的学术传统，它无形无象不可触摸而又实实在在地存在着。它是中医的灵魂，是中医的血脉，是中医的精神。因此，我们谈继承中医，就是要继承中医的这种学术传统。如何继承则是要选读一些有代表性的中医经典，在经典著作的诵读中，秉承、领悟并把握中医的传统，或拜名老中医为师，在名老中医言传身教与自己的久久观摩历练中而获得中医传统的直接传承。同时还提出了到民间采风及阅读中华民族的优秀文化经典等方法。谈发展则是要沿着中医传统的这条路发展下去，即在尊重中医传统的基础上求得发展，并将随着时代的进程，知识的更新，经验的积累，观念的转换，学术的进步而审慎地、逐渐地在改变中医传统的基础上，求得发展。这种发展，将逐渐形成新的传统。这种新的传统与旧的传统相比，虽然仍贯穿着旧的传统的根本精神，但其应用的广泛性，操作的简便性与确切性，疗效的可靠性等诸多方面都将远远地优于旧有的传统，这是可以预言的。

参考文献

（1）汪少颖《中西医结合防治非典有优势》，中国中医药报2003.5.1。

（2）、（5）邓铁涛《论中医诊治非典》，中国中医药报2003.5.1。

（3）彭胜权《中医对非典的认识及论治》，中国中医药报2003.5.1。

（4）、（6）周颖等《无悔的追踪》，中国中医药报2003.5.9。

师徒传承是继承和发展中医
的最佳途径

当代中医学术水平不断降低，中医临床疗效不断下降，中医阵地不断萎缩，中医医生不断"异化"或"西化"，我们如果再不采取措施，中医学术将有在我们这一、二代人手中，从医学活动中淡出的危险！中医学术水平的现状诚如上海第二医科大学附属瑞金医院中医科夏翔教授所言："当前某些中医师、中医大学、中医科研、中医教授好像都已经走样了，变异了。这一变异，严重地影响了中医的发展，也不再是真正的中医了。当今某些中医高级人才却不会运用中医的理论辨证论治诊治疾病。更有甚者个别本科生连'独参汤'的组成也不知道……中医内科高级医师将'水肿'中的'风水'与迷信的'看风水'混为一谈，有的连桂枝汤、麻黄汤、六经辨证的六经都讲不出来，中医妇科的学科带头人不知道'天癸'的含义等。这些都是事实，绝不是危言耸听。"形成这种局面的原因，究其实是卫生部长期以来受"王斌、郭诚"思想：中医理论落后、不科学、有玄学乃至迷信的色彩，办中医进修学校对中医进行科学改造（即西医化——笔者注），废除中医师徒传承制，不准中医带徒弟。后来虽然在毛泽东主席的干预下，开办了中医的高等教育，但中医的高等学校却是在原西化中医的基地上进行的，所以中医的教育仍然采用的是西医的教学模式，中医的科研也同样采用的是西医的评判标准。这一切的一切，无一不是造成今天中医这种局面的原因。这种状况的发生，自有其特定的历史因素。我们无意也不可能去弄清个中的谁是谁非了，但重要的是中医不能丢！

这不仅是要对中华民族负责，对中华文化负责，对祖宗负责，更重要的是中华民族的伟大复兴也需要中医发挥其独特的魅力！

　　因为西医药不仅价格昂贵（我们又很少有独立的知识产权），要耗费大量的民力、物力、财力，拖国民经济建设的后腿。以美国为例：如《洛杉矶时报》报道：《疾病社会的症状》（作者约翰·巴尔扎尔）"2003 年需要美国人列出他们对未来的担心时，医疗费用被排在恐怖活动、犯罪、工作保障和股市投资亏损前……"在我国亦复如是：近年来媒体披露的由于医疗费用昂贵，致使人们沦入贫困、崩溃及至死亡的悲惨境地，报道的已是触目惊心，未报道的则更多，几乎将要危及社会的稳定与繁荣富强之大业了。而且毒副作用大，对人类的危害也极大，仍以美国为例：如波士顿《环球报》2004 年 7 月 27 日报道："根据一项新的研究报告，死亡本可避免的错误的医院患者数量可能比原先估计的多一倍，而且毫无减少的迹象。这一发现将使医疗事故在全美死亡原因中位列第三，仅次于心脏病和癌症。"在我国的两千多万（此数据只包括部分农村聋哑人）聋哑人中，因药物副作用即占到 60% 左右，已到了何等触目惊心的地步！

　　而运用中医诊疗疾病不仅价格低，疗效高，极少副作用，而且又可以利用荒山野地大量种植中药材，为解决贫困山区的农民问题做出较大的贡献。

　　要在疾病的诊疗活动中推广使用中医药，首先就得要有一大批能真正治得好病的临床型中医人才。这些临床型中医人才，必须具备既对疑难杂症有较高的治疗效果，也对危急重症有较高的治疗效果，2003 年广东地区"非典型性肺炎"的中医治疗可见一斑。

　　而这样的临床型中医人才，从我们几十年观察中，清楚地知道，现在还在执行的中医学院高等教育方案是培养不出来的，而唯一有效的途径就是"师徒传承制"。

"师徒传承制"是中医学千百年来得以代代相传，并日益发展的主要传播方式，中医学几千年来之所以能够延绵不绝，对中华民族繁衍昌盛做出巨大贡献，其中师徒传承起到了重要作用。由于通过师承学习方式可以及早接触中医经典和切脉处方、针灸等实际技能，这对需要相当悟性思维的中医知识体系相当重要。古今中医大家都是师徒传承制培养出来的，古者如张仲景、叶天士，今者如蒲辅周、刘渡舟、邓铁涛等。上海市中医文献馆黄素英对上海地区中医师承教育调查研究的结论是："经统计：名老中医中绝大多数均有跟名师临床实践的经历。由此可见，培养中医人才特别是培养学验俱丰的名中医跟从学验俱丰的名中医临床实践数年，再加自己以后实践中不断创新才会成为真正的名中医。这一历史事实已成为中医教育培养高级人才的一条十分重要的经验。"

由于如此，为了中医的继承发展，为了让中医药成为防止疾病的主流手段，为了祖国的繁荣富强，特呼请国家有关部门，组织专门的班子，调查研究，制订相关的政策法规，迅速开展推广中医师徒传承制，切实为中华民族的伟大复兴，中华文化的伟大复兴，做出巨大的贡献！

参考文献

（1）夏翔《关于发展中医的思考·首届著名中医药学家学术传承高层论坛选粹》，中南大学出版社 2005 年 6 月第 1 版，第 36 页

（2）《参考消息》2003 年 7 月 28 日。

（3）斯科特·艾伦《医疗事故造成的死亡人数比原先估计的多》，《参考消息》2004 年 7 月 29 日第 6 版。

（4）黄素英《中医师承教育调查研究报告——上海地区三届名老中医师承班学术继承人资料分析·首届著名中医药学家学术传承高级论坛选粹》，中南大学出版社 2005 年 6 月第 1 版，第 50 页。

天人中介论

　　"中介"，经黑格尔注入哲学生命以后，作为真理观念的中介观已被广泛地应用于实践之中。"中介"就是处于不同事物或同一事物内部不同要素之间起间接联系作用的环节，是相对于直接性、相对于事物之间的直接联系而言的。

　　在客观世界中，每一物质客体都和它周围的物质客体直接接触，并通过它们和在空间上与之并存的其他物质客体间接地相联系。每一物质客体都和在时间上与之相续的物质客体直接相联系，并通过它们和并非同时存在的其他物质客体间接地相联系。在前一种情况下，中介表现为在空间上并存的不同物质客体之间的联系环节；在后一种情况下，中介既表现为并非同时存在的物质客体之间的联系环节，又表现为每一物质客体转化或发展序列的中间环节。各物质客体之间的这种直接的、间接的联系，纵横交错，构成了整个物质世界的普遍联系网，中介就是这个网上的纽结或关节点，它们在不同物质客体之间起着居间联系的作用。而对于每一个物质客体来说，中介则表现为其内部对立两极之间的联系环节，世界上的万事万物正是通过这些中介环节才使它们连接成为一个不可分割的整体的。

　　从这个层面说，中介在事物与事物之间的相互联系中，具有十分重要的地位。因此，我们在探讨或研究事物与事物的相互关系时，就不得不优先考虑事物与事物之间的中介因素。只有彻底明了了事物与事物之间的中介因素，才能真实地弄清事物与事物之间的关联作用，才能更好地使我们的主观认识符合客观实际，才能更好地发现真理，才能更好地认识真理，才能更好地掌握真理。

（一）"天人"，是中国古代思想的基本范畴，是构成中国古代思想范畴体系的基本框架，它贯穿了整个中国古代思想范畴体系的始终。

孔子最早提出天与人的关系问题，他认为只有知天命，才能驾驭生命，获得"从心所欲不逾矩"（《论语》）的境界。在这里，孔子所讲的天命，并不是皇天上帝的意志，而是天地自然的客观必然性，如："天何言哉！四时行焉，百物生焉，天何言哉！"（《论语》）

孟子则提出了"天人合一"的思想，而且发现了人与天合的途径与方法，那就是"尽心知性知天"、"存心养性事天"。只有知天事天才能与天为一，强调从人的心性德行修养入手，从而达到知天事天与天合一的既从天地自然中获取最大利益又与天地自然共存共休养生息的目的。

《易传》的"天行健，君子以自强不息"，"穷理尽性以至于命"，以及天、地、人"三才"之道，讲的都是天人合一。《易传》的这种"自强不息"的刚健精神，与孟子的天人合一思想同样着重于发挥人的主观能动性，使人与天合，影响极其深远。

荀子则在肯定了天与人合一的前提下，提出了"明天人之分"的思想，并指出了人可以"制天命而用之"。

所以，天人的关系是既相合，又相分，相合中有相分，相分中有相合，圆融统一的。

这种既相合，又相分，相合中有相分，相分中有相合的圆融统一现象，其实是一种客观的必然，是普遍的现象，自然而然的事情。

中医学正是建立在这种既相合又相分，相合中有相分、相分中有相合的圆融统一的天人思想范畴体系的基本框架之上的。

（二）在中医学的奠基经典《黄帝内经》中，将天人合一称为天人相应。

关于"天"，古代学者解释多多，诸如有意志的上帝，有意志有智力的自然，自然的客观必然性，与地相对的莽莽苍天，人类赖以生存的大自然，等等。

在《黄帝内经》的思想里，"天"则指的是与地相对的莽莽苍天，人类赖以生存的大自然，自然的客观必然性，也就是说：是指包含着与地相对的莽莽苍天在内的人类赖以生存的大自然及其自然的客观必然性。

在《黄帝内经》里，对天人合一、天人相应的关系，有系统的论述。

如："天覆地载，万物悉备，莫贵于人，人以天地之气生，四时之法成。……夫人生于地，悬命于天，天地合气，命之曰人。人能应四时者，天地为之父母；知万物者，谓之天子。天有阴阳，人有十二节；天有寒暑，人有虚实。能经天地阴阳之化者，不失四时；知十二节之理者，圣智不能欺也；能存八动之变，五胜更立；能达虚实之数者，独出独入，呿吟至微，秋毫在目。"（《黄帝内经·素问·宝命全形论》）

这说明人的生命，来源于天地，是以"天地之气生"，以"四时之法成"的，也就是说人是得天地自然之气而出现于此世间的，所以人与天地，人与自然万物是一个完整的整体。

"夫圣人之起度数，必应于天地，故天有宿度，地有经水，人有经脉。天地温和，则经水安静；天寒地冻，则经水凝泣；天暑地热，则经水沸溢；卒风暴起，则经水波涌而陇起。夫邪之入于脉也，寒则血凝泣，暑则气淖泽，虚邪因而入客，亦如经水之得风也，经之动脉，其至也亦时陇起，其行于脉中循循然，其至寸口中手也，时大时小，大则邪至，小则平，其行无常处，在阴与阳，不可为度，从而察之，三部九候，猝然逢之，早遇其路，吸则内针，无令气忤；静以久留，无令邪布；吸则转针，以得气为故；候呼引针，呼尽乃去；大气皆出，故命曰写。"（《黄帝内经·素问·离合真邪论》）

这说明人与天地相应，故"圣人之起度数，必应于天地"，人体经脉之度与天之宿度、地之经水相应，即其一例。

"人与天地相参也，与日月相应也。故月满则海水西盛，人血气积，肌肉充，皮肤致，毛发坚，腠理郄，烟垢著。当是之时，虽遇贼风，其入浅不深。至其月郭空，则海水东盛，人气血虚，其卫气去，形独居，肌肉减，皮肤纵，腠理开，毛发残，膲理薄，烟垢落。当是之时，遇贼风则其入深，其病人也卒暴。黄帝曰：'其有卒然暴死暴病者，何也？'少师答曰：'三虚者，其死暴疾也；得三实者，邪不能伤人也。'黄帝曰：'愿闻三虚。'少师曰：'乘年之衰，逢月之空，失时之和，因为贼风所伤，是谓三虚。故论不知三虚，工反为粗。'帝曰：'愿闻三实。'少师曰：'逢年之盛，遇月之满，得时之和，虽有贼风邪气，不能危之气'。"

这说明人与天地相联系，与日月相应的事实，如年之盛、衰，月之满、空，及得气之和与失气之和都与人体关系十分密切。

总之，在以《黄帝内经》为代表的中医学术里，天人合一、天人相应的事例无处不在，无处不有，举不胜举。因此在中医学术里，无论是谈生理，还是讲病理，无论是谈诊断，还是说治疗，可以说，如果离开了天人关系，就简直无从谈起！

（三）天既然是包含着与地相对的莽莽苍天在内的自然万物及自然的客观必然性，而在常识的眼光里，在简单科学的层面上，天地万物与人属不同的系统，因而自无内部联系可言，即使是外部联系，最多也只能是就某个方面的有限联系而已，那么又怎样能与人相通、相感、相应而合之为一呢？这是一个大问题，这个问题如果不弄清楚的话，那么将不仅是对中医基础理论的嘲讽，眼巴巴地看着中医学术的理论基础落空而沦为所谓之玄学而令人践踏、令人诽谤、令人攻击！即便是被誉为"对人类最大的贡献"（指"天人一体论"。钱穆《中国文化对人类未来可有的贡献》，《中国文化》1991 年第 4 期，第 93—96 页）的中国文化所赖以成立的基础也将没有着落而变为一纸空文。

这是一个非常重大的问题，非常严肃的问题，大而言之，关乎中国文化的复兴，小而言之，关乎中医被世人所理解与所接受的问题，关乎中医的传播，中医的普及，中医的继承，中医的发展，中医的复兴，是以深思焉！

近两年尤为关切，时挂心头，突然间，似乎有了一些觉受，似乎有了一种豁然开朗的感觉，今特写将出来，供有志于保存中国文化传统、有志于继承和发展中医的人士参考，至其学识之浅陋，也就在所不计了。

（四）人究竟是怎样与天地万物合而为一的呢？欲明此理，当先通达古代圣哲们对天地万物的出现或发生的认识，通达对生命的发生的认识，一句话，当清楚明白天地万物发生之源，生命发生之源。

先哲们认为未有天地之先，只是寂静虚无，无形无象，他们将这种现象称之为"无极"。此时的无极只是虚无之体，没有任何显现，只是清清静静，无形无相无迹。虽然如此，却也并不是什么都没有，如果无极是什么都没有的话，那无极就只是"顽空"，根本就生不出天地万物来，"顽空"怎么能生出"万有"呢？当此虚无之体，显现寂静无为的静相时，就被称之为"无极"；当其显现为有为的动相时，就被称之为"太极"。所以无极和太极其实是一体两面，所谓"动相"，也只不过是就天地万物发生的德能作用这一方面说的，其实动静一体，哪里又有什么无极太极的分别！所以，无极之与太极有则俱有，无则俱无，本无先后，浑然一体，根本就无独立存在的可能性。

先哲们在探索天地万物始原的方面，设定了一个"元"或"原"的概念，而太极的具有生发之性的一面，先哲们就借用他们观察到的云气、雨气、雾露之气、四季之气能促使万物生长的现象，而用这种具有生长作用的现象——"气"来作为这种"生发之象"的称谓，因此，作为生发天地万物始原的力量或作用的这种所谓"气"，就被称作"元气"或"原气"。

这种"元气"或"原气"（以下通称元气），虽然专就太极的生发之性而安立名言，而生发之性，又显然是太极之动相的德能作用。按照动静一体的原理，则元气的这种生发作用，虽然是属于太极之动相的德能作用，但这显然是包含着无极的静相而为言的。可见，元气并不是作为一种细微不可见的微粒性始原物质，而只是对于宇宙万物在发生过程中的第一动力因素或原始推动力量的称谓而已。所以元气，实际上就是天地万物生命之第一推动，先哲们按照他们的理解和建构理论的需要将之称为太极或元气。太极也好元气也好，实际上讲的都是第一推动的始原力量，为了叙述的方便，我将这天地万物之生命的第一推动力量或原始动力因素称之为太极元气。这太极元气，既是生命的第一推动，当然已自具有能够推动并生出天地万物的德能作用（或力量），那推动的德能作用（或力量），先哲们认为是由那一翕一辟，一辟一翕，翕而静，辟而动，动而复静，静而复动，动静相招，翕辟相应，相反相成的作用的直接结果，这就是太极元气的力量。

太极元气的这种既相反又相成的力量，氤氤氲氲，推推荡荡，而自然的生出一种具有无限生机的"中和之气"，《中庸》

所谓"致中和，天地位焉，万物育焉"，《老子》所谓"万物
负阴而抱阳，冲气以为和"，"道生一，一生二，二生三"是
也，《老子》这里的所谓"三"就是太极元气所生的"中和之
气"。天地由此太极元气而演而化而生，万物由此太极元气而
化而生而成，生命由此太极元气而化而生，人亦于是乎出现。
此种生天生地，生人生物的太极元气，先哲们亦有以"祖气"
名之者。

此太极元气的那种既相反又相成的力量，孔子称之为
"乾元"、"坤元"。即《周易》所谓"大哉！乾元"、"至哉！
坤元"是也。此乾元、坤元，又各自蕴涵着两股相反相成的
力量，且此两股相反相成的力量之任意一股力量之中，又各自
蕴含着相反而又相成的两股……如是重重无尽，上推下推，左
推右推，无有穷尽。《黄帝内经》形容此两股力量之重重无尽
为"数之可十，推之可百，数之可千，推之可万，万之大不
可胜数……然其要一也"（《黄帝内经·素问·阴阳离合论》）
此两股力量合而为一时，即是上述所谓的"太极元气"，当其
显现"轻清"、"重浊"、"上浮"、"下凝"等不同运行轨迹和
特性时，就是所谓"两仪"，所谓"阴阳"，究其实，不过是太
极元气的两种特性或功能作用而已。若从生成论的角度看，则
阴阳二气是从"无极"、"太极元气"中化"生"出来的，即
所谓"太极动而生阳，动极而静，静而生阴，静极复动，一
动一静，互为其根，分阴分阳，两仪立焉"（周敦颐《太极图
说》）、"一生二"（《老子》）、"一分为二"是也。

（五）此蕴涵着阴阳氤氲推荡的太极元气，其运化流行之
情态或曰状态共有五种不同，此五种不同运化流行之情状的太
极元气，先哲们称之为"五行"。因其流行的情状不同，故其
表现的特征亦不相同。是以先哲们将其具有外向运行特征而性
偏温和的太极元气，称之为木；具有上向运行特征而性偏温暖

的太极元气，称之为火；具有平向运行特征而性偏中和的太极元气，称之为土；具有内向运行的特征而性偏寒凉的太极元气，称之为金；具有下向运行特征而性偏湿润的太极元气，称之为水。所以，所谓五行，只不过是太极元气之气化流行的不同情态特征或不同性质而已。并不是古今一般人所理解的那样，是五种生天生地生人生物的始原物质，那样就坐实了五行，是极其错误的。

太极元气的这五种不同的气化流行情状和性质之中，每种类型之中，又都蕴涵着乾元、坤元两种既相反又相成的不同特性。《河图》所谓"天一生水，地六成之；地二生火，天七成之；天三生木，地八成之；地四生金，天九成之；天五生土，地十成之"是也。此五行之分阴分阳，皆以天以地为分分之依据也。一、三、五、七、九，奇数也，皆本乎天，乾元之特性（"德"）也，故称之为阳，二、四、六、八、十，偶数也，皆本乎地，坤元之特性（"德"）也，故称之为阴。

这五种不同的气化流行之性质和特征，究其实只不过是一团混合着乾元坤元的中和之太极元气而已。正由于它们只是一气，而又具有五种不同的流行性质和特征，且这五种不同流行的性质和特征之间又具有互相增长、互相牵制的作用，此种作用古人称之为"气化"。

基于上述理由，我们可以得出这样的结论：所谓气化，究其实不过就是元气、阴阳、五行在天地万物的演化过程中的功能作用的综合概括而已。

对这种气化流行的认识，非常重要，这是理解天地人物生成情状的关键所在，如北宋时期周子敦颐所理解的天地万物化生之"几"就是"无极之真，二五之精，妙合而凝"，周子的宇宙生成论是"无极而太极，太极动而生阳，动极而静，静而生阴，静极复动。一动一静，分阴分阳，两仪立焉。阳变阴合，而生水、木、火、金、土。五气顺布，四时行焉。五行一阴阳也，阴阳一太极也，五行之生也，各一其性。无极之真，二五之精，妙合而凝。乾道成男，坤道成女，二气交感，化生万物，万物生生而变化无穷焉"（周敦颐《太极图说》）。

因此，我们完全有理由这样认为：对气化的认识，对宇宙万物生化的认识，是我们今天理解并用活元气、阴阳、五行诸说的一把金钥匙。

气化，就是生天生地，生人生物的基本动力。换句话说，天、地、人、物，就是由此气化流行之太极元气阴阳五行之综合作用而化而生而成的，是以山、川、草、木由此气化流行之太极元气阴阳五行之综合作用而化而生而成，金、石、动、植，一切含灵之类，无不是由此气化流行之太极元气阴阳五行之综合作用而化而生而长而成，人亦由是而化而生而长而成。

我国古代关于宇宙生成的思想十分丰富，仅以儒家来说就有两种，即我们通常所见到的太极阴阳八卦系统和元气阴阳五行系统，太极阴阳八卦系统是就宇宙万物的发生次第而言，元气阴阳五行系统则是就宇宙万物的发生机制而言，重点不同，其理一也。盖太极与元气，阴阳与两仪，四象（四时）与五行，八卦、六十四卦与万物，在一定的层面上，完全是相通甚至是同一的。

中医，究其实是关乎生命的学问，不只为医。所以《黄帝内经》的作者们就自然地采用元气阴阳五行系统这种关乎生命发生的理论范畴系统作为中医理论的基石。由于太极阴阳八卦系统和元气阴阳五行系统都是关乎宇宙生命发生的思想范畴系统，所以后世医家也有以太极阴阳八卦系统作为中医理论基石的。其实这两个理论范畴系统，就宇宙生命的发生而言，并没有实质上的区别，但元气阴阳五行系统之五行学说，对生命演化过程之气化情状与特征的说明较详尽，因此在建构中医关乎人之生命的理论系统的作用上，就显得更加自由和实用，所以，元气阴阳五行系统就成了中医的主流意识。这不是本文的范围，只是连带所及，后有因缘，当专文讨论。

（六）正由于天地人物、山川草木、动植金石、蠢动含灵都是由太极元气之气化流行而演而化而生而成，所以天、地、人、物、山、川、草、木、动、植、金、石、蠢动、含灵都是同根同源，所以《易传》有"物物一太极"的原理，庄子有"通天下一气耳"的论断。

"物物一太极"，不就是物物皆是太极元气而演而化而生而成的吗！物物皆含有太极元气，物物皆具有太极元气的气化流行的功用吗！

"通天下一气耳"，不就是指天、地、人、物、山、川、草、木、动、植、金、石、蠢、动、含灵，都是由太极元气而演而化而生而成的吗！不就是说天、地、人、物、山、川、草、木、动、植、金、石、蠢、动、含灵都含太极元气，都具有太极元气的功能作用吗！不就是说它们都是同根同源吗！虽然就现象而言，天、地、人、物、山、川、草、木、动、植、金、石、蠢、动、含灵万象个个不同，但其实，不都是太极元气之气化流行的结果嘛！若握其总纲，不就是一太极元气之气化流行么！

"通天下一气耳"的这个"气"，指的正是太极元气阴阳五行之气化流行，这也是天地万物之所以能普遍联系的内在根据之所在。因此，我们可以得出这样的结论："气"就是天地万物普遍联系的"中介"因素。所以庄子说"天地与我并生，万物与我为一"（《庄子·齐物论》，董仲舒说"天亦有喜怒之气，哀乐之心，与人相副，以类合之，天人一也"（《春秋繁露·阴阳义》），僧肇说："天地与我同根，万物与我一体。"

（《肇论》）

综上所述，我们可以得出这样的结论：由于天、地、人、物无不是由"气（太极元气阴阳五行）"化流行所演化形成，所以天、地、人、物，无不具有"气（太极元气阴阳五行）"化流行的特性，无不带有"气（太极元气阴阳五行）"化流行之印痕，无不禀受并具足"气（太极元气阴阳五行）"之性，无不是"气（太极元气阴阳五行）"化作用的结果。因此，"气（太极元气阴阳五行）"就自然地具有了彻天彻地，彻上彻下，彻里彻外的德能作用，成了交通天地万物的必然物事，因而也就自然而然地成了联系天地万物媒体。

因此，天人合一，其中介因素，也就自然非"气"莫属了。天人合一，气为中介，顺理成章，理自必然！